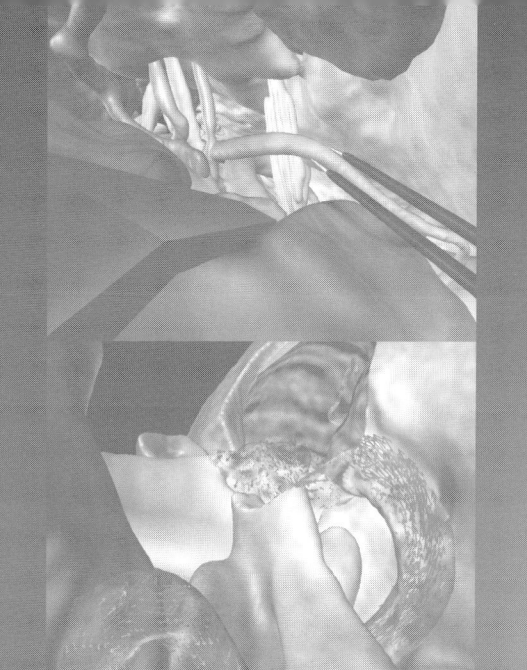

バイオメディカル融合3次元画像処理
Biomedical 3D Image Fusion and Computer Graphics

小山博史
金 太一
中島義和
斎藤 季
齊藤延人 ―［著］

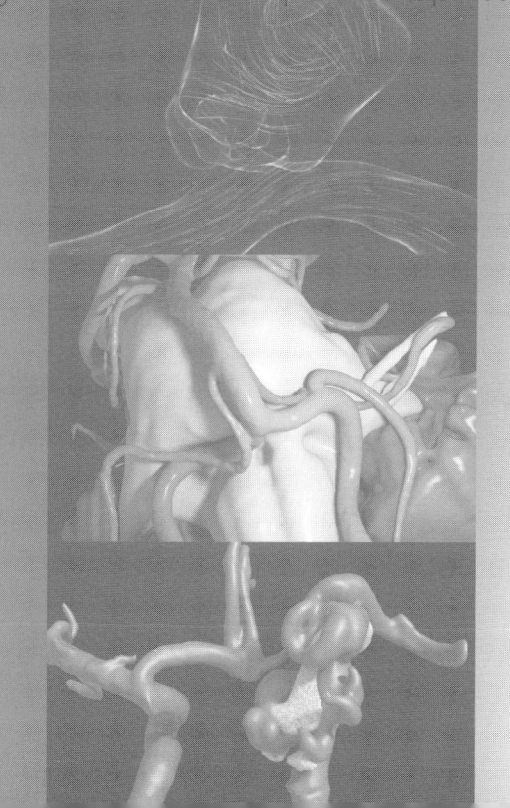

東京大学出版会

Biomedical 3D Image Fusion and Computer Graphics
H. OYAMA, T. KIN, Y. NAKAJIMA,
T. SAITO and N. SAITO
University of Tokyo Press, 2015
ISBN978-4-13-062411-4

まえがき

　本書は融合3次元画像処理を初めて学ぼうとする人のための入門書である．大学および高等専門学校での画像処理やコンピュータ・グラフィックス学科の学生に対して，医工学の最重要基礎項目の1つである融合3次元画像処理の教科書として記述したものである．周知のように，融合3次元画像処理は，医用画像検査技術学，2次元および3次元ディジタル画像処理学，コンピュータグラフィックス学，ビジュアル情報処理学，バーチャルリアリティ学，弾性力学，流体力学など多くの基礎的な学問や応用分野を理解するためには必要不可欠な内容となっている．

　本書では，前半は理工学系の学生や医療系の低学年など医用画像処理に関する知識が乏しい学生を対象に融合3次元画像処理の基礎的な事柄について述べ，後半では主に大学院生レベルを対象に融合3次元画像処理で重要となる画像の位置合わせ（レジストレーション）法と臓器や血管などの生体組織や病巣を示す領域の抽出（セグメンテーション）法について比較的多くの手法を紹介し学習や研究開発の助けになるように心がけた．また，具体例としてバイオメディカル分野の中でも融合3次元画像処理が特に盛んに用いられている脳と血管を例として取り上げ，融合3次元画像処理の基礎的内容をできるだけわかりやすく視覚的に理解できるよう配慮した．同時に，医工学分野のディジタル画像処理やコンピュータグラフィックスの基礎的内容についてはある程度網羅したつもりなので学生諸君が大学院入試やCG関連の検定，VR技術者認定試験などを受験する際や将来実務に携わる際に役に立つことを志向している．

　第1章では融合3次元画像処理に至るまでの医用画像処理の歴史的背景について紹介することで医用画像処理全体の流れを把握し，第2章では画像取得装置と医用画像データの種類について，第3章では融合3次元画像処理の概要と第4章ではその医学応用について医療関係者以外でも理解できるようできるだけわかりやすい文章となるように心がけた．第5章では必要最小限のディジタル画像処理の基礎について述べ，第6章から12章までは第3章で紹介したプロセスの内容を詳しく紹介し，各処理ごとの理解がさらに深まるよう

な構成にした．第13章では医療イノベーションや研究論文化する上で必要不可欠な融合3次元画像処理を応用したシステムの有用性や有効性に関する評価法の概要について紹介した．医療イノベーションの一助となれば幸いである．

本書は上述のように融合3次元画像処理の基礎的知識を獲得することに主眼をおいているため個々の処理のコンピュータプログラムまでは紙面の都合上掲載してはいない．これに関しては講義や実習で補完していただくか，あるいは他の成書を参考にしていただきたい．また，本書は細胞や組織などの融合3次元画像処理についても応用可能な処理も多いが，詳細な内容は成書を参考にしていただきたい．

本書の執筆にあたって，ディジタル画像処理やコンピュータグラフィックスの基礎について鳥脇純一郎著『3次元ディジタル画像処理』（昭晃堂）や高木幹雄・下田陽久監修『新編 画像解析ハンドブック』（東京大学出版会）を含め内外の数多くの著作を参考にした．それらの著者諸氏に深く謝意を表する．最後に，本書作成に大変お世話になった東京大学出版会 岸 純青氏および関係各位に厚く御礼申し上げる．

著者代表

本書に対応した融合3次元画像処理ソフトウェアは下記のサイトからダウンロードすることができる．
http://www.utp.or.jp/bd/978-4-13-062411-4.html

免責事項：
以下にフリーソフトに関する免責事項を記載します．ダウンロードをされる前に必ずお読みください．また，ダウンロードをされる時点で本内容に同意頂いたとみなします．

1. 著作権：本ソフトは無料で配布しておりますが，著作権を放棄しておりません．
2. ソフトウェアの修正，複製，再配布：本ソフトについて，修正してのご利用，複製，再配布は可能です．ただし，ダウンロードしたソフトを無断で販売したり，設定・設置等の代行を行うことはできません．
3. ソフトウェアを使用したことによる損害，保証等：本ソフトを使用したことによる一切の損害（一次的，二次的に関わらず）に対し，著作権側では責任を負いません．
開発者側環境により，ある程度の動作検証は行っておりますが，本ソフトの動作保証は致しません．
4. 使用禁止：本ソフトはレンタルに使用することができません．また，法令や条例，公序良俗に反する使用，他人に迷惑となるような使用等は一切認めておりません．
5. その他：本内容にご承諾の無い方は本ソフトを使用することができません．

目次

はじめに .... *i*

第1章 医用画像処理の歴史 *1*
1.1 2次元医用画像処理の時代 *2*
1.2 3次元医用画像処理の時代 *4*
1.3 融合3次元医用画像処理の時代 *7*
1.4 融合3次元医用画像処理と融合3次元生体モデル *8*
1.5 融合3次元医用画像処理とは *9*
演習問題 *11*
参考文献 *12*
演習問題解答例 *13*

第2章 画像検査装置と画像データ *15*
2.1 単純X線撮影装置 *16*
2.2 CT (computed tomography) 撮影装置 *16*
2.3 MRI装置 *18*
2.4 ディジタル血管造影装置 *22*
2.5 機能・代謝・血流画像 *23*
2.6 超音波検査装置 *28*
2.7 その他 *28*
2.8 医用画像データ形式の標準規格 *29*
2.9 その他のディジタル医用画像データ形式 *31*
演習問題 *32*
参考文献 *33*

演習問題解答例 34

第3章　融合3次元医用画像処理の概要 37
3.1　関心領域の決定 39
3.2　対象画像の選択と表示 39
3.3　アーチファクト画像の除去 40
3.4　2次元表示画像を用いたノイズ除去・削減 41
3.5　2次元表示画像を用いた画質の向上 41
3.6　2次元表示画像を用いたレジストレーション 43
3.7　関心領域のセグメンテーション 44
3.8　モデルとモデリング 53
3.9　レンダリング 53
3.10　融合3次元生体モデルのレタッチ（編集） 54
3.11　アニメーションの作成 55
演習問題 56
参考文献 57
演習問題解答例 57

第4章　融合3次元生体モデルの利用分野 59
4.1　画像診断への利用 59
4.2　手術計画への利用 61
4.3　術中支援への利用 62
4.4　臨床医療における融合3次元画像の課題 64
4.5　医学教育・訓練 65
4.6　高次脳機能解析と多次元脳地図 (Brain GIS) 67
4.7　バイオプリンターでの組織設計 68
演習問題 68
参考文献 69
演習問題解答例 71

第 5 章　ディジタル医用画像処理の基礎 *73*
- 5.1 　画像の標本化 *73*
- 5.2 　画像の量子化 *75*
- 5.3 　階調と解像度 *76*
- 5.4 　走査 *77*
- 5.5 　ラスタ化 *78*
- 5.6 　エイリアシングとアンチエイリアシング *78*
- 5.7 　医用画像の符号化の種類 *79*
- 5.8 　ボリュームデータ *80*
- 5.9 　医用画像処理の基本的形態 *81*
- 5.10　画像処理の型 *85*
- 5.11　画像処理の基本要素 *86*
- 5.12　画像解析 *89*
- 5.13　融合 3 次元医用画像処理 *89*
- 演習問題 *90*
- 参考文献 *91*
- 演習問題解答例 *91*

第 6 章　融合 3 次元画像処理における前処理 *93*
- 6.1 　濃淡ヒストグラム *93*
- 6.2 　コントラスト *94*
- 6.3 　ガンマ特性 *95*
- 6.4 　雑音（ノイズ） *96*
- 6.5 　画質に影響を与える空間的情報 *97*
- 6.6 　ノイズ除去と画質の改善 *98*
- 6.7 　歪み補正 *107*
- 6.8 　超解像処理 *107*
- 6.9 　アイソトロピックボクセル（等方性ボクセル） *107*
- 演習問題 *108*
- 参考文献 *109*
- 演習問題解答例 *110*

第 7 章　医用画像のレジストレーション　113
- 7.1　領域指定 / 抽出　113
- 7.2　共通情報抽出　114
- 7.3　座標変換　115
- 7.4　整合性計算　117
- 7.5　画像のレジストレーションの種類　118
- 7.6　画像のレジストレーションアルゴリズム　120
- 7.7　剛体を仮定した場合の主なアルゴリズム　121
- 7.8　非剛体を仮定した場合の主なアルゴリズム　132
- 7.9　レジストレーション誤差評価　140
- 演習問題　141
- 参考文献　142
- 演習問題解答例　146

第 8 章　生体構造のセグメンテーション　149
- 8.1　画素の性質を用いた主な手法　150
- 8.2　境界検出を用いた主な手法　154
- 8.3　機械学習から見たセグメンテーション法の分類　163
- 8.4　生体組織の特徴ベクトル　164
- 8.5　臓器（大脳）のセグメンテーション　165
- 8.6　血管のセグメンテーション　188
- 演習問題　199
- 参考文献　200
- 演習問題解答例　205

第 9 章　生体の 3 次元形状モデル　207
- 9.1　多面体　208
- 9.2　曲面・曲線モデル　212
- 9.3　ポリゴン曲面　213
- 9.4　格子点モデルとボクセルモデル　215
- 9.5　流体モデル　220

9.6　弾性変形モデル *221*
　9.7　触覚モデル *221*
　演習問題 *222*
　参考文献 *223*
　演習問題解答例 *224*

第10章　レンダリング *227*
　10.1　投影 (projection) *228*
　10.2　座標変換 (projection transformation) *230*
　10.3　走査変換（スキャンコンバージョン） *238*
　10.4　隠面消去 (hidden surface removal: HSR) *239*
　10.5　シェーディング (shading) *241*
　10.6　テクスチャマッピング (texture mapping) *245*
　10.7　サーフェスレンダリング (surface rendering) *246*
　10.8　ボリュームレンダリング (volume rendering) *246*
　演習問題 *248*
　参考文献 *249*
　演習問題解答例 *250*

第11章　融合3次元生体モデルのレタッチ *253*
　11.1　異なる画像データのレジストレーション *254*
　11.2　レンダリング法の選択 *255*
　11.3　ポリゴン削減 *256*
　11.4　スムージング *259*
　11.5　配色（カラーリング） *260*
　11.6　シェーディング法の選択 *261*
　11.7　ライティング *261*
　11.8　テクスチャマッピング *262*
　11.9　透過度の設定 *262*
　11.10　3次元生体モデルの融合表示 *262*
　11.11　流体の可視化手法と融合 *263*

演習問題 *265*
参考文献 *266*
演習問題解答例 *267*

第 12 章　生体モデルを用いた CG アニメーションと Virtual Reality *269*

12.1　生体モデリング *270*
12.2　生体モデルのセットアップ *270*
12.3　コンテの作成 *271*
12.4　ライティングと透過度 *271*
12.5　運動と変形 *272*
12.6　リアルタイムレンダリング *274*
12.7　Virtual Reality *274*
演習問題 *277*
参考文献 *278*
演習問題解答例 *279*

第 13 章　融合 3 次元生体モデルとソフトウェアの評価 *281*

13.1　融合 3 次元生体モデルの品質評価 *282*
13.2　ソフトウェアあるいはシステムの操作性評価 *283*
13.3　ソフトウェアあるいはシステムの有用性評価 *284*
13.4　ソフトウェアあるいはシステムの有効性評価 *284*
演習問題 *288*
参考文献 *289*
演習問題解答例 *290*

索引 *293*

第 1 章

医用画像処理の歴史

学習の目的
1. 医用画像処理のディジタル化の歴史について説明できること．
2. CT 検査装置の医用画像処理への貢献について説明できること．
3. 医学における融合 3 次元画像処理の利用分野について説明できること．
4. 医用 3 次元画像処理とコンピュータグラフィックスについて説明できること．
5. 医学における融合 3 次元生体画像の利点について説明できること．

要旨

近年，CT (Computed Tomography) や MRI (Magnetic Resonance Imaging) 検査装置などからディジタル化された高精細の医用画像データが取得できるようになり，臓器や血管，神経などの生体構造を再構成し 3 次元形状モデルを作成（以下モデリング）し，Computer Graphics（以下 CG）技術を用いて立体的に表示する融合 3 次元画像処理技術が医学や医療の中で利用されるようになっている．3 次元 CG の基本は，幾何学形状の可視化であり，現実世界の物体を計測データからモデリングし，描画することは少ない．一方，バイオメディカル画像処理では生体画像データを測定・解析し，認識する画像処理技術や実際の生体を内部も含めて記録し，再構成し，モデリングし，可視化する [鳥脇・村上, 2010]．ただ，3 次元画像処理や解析，認識する上では結果の描画やアニメーションを作成する際に 3 次元 CG 技術を用いている．そのため，本書では融合 3 次元画像処理を 3 次元医用画像処理技術と CG 技術を融合した技術（ビジュアル情報処理ともいわれている）として取り扱う．

その理解のためには，医用画像処理技術開発と研究の歴史を振り返り，先

人達の研究の歴史を知ることが重要である．そのため本章では，ディジタル化医用画像情報処理技術の研究と応用の歴史について大きく，1) 幾何形状処理を中心とした 2 次元ディジタル医用画像処理の時代，2) 3 次元ディジタル医用画像処理の時代，3) 融合 3 次元ディジタル医用画像処理の時代に分けて概説し，これからの融合多次元画像処理技術の必要性について述べる．

1.1 2 次元医用画像処理の時代

1895 年にレントゲンが X 線を用いて自分の手の撮影に成功して以来，医学の分野に放射線医学という分野が誕生した．人間は，肉眼では見ることができない人体内部の構造を，X 線という放射線を用いて初めて生きたまま可視化することができるようになったのである．これは医学（特に診断学）において大きな革命をもたらした．医師はそれまで視診，聴診，触診など五官を駆使して診断を行ってきたが，それに加えて X 線写真という画像情報を得ることで生体や病態に関する情報量は格段に増加し，飛躍的に診断精度を上げることができるようになったのである．現在では核磁気共鳴効果を用いた MRI など放射線以外の方法を用いた医用画像取得装置（モダリティ）による検査も多数用いられるようになったが，今でも放射線医学という呼ばれ方が残っているほど，生体の内部を初めて可視化した X 線検査法の登場は医学の歴史に大きな影響を与えているといえよう．

X 線写真は長い間アナログ写真であったが EMI 社が 1967 年に製品化した X 線 (CT) 撮影装置の登場からディジタル化されはじめた [Hounsfield GN, 1973]（図 1.1）.

胸部 X 線写真のディジタル処理は，Brooks や Tsiang による心不全の診断上重要な心胸郭比という特徴量抽出についての報告がある [Brooks RC et al.,1973, Tsiang CA et al., 1974]．さらに 1973 年には核磁気共鳴効果を用いた MRI が登場し CT では可視化できなかった生体組織や病変を可視化できるようになった [Lauterbur PC, 1973].

医用画像の電子処理が進むと 2 次元の医用画像のディジタル保存とそれを管理する診断システム (PACS) が病院の中で放射線部門として独立し，放射線部門情報システムが開発されるようになった [Choplin RH et al., 1992].

1.1 2次元医用画像処理の時代 3

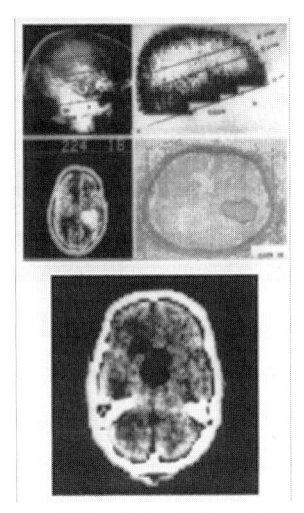

図 1.1 EMI 社の最初の CT 画像．左上：従来の X 線写真（頭部血管造影），右上：従来の RI 画像．斜線の部分は，その位置での断面作成を示す．中段左：頭部 CT 像の例，中段右：頭部 CT 像（各画素の CT 値が数字で印刷されたもの）．一番下：最初の臨床用 CT 像で画素数は 64 × 64．（資料：EMI 社のパンフレット：鳥脇純一郎氏の資料）

医用画像のディジタル化はコンピュータによるディジタル処理を可能とし，新しい3つの研究分野を生み出した．1つめはがんなどの診断精度向上を目指したコンピュータ支援診断分野，2つめはコンピュータ外科支援技術分野，3つめは体験型コンピュータシミュレーション分野 (Virtual Reality: VR) である．

日本では 1965 年頃から鳥脇らのグループが胸部 X 線写真のディジタル化とディジタル画像処理に関する研究を開始している [鳥脇, 2002]．当時のシステムは「スキャナー＋ミニコン」といわれるように計算機の性能は現在と比較して極めて低いものであり，データは紙製パンチカードや磁気テープで保存されていた．

X 線写真というアナログ画像をディジタル画像化するには，画素の位置情報と濃度値を検出するスキャナー技術が必要となる．画像処理の基本は，この 2 種類のディジタル情報をもとに画質向上や診断支援を目的とした特徴量の抽出にあり，高精度かつ高速な画像の特徴量の抽出アルゴリズムの開発が行われてきた．2 次元画像の画像処理技術には，コントラスト強調や 2 値化や多値化のような明度変換，平滑化・エッジ抽出・ラプラシアン・メディア

ンフィルタなどの非線形フィルタ処理などのフィルタ演算，ラベリング・細線化・領域特徴量抽出のような2値化画像処理，画像圧縮処理，超解像処理などがあり，医学以外の分野でも幅広く研究されている．さらに，画質改善や画像符号化や圧縮，不可視情報の可視化などから画像認識や画像理解，画像再構成などの基礎技術が2次元画像処理研究をもとに開発された．

鳥脇・村上らは，3次元画像処理について2次元画像処理の拡張性の観点から，濃度変換や画像定数間演算のような点演算や画像間の二項演算，濃度値統計量などのように元画像の次元に関係なく2次元画像処理原理と同じような操作で行われる処理をタイプA，Fourier変換などの直交変換や幾何学的変換，領域生成，ラベリングのような2次元画像処理からの拡張が自明で容易な処理をタイプB，エッジ検出などのフィルタ処理やボロノイ図形作成などの距離変換処理など2次元画像処理からの拡張が原理的に可能であるが実現法が明確でない処理をタイプC，細線化や収縮，結びや絡みなど2次元画像処理からの直接的な拡張が不可能な処理あるいはありえない処理をタイプDと分類している [鳥脇・村上, 2010]．このようにディジタル画像処理の基礎は2次元画像処理研究をもとにして発展し，さらに3次元画像処理独自の新しい研究課題も登場するようになった．

1.2 3次元医用画像処理の時代

CT画像撮影装置から3次元医用画像を作成したものには1975年のGlennらによるCTを用いた頭蓋内の脳の3次元再構成画像の報告がある [Glenn Jr, WV et al., 1975]．この場合，第一世代のCTのハードウェアを改良せずに，CT画像データのスライス幅は8mmの条件下で，デコンボリューション法を用い画像再構成を1mm幅の3次元画像を得ている．日本では1993年に横井・鳥脇が脳内血腫の3次元再構成表示に成功している（図1.2）．

臨床への応用は，1983年Vannierらによる頭頸部手術の計画と評価に関する報告がある [Vannier MW et al., 1983]．1987年にはScottらが大腿骨臼蓋骨折診断への応用について報告している [Scott Jr, WW et al., 1987]．3次元画像処理技術の医用応用がなぜ頭頸部領域や整形外科分野で始まったのか．その理由の1つには，CT画像の特徴として骨の濃度値が他の組織と比

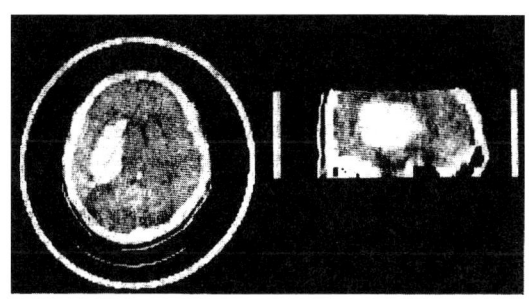

図 1.2 頭部 CT データを用いた脳内血腫の横断面（左）と矢状断面表示（右）[横井・鳥脇, 1983]

較して非常に異なっているために領域分割・抽出（以下セグメンテーション）などの画像処理が行いやすかったことが考えられる．

ちなみに緻密骨の CT 値は約 1000，硬い歯は約 2000，筋肉は約 30〜100，脂肪は約 100，血液は約 35，水は 0 である．日本では 1990 年代に藤野らが頭頸部領域の形成外科手術への 3 次元表示 CT による手術シミュレーションを開発している [Fujino T et al., 1993]．その後急速に整形外科領域や脳神経外科領域などを中心に研究が広がっていく．

2 次元画像処理の基本単位は画素（ピクセル），3 次元画像処理の基本単位はボクセル (Volume Pixel) という．医用 3 次元画像とは，3 つの座標軸で定義される空間上の各ボクセルに与えられた濃度値の集合として処理される．医用 2 次元画像の場合には平面上の画素の位置と濃度値情報をもとに処理されているが，医用 3 次元画像の場合には，2 次元平面だけでなく縦方向の解像度が重要で，縦方向の解像度が低いと精度の高い形状モデルを作成することは困難となる．

縦方向の解像度の向上に寄与したのはヘリカル CT 撮影技術の進歩である [片田, 1993]．さらに，多列検出器 CT (multi detector-row CT: MDCT) とも呼ばれる最大 320 列の検出器（センサー）を備えた MDCT が登場し，脳や心臓全体を 1 回転でスライス幅 0.5 mm で撮影することが可能となっている [Wintermark M et al., 2000]．また，MRI の登場により CT よりも生体成分の濃度値が異なる画像データをもとにしたセグメンテーションが可能となった．各種モダリティに関しては第 2 章を参照．

3 次元医用画像処理では，このように莫大な画像データを処理していくわ

けであるが，その基本は既述したように2次元画像処理技術とその拡張にある．特に，代表的なものは3次元2値画像処理である．その基本的処理概念は，隣接と結合，パスと距離，距離変換，スケルトン，ラベリング，境界と境界面，膨張，収縮，縮退，薄面化，細線化や3次元画像処理特有の結びと絡みがある [鳥脇, 2002]．これらの処理を組み合わせて形状モデルの作成や計測や解析を行う．医用画像処理の基本は第3章参照．

一方では，モダリティのセンサー性能が向上したことでボクセルデータの精度が向上し，あるボクセルに隣接したボクセルを一定の条件をもとに連結させることで比較的抽出しやすい骨のような生体組織だけでなく，詳細な生体の立体構造も作成（モデリング）できるようになった．それにより，脳や肝臓，腎臓などの臓器や血管や神経などの微細組織の3次元モデル構築も可能となっている．

脳科学の場合には，詳細な脳の形状モデルと機能部位をマッピングして脳機能を可視化する研究や血管奇形や動脈瘤の形状モデルを作成し，診断支援や手術計画や手術シミュレーションに応用する試みが始まっている．

診断への応用研究として代表的なものにはバーチャルエンドスコピー（仮想内視鏡）がある．大腸検査用はバーチャルコロノスコピー [Pickhardt PJ et al., 2003]，気管支検査用はバーチャルブロンコスコピー [Vining DJ et al., 1996, Mori K et al., 2000] といわれ実用化されている．手術支援システムには生検穿刺支援システムや手術ナビゲーションシステムがあり，手術計画や訓練用の手術シミュレーションシステムについての研究開発が行われている．詳細は第4章参照．

モダリティから画像データを処理して診断や治療に応用する上で可視化が重要である．この可視化技術には，建築工学やデザインなどで用いられている3次元CG技術が利用されている．3次元CG技術とは，あえて日本語に訳すと計算機を用いた3次元作画技術とされる．描画技術が中心となるのでコンピュータの中で定義された対象物体の形状や濃度値などのパラメータ情報をもとに，必要に応じて任意の方向から対象物が観察できるように数値演算によって画像を生成・表示させる技術である．立体的に物体の形状を表示するために，奥行きをどのように平面モニター上に表示するか，立体的な構造物を2次元平面に投影する技術といえる．

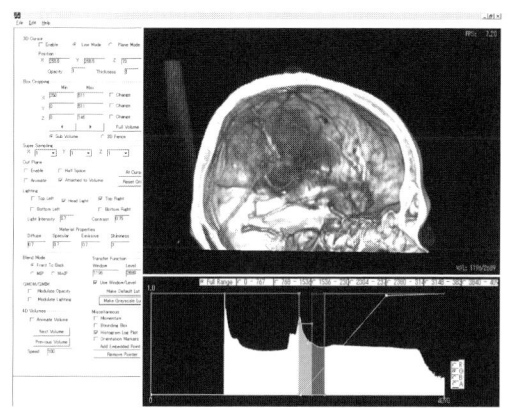

図 1.3 高性能画像ワークステーションで作成したボリュームレンダリング像
[Oyama H et al., 1995, Oyama H et al., 1996]

医学用の3次元 CG 技術の大きな特徴は，データ量の膨大さと形状の複雑さ，画像処理結果の実時間での描画表示にある．そのために GPU (Graphics Processing Unit) が登場する 1990 年代まではスーパーコンピュータや画像処理専用のワークステーションを用いて計算され表示されていた（図 1.3）．

1.3 融合3次元医用画像処理の時代

臓器や血管の高精細の3次元形状のモデリング技術による生体モデルの作成と表示ができるようになり，臓器や血管や骨などの形状モデルをグローバル座標空間内に融合し描画することが始められるようになった．さらに，PET (Positron Emission Tomography) や fMRI (functional MRI)，MEG (Magnetoencephalography) など生体の機能画像撮影装置の登場により生体形状画像と機能画像を形状モデルに融合表示させるための位置合わせ技術開発の必要性が高まっている．

CT や MRI，PET などで撮影された2次元画像データ形式は DICOM (Digital Imaging and Communications in Medicine) 形式として標準化されているものの，個々の撮影装置から出力されたデータを処理して生体の対象物をセグメンテーションして形状モデルを作成しても，撮影装置により座標やスケールの規格がそれぞれ異なっており，撮影装置から出力された画像

データごとにモデリングされた対象物を融合表示させても位置や大きさが合わないことが多い．そのため，現在では，PET-CT や PET-MRI 検査装置も開発されている．

画像の位置合わせの方法をレジストレーションというが，レジストレーションには大きく，1) 対象物を剛体と見なした場合と 2) 非剛体と見なした場合のレジストレーションに分けられる．対象物を剛体と見なした場合には多くは相互情報量法を用い，その最大値を求めるシンプレックス法などの最適化法が用いられている．また，対象を非剛体と見なした場合にはマルチグリッドレジストレーション法などが研究開発されている．レジストレーションの詳細については第 7 章を参照．

融合 3 次元医用画像のもう 1 つの応用分野は，異なる時間で撮影した画像の融合である．たとえば，がんの化学療法や放射線療法後の縮小程度の可視化，脳梗塞領域の脳血液灌流の時間的変化，冠動脈血管の攣縮の有無や程度，脳動脈瘤の拍動に伴う内容量の変化などを表示する場合にも用いられている [Wintermark M et al., 2000]．

1.4 融合 3 次元医用画像処理と融合 3 次元生体モデル

ここで融合 3 次元医用画像処理を考える上で，まず融合 3 次元生体モデルとは何かを定義する必要がある．医学分野では前述したように非常に多くの画像検査が行われ，1 回あたりの画像データも膨大な量となっている．特に手術前には多くの異なる画像検査が行われている．たとえば血管に関する情報は血管造影検査，がんの浸潤に関するデータは CT や MRI，がんの活動性が高いと思える部位に関するデータは PET から取得する．1 つの検査から生じる画像の枚数は数百枚にも及ぶことがあり，それが複数ある場合には 1 人の医師が読影して判断するだけでも膨大な手間や時間がかかってしまう．融合 3 次元医用画像処理とはこれらの異なる複数の画像検査装置（以下モダリティ）から発生する画像データから 3 次元生体モデルを作成し，半自動的に各種生体情報を融合させて対話的に 3 次元生体モデルを立体的に表示 (Interactive Computer Graphics: ICG) させ編集し，診断や手術などに必要な情報を人間に理解しやすいように可視化したり機能情報も含めて情報統合表示する処

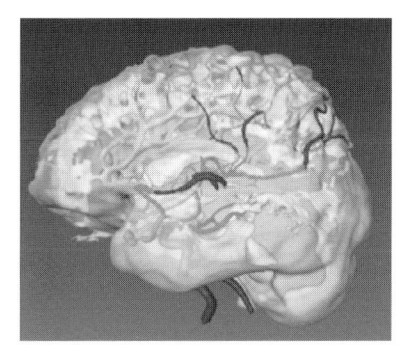

図 1.4　成人脳と動脈モデルを融合した 3 次元生体モデルの描画例

理技術といえる．よって本書における融合 3 次元生体モデルとは，「複数のモダリティや種々の撮影条件などからディジタル出力された複数の生体データを融合処理して作成された 3 次元計算機モデル」とし，作成された画像を融合 3 次元医用画像とする（図 1.4）．当然ながら時間など次元数が増えた生体モデルは多次元生体モデルとする．

1.5　融合 3 次元医用画像処理とは

それでは，融合 3 次元医用画像処理とはどのような処理で構成されるのであろうか．大まかな処理は以下のとおりである．1) 手術検討などの目的に応じて必要となる形状とその形状を作成するためのモダリティと撮影条件の決定．2) 撮影された 2 次元画像から臓器などの形状を正確に抽出するためのノイズ除去と画素数と縦方向の解像度の調整．3) CT や MRI，PET 検査装置などの画像データの位置合わせ（以下レジストレーション）．たとえば，空間解像度の高い CT をもとに MRI 画像や PET 画像のレジストレーションを行い，4) 複数のレジストレーションを行った後の融合画像をもとに臓器や血管などの形状を別々にセグメンテーションしモデリングする．生体成分を別々にセグメンテーションしてデータ化する理由は，術前検討などで個別にデータ化した頭皮や大脳形状の透過度を変えて，病巣と血管や病巣との位置関係を把握できることにある．5) セグメンテーションした形状データごとの配色を決める．皮膚や大脳は白色に近い黄色，動脈はやや濃いめの赤色，静脈は

やや濃いめの青などとする．重要なことはリアルな臓器や血管の配色に近づけるというよりも，人が解剖学的立体的関係を理解しやすい配色にすることである．6) レンダリングを行い，頭皮や頭蓋骨のようにポリゴン (polygon) 数が非常に大きいが臨床的な精密性は比較的低い形状についてはポリゴン数を3次元形状を見ながら目的に応じて削減していく．7) シェーディング（バーテックスシェーディングなど，シェーディングについての詳細は10.5節参照）を用いて可能な限り少ないポリゴンで凹凸が目立たないように生体モデルを編集（以下レタッチ）する．8) 頭皮や頭蓋骨，大脳などの形状の透過度を変化させて，目的にあった3次元生体モデルを作成し，必要に応じてアニメーションを作成する．融合3次元画像処理の概要については第3章を参照．

医学，特に手術の術前検討で必要とされる臓器や血管，神経，病巣などを融合させる3次元生体モデルの構成は個々の症例と手術アプローチにより異なる．たとえば，脳神経外科手術の大脳半球片側の脳腫瘍の場合には，頭皮，病側頭蓋骨，病側大脳，脳動脈，脳静脈，テンソル画像，脳腫瘍の病巣に関して視線方向からの立体的な配置を理解する必要がある．このためには生体組織や病巣，運動野の領域などの可視化が必要となる．このためには空間的な形状データのみならず形状と経時的な機能や運動の変化も可視化解析可能な多次元の生体モデルが必要となる．

融合3次元医用画像処理ソフトウェアはまだ少ないのが現状である．本書では，まず医学系の読者にとって重要な，臨床で行われている3次元画像を作成する上での画像検査装置と医用画像データの特徴，基本的な融合3次元医用画像処理とその臨床応用について述べ，次に工学系の読者にとって重要な融合3次元画像処理技術を理解する上で必要なディジタル画像処理の基礎，モデルの精度向上のために必要な画質向上のための前処理，レジストレーション，モデリング，レンダリング，レタッチ，アニメーションとVRへの応用，最後に評価法について紹介する．

演習問題

[1.1] 医用画像処理における X 線の果たした歴史的役割とは何か．
[1.2] 主な 2 次元画像処理技術について述べよ．
[1.3] 3 次元 2 値化画像処理について説明せよ．
[1.4] CG 技術と医用画像処理技術の主な違いについて説明せよ．
[1.5] 融合 3 次元生体モデルの作成手順の概要について述べよ．

参考文献

[Brooks RC et al.,1973] R.C. Brooks, S.J. Dwyer, III and G.S. Lodwick: Computer diagnosis of congenital heart disease using discriminant functions, IAL-TR-25-73, Dep. of Electrical Engineering, Univ. of Missouri-Columbia, Dec. 1973.

[Choplin RH et al., 1992] Choplin, Robert H., J. M. Boehme, and C. D. Maynard. "Picture archiving and communication systems: an overview." Radiographics 12.1 (1992): 127–129.

[Fujino T et al., 1993] Fujino, Toyomi, et al. "Concept of simulation surgery." The Keio journal of medicine 42.3 (1993): 104–114.

[Glenn Jr, WV et al., 1975] Glenn Jr, William V., et al. "1975 MEMORIAL AWARD PAPER: Image Generation and Display Techniques for CT Scan Data: Thin Transverse and Reconstructed Coronal and Sagittal Planes." Investigative radiology 10.5 (1975): 403–416.

[Hounsfield GN, 1973] Hounsfield, G. N. "Computerized transverse axial scanning (tomography): Part I. Description of system." Br J Radiol. 46.552(1973): 1016–1022.

[Kin T et al., 2009] Kin, Taichi, et al. "Prediction of surgical view of neurovascular decompression using interactive computer graphics." Neurosurgery 65.1 (2009): 121–129.

[Lauterbur PC, 1973] Lauterbur, Paul C. "Image formation by induced local interactions: examples employing nuclear magnetic resonance." Nature 242.5394 (1973): 190–191.

[Mori K et al., 2000] Mori, Kensaku, et al. "Automated anatomical labeling of the bronchial branch and its application to the virtual bronchoscopy system." Medical Imaging, IEEE Transactions on 19.2 (2000): 103–114.

[Oyama H et al., 1995] Oyama, Hiroshi, et al. "Surgical simulation support system." Interactive Technology and the New Paradigm for Healthcare 18 (1995): 439.

[Oyama H et al., 1996] Oyama, Hiroshi. "System integration of VR-simulated surgical support system, 131-136, Virtual Environments and Scientific Visualization 96." Proceedings of the Eurographics Workshops in Monte Carlo, Monaco, Feb. 1996.

[Pickhardt PJ et al., 2003] Pickhardt, Perry J., et al. "Computed tomographic virtual colonoscopy to screen for colorectal neoplasia in asymptomatic adults." New England Journal of Medicine 349.23 (2003): 2191–2200.

[Scott Jr, WW et al., 1987] Scott Jr, William W., et al. "Three-dimensional imaging of acetabular trauma." Journal of orthopaedic trauma 1.3 (1987): 227–232.

[Tsiang CA et al., 1974] P. Tsiang, C.A. Harlow, G.S. Lodwick and S.J. Dwyer, III: Computer analysis of chest radiographs using size and shape descriptors, Technical Report, IAL-TR-39-74, Image Analysis Laboratory, Bioengineering Program, Dept. of Electrical Engineering, Univ. of Missouri-Columbia, Dec. 1974.

[Vannier MW et al., 1983]　Vannier, Michael W., Jeffrey L. Marsh and James O. Warren. "Three dimensional computer graphics for craniofacial surgical planning and evaluation." ACM SIGGRAPH Computer Graphics 17(3) ACM, 1983.

[Vining DJ et al., 1996]　Vining, David J., et al. "Virtual bronchoscopy Relationships of virtual reality endobronchial simulations to actual bronchoscopic findings." CHEST Journal 109.2 (1996): 549–553.

[Wintermark M et al., 2000]　Wintermark, Max, et al. "Multislice computerized tomography angiography in the evaluation of intracranial aneurysms: a comparison with intraarterial digital subtraction angiography." Journal of neurosurgery 98.4 (2003): 828–836.

[片田, 1993]　片田和廣, 他. "ヘリカルスキャン方式のCT." 画像診断 12 (1992): 478–484.

[鳥脇, 2002]　鳥脇純一郎, 3次元ディジタル画像処理. 昭晃堂, 2002.

[鳥脇・村上, 2010]　鳥脇純一郎, 村上伸一. 3次元画像処理入門. 東京電気大学出版局, 2010.

[横井・鳥脇, 1983]　横井茂樹, 鳥脇純一郎. "頭部CT像の3次元表示." Radiologic Imaging Reserch 13.1 (1983): 55–61.

演習問題解答例

[1.1] 医用画像処理におけるX線の果たした歴史的役割とは何か.

　　肉眼では見ることができない人体内部の構造をX線という放射線を用いて初めて生きたまま可視化することができるようになり，医師は視診，聴診，触診など五官を駆使しての診断に加えてX線写真という画像情報を得ることで生体や病態に関する情報量が格段に増加し，飛躍的に診断精度を上げることができるようになったこと.

[1.2] 主な2次元画像処理技術について述べよ.

　　2次元画像の画像処理技術とは，コントラスト強調や2値化や多値化のような明度変換，平滑化・エッジ抽出・ラプラシアン・メディアンフィルタなどの非線形フィルタ処理などのフィルタ演算，ラベリング・細線化・領域特徴量抽出のような2値化画像処理，画像圧縮処理，超解像処理など.

[1.3] 3次元2値化画像処理について説明せよ.

　　その基本的処理概念は，隣接と結合，パスと距離，距離変換，スケルトン，ラベリング，境界と境界面，膨張，収縮，縮退，薄面化，細線化や3次元画像処理特有の結びと絡みがある.

[1.4] CG技術と医用画像処理技術の主な違いについて説明せよ.

　　3次元CG技術自体は，幾何学形状の可視化から開始されてきた．そのため，現実世界の物体を計測データからではなく3次元画像を基本形状（プリミティブ）をもとに編集し形状モデルを作成・描画する技術である．つまり，CG技

術のモデリングの部分は，医用画像処理の 2 次元画像を解析したり認識したりするような画像処理技術や実際の生体を内部も含めて記録し，再構成し，生体モデルを作成し，可視化する生体モデルの可視化とは異なる．

[1.5] 融合 3 次元生体モデルの作成手順の概要について述べよ．

　大まかな処理は以下のとおりである．1) 手術検討などの目的に応じて必要となる形状とその形状を作成するための医用画像検査装置と撮影条件の決定．2) 撮影された 2 次元画像から臓器などの形状を正確に抽出するためのノイズ除去と画素数と縦方向の解像度の調整．3) CT や MRI，PET 検査装置などの画像データのレジストレーション．4) 複数の画像のレジストレーションを行った後の融合画像をもとに臓器や血管などの形状を別々にセグメンテーションした後でのモデリング．5) セグメンテーションした形状データごとの配色を決める．6) レンダリングを行い，頭皮や頭蓋骨のようにポリゴン数が非常に大きいが臨床的な精密性は比較的低い形状についてはポリゴン数を 3 次元形状を見ながら目的に応じて削減していく．7) シェーディング（バーテックスシェーディング等）を用いて可能な限り少ないポリゴンで凹凸が目立たないように生体モデルをレタッチする．8) 形状の透過度を変化させて，目的にあった 3 次元生体モデルを作成し，必要に応じてアニメーションを作成する．

第 2 章

画像検査装置と画像データ

学習の目的
1. 融合3次元画像作成に必要な医用画像検査の種類について理解すること．
2. 医用画像検査とその撮像目的と対象となる主な生体組織について説明できること．
3. 機能画像の種類と特徴について説明できること．
4. 医用画像標準規格 DICOM 形式について説明できること．
5. MRI 検査データにおける RAW データと位相データの利用について理解すること．

要旨
　近年，臨床診療では実に多くの様々なモダリティが使用されている．さらに各画像検査には検査ごとにさらに複数の撮影方法がある．撮像方法が最も多い MRI では何十種類にも及ぶ．また，たとえば血管系を可視化する方法には，CT アンギオグラフィー，MR アンギオグラフィー，血管撮影など複数の画像検査が存在している．また，大脳の言語野を推定するような脳機能画像検査には機能 MRI, MEG, 拡散強調画像なども用いられる．検査目的が同じ画像検査を同一患者に複数施行することは無駄のようにも思われるが，これらの検査には検査ごとに一長一短がある．そのため，手術などの治療検討を目的とした複雑な融合3次元画像を作成する場合，病巣を中心として同じ領域を標的に複数の検査を施行することがよく行われている．本章では融合3次元画像作成において重要な検査や，臨床医療で特に重要なモダリティについて述べる．

2.1 単純 X 線撮影装置

X 線源からイオン化した放射線を用いて撮影するものである．最も普及しているモダリティであり，通常肺疾患や腹部疾患の有無や，整形外科領域で骨折などの疾患を疑う場合に利用されている（図 2.1）．

X 線が通過する際に重なりあった臓器の撮影結果は X 線に感受性のある放射線撮影用フイルムの上に記録される．画像は，これらのフイルムからディジタル化されたが，現在では，通常のフイルムに代わってリンプレートなどを用いて直接ディジタル化され，病院情報システムの 1 つの機能として診察室の端末に表示されることが多くなっている．

2.2 CT (computed tomography) 撮影装置

融合 3 次元医用画像を作成する場合，特に骨や臓器，血管，がんなどの病変の有無や程度を診断したり，手術計画に用いる場合に用いられている．CT も X 線を使用するが，直接画像を撮影するのではなく，異なった方向に観察される放射線の減衰度から再構成される．原理は，1917 年に Radon によって証明された「物体の断面は無限方向の投影データから一意的に再構成可能である」という定理に基づいている [Radon J, 1917]．図 2.2 のように，放射線源を生体のまわりに回転走査し，計測値から計算された X 線吸収係数からマトリックス断面上の各画素の吸収系係数値をグレースケールに変換し，画

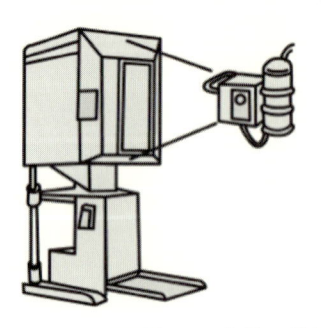

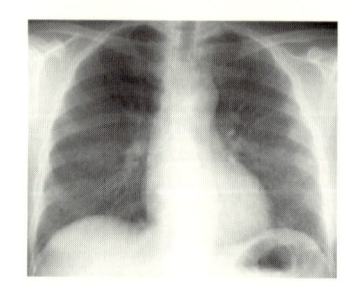

図 2.1　胸部 X 線検査装置と胸部 X 線写真像

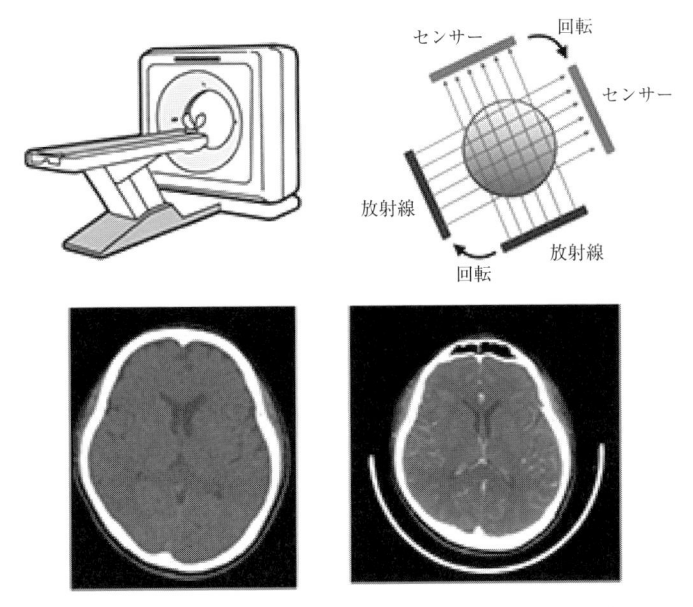

図 2.2 CT 撮影装置と頭部 CT 画像. 左:造影なし, 右:造影あり.

像化したものである. 医学の場合には生体構造の描画のために X 線吸収係数を決めることが必要となるため水の X 線吸収係数を 0 として空気を −1000, 緻密骨を 1000 とみなして各生体組織の X 線吸収係数を相対値で表すことになっている.

それぞれの画像は, 現時点では 512×512 ピクセルで, 体の適当な部分の横断面に対応している. 近年 1024×1024 へと解像度が向上している. 放射線の暴露時間は 1 セクションあたり 0.5 から 2.0 秒ほどであったが, 現在では大口径の連続回転が可能となる導線の代わりに金属と金属が接触して通電できる電車のパンタグラフのような部材 (スリップリング) の導入によりヘリカルスキャンという連続撮影が可能となった. そのためスキャン間の休止時間がなくなり, さらに螺旋状にスキャンしていくために生体のボリュームデータを得ることができるようになっている. さらに, スライス幅を拡張させ, スキャン時間を短くする方法としてセンサーの多列化が行われ 320 列のマルチスライス CT 撮影装置も実用化されるようになった [Siebert E et al., 2009]. 撮影範囲が 16 cm で撮影間隔は 0.25 mm, 撮影時間は 0.35 秒のものも臨床現場で利用されてい

る．これにより，ボクセルの各辺が同一の値の等方性ボクセル（アイソトロピックボクセル）を用いた血管や心臓，脳などの多断面変換 (multiplannner reconstraction: MPR) や最大値投影法 (maximum intensity projection: MIP) 法などが CT 装置内に実装されたソフトウェアとして臨床現場で利用できるようになっている．さらに，造影剤を用いることによる脳血流量 (cerebral blood flow: CBF)，脳血液量 (cerebral blood volume: CBV)，平均通過時間 (mean transit time: MTT) の測定 [Salomon EJ et al., 2009] や最近では経時的血流変化を捉えた 4 DCT も利用されている．

2.3　MRI 装置

　MRI 撮影技術は，CT とはまったく異なる物理現象である核磁気共鳴現象を利用して画像を再構成するものである．核磁気共鳴現象とは，磁場内に置かれた水素の原子核がある特定の高周波照射に対して共鳴現象を生じ，エネルギーの吸収と放出を繰り返す現象のことである．MRI では，強い磁場の中で原子核のスピンの軸方向を合わせた後に，ラジオ周波数の照射を開始する．照射終了後原子核は元の状態に戻ろうとする際に放射信号を放出する．そのとき放射される信号の強度や間隔は組織の生物学的特性に依存して異なっていることを利用して生体成分を可視化する [小川・上野, 2010]．イオン化した放射線を使用しないために，MRI は組織ごとの代謝や特性による画像を提供することができる．

　ここで大切なことは，磁場強度と共鳴周波数は完全に比例するということである．1 T（テスラ）は約 42 MHz なので，場所ごとに磁場を調整することで位置情報を MR 信号の周波数に反映できることになる．具体的には，撮影台に傾斜磁場という磁場勾配を作成し，これに対してラジオ周波数を照射し，ある生体成分を共鳴させる．共鳴した生体成分はラジオ周波数の照射が止まると吸収したエネルギーを放出する．これがエコー信号と呼ばれるものである．このエコー信号を検出して画像化する．

　MRI 装置の概要を図示する（図 2.3）．ここでは，構造に関して画像を得るため一般的に用いられている MRI 撮影と血管走行像を描出するために用いられている MRA (Magnetic Resonance Angiography) について紹介し，機

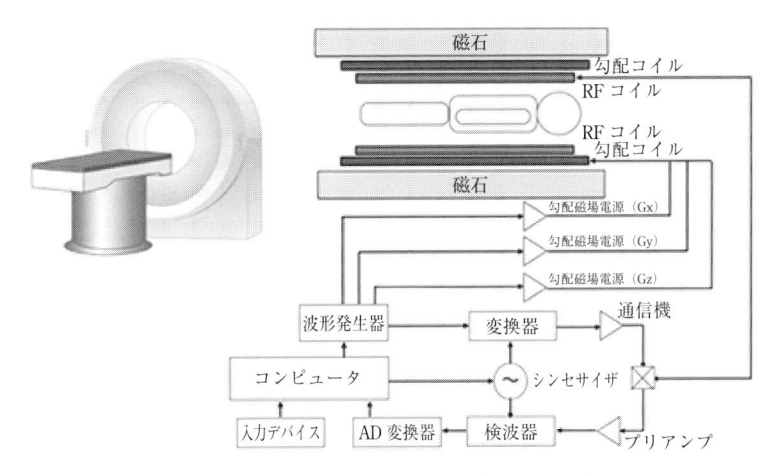

図 2.3 MRI 検査装置と MRI 検査装置の回路図

能 MRI (fMRI) や拡散テンソル画像などの脳機能画像や血流位相画像については後述する.

2.3.1 MRI 検査

通常の MRI 検査は造影剤を用いる場合と用いない場合に分かれる. 造影剤を用いるのは多くはがんの範囲や微細転移巣を診断したい場合である. 臨床上一般的に使用される撮影法には, T1 強調画像 (T1 weighted image: T1WI), T2 強調画像 (T2 weighted image: T2WI), FLAIR (fluid attention inversion recovery) 画像, 拡散強調画像 (diffusion weighted image: DWI) などがある (図 2.4). 撮影パラメータは, それぞれの撮影法の特徴が最適化

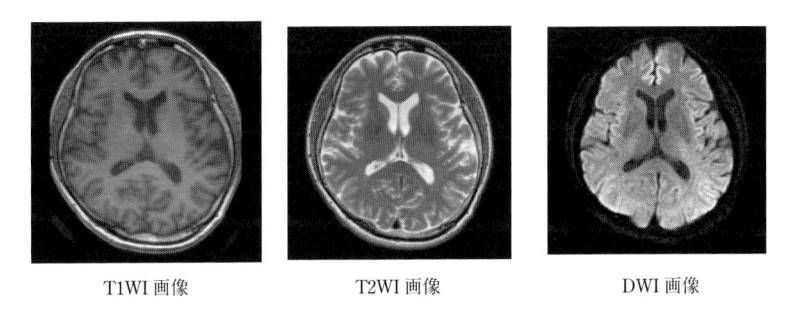

T1WI 画像　　　　　　T2WI 画像　　　　　　DWI 画像

図 2.4 MRI 検査画像. 左から T1 強調画像, T2 強調画像, 拡散強調画像.

されるように設定されているが，製造元によって撮影法の名称が異なっている場合もある．たとえば脳神経系の撮像法として，FIESTA (Fast Imaging Employing Steady-state Acquisition) や CISS (Constructive Interference in Steady State), true FISP (true Fast Inflow with Steady-state Precession), 3D-FASE (3D Fast Asymmetric Spin Echo) などがあるが，これらは撮像装置の種類によって名称が異なるだけで，撮影パラメータは似かよっており，脳神経を観察する目的で撮影される．融合3次元画像を作成する場合には，目的とする臓器や組織が抽出しやすいようにできるだけ高精細でアイソトロピックボクセルのボリュームデータであることが望まれる．

2.3.2 MRA 検査

MRA 検査には様々な撮影条件がある．代表的なものは time of flight (TOF) 効果を用いて血管に関する形状データを取得するものである．TOF 効果とは，血液などの液体が一定時間に MRI の撮影領域内に流入するか，領域外に流出する場合に，エコー信号に様々な変化が生じることである．CT アンギオグラフィー検査と異なり造影剤を使用しなくても血管の走行を描出することができる．図 2.5 の TOF-MRA では両側の内頸動脈や脳幹部周囲の動脈が白く描出されている．近年，MRA で静脈相など3次元血管撮影法 (3D dynamic TR-CE-MRA technique) として ASSET (array spatial sensitivity encoding technique) と TRICKS (time-resolved imaging of contrast kinetics) を融合させた撮影法も用いられている [Petkova M et al., 2009].

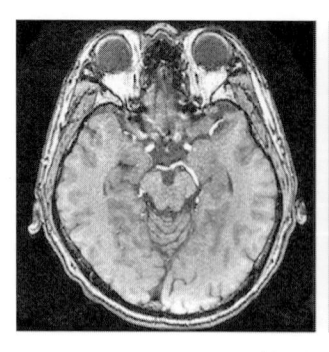

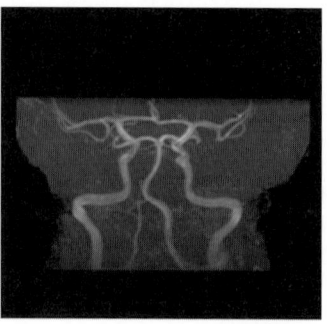

図 **2.5** Time of Flight (TOF) 効果を用いた MRA 画像（左）と MIP 画像（右）

2.3.3 位相データを用いた MRI 検査

MRI 画像情報には T1，T2，プロトン密度データなどがあるが，これら以外にも位相データがある．プロトンの歳差運動の回転数の差を利用して，in-phase, out-phase という位相の違いを反映させることでコントラストの異なる画像を得ることができる．位相データは，Magnitude データより組織がもつ磁気的応答に対し敏感であるため，より細かな組織コントラストを描出することが可能である [Haacke EM et al., 2004]．高磁場での位相情報を用いることで脂肪抑制や血流，温度測定，硬度測定を可視化する試みも行われている．

位相情報を用いて組織コントラストをつける技術には SWI (Susceptibility Weighted Imaging) がある．主に血管や血中・組織中の鉄に起因する局所磁場の変化を位相で捉えて，画像化するものである．SWI は必要な位相を選択することができないために，多くの位相データを用いていなかったり，常に同じコントラストを再現できないという欠点がある．現在これらに対する改良法も提案されている [米田, 2013]．図 2.6 の左側が Magnitude 情報を用いた MRI 画像で右側が位相差情報を用いた MRI 画像である．1. 視放線, 2. 脳弓柱, 3. 乳頭体視床束, 4. 淡蒼球, 5. 被殻, 6. 尾状核頭が位相差情報を用いた画像の方で明瞭に示されている．

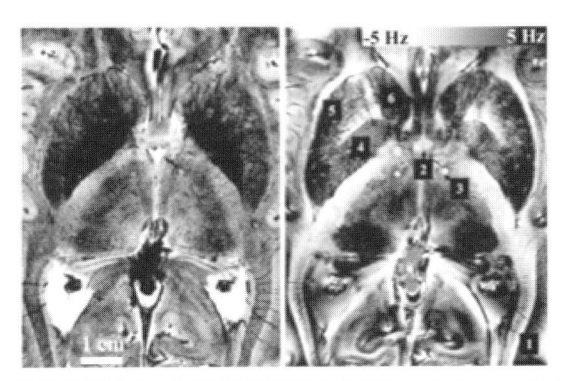

図 2.6 位相差情報を用いた位相差強調画像化法 (Phase Difference Enhanced Imaging: PADRE) [米田, 2013]

2.4 ディジタル血管造影装置

通常のX線写真では血管は描出されないが，CT Angiography (CTA) ではX線不透の造影剤を投与してから撮影することによって血管情報が得られる．しかし，造影剤は静脈注射によって全身の血管に分布するため，ある特定の血管だけを時空間的に詳細に観察したい場合には不向きである．さらなる詳細な画像取得のためには，血管撮影装置を用いる．血管撮影装置は，カテーテルを標的血管内に留置し，そこから造影剤を投与しX線撮影することによって，CTAやMRAよりも選択的で詳細な血管情報が得られる．また，動脈相，毛細血管相，静脈相などの経時的変化を詳細に描出することができる．血管撮影は造影剤の代わりに治療薬の直接投与や，脳動脈瘤の治療では金属性のコイルを動脈瘤に留置するなど，診断だけでなく治療にも広く利用されている．融合3次元画像を作成する場合には線源を被験者に対して360度回転することによって得られる3次元脳血管撮影データを使用する場合もある．血管撮影で広く用いられている画像処理法にdigital subtractionというものがある．これは，はじめに造影剤を注入する前に画像を撮影し，次に同様の条件下で造影剤を注入し撮影する．これら2つの画像データを差し引くと，雑音（ノイズ）の少ない血管のみを描画することが可能になる（図2.7）．

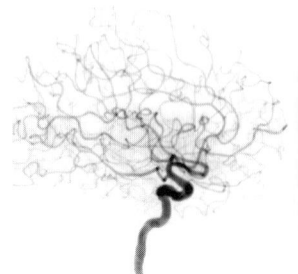

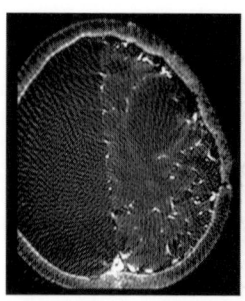

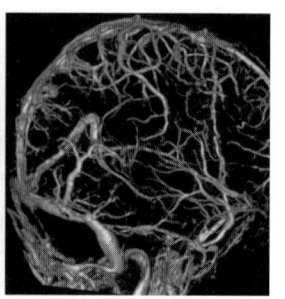

図 2.7 左：右内頸動脈の two-dimensional digital subtraction angiography (2D-DSA)．中：左内頸動脈の3次元脳血管撮影の元画像．右：左内頸動脈の3次元脳血管撮影の元画像をボリュームレンダリング法で再構成したもの．

2.5 機能・代謝・血流画像

　これまでに紹介した医用画像は人体組織の構造を可視化したもので，構造画像もしくは形態画像という．しかしながら，生きている人間の臓器は動的に機能し変化している．脳機能を可視化することを脳機能イメージングという．これは，脳内の生理学的活性を様々な方法で測定し，間接的あるいは直接的に脳の機能を可視化して推測する手法である．一方，PETなどの核医学検査では，血流や代謝情報が可視化される．また，最近では血行動態を時空間的に取得する画像診断法の研究や臨床応用もさかんである．ここでは機能・代謝・血流画像のうち，融合3次元医用画像作成にとって重要なものや，臨床で広く使用されているものについて紹介する．

2.5.1 拡散テンソル画像を用いたトラクトグラフィー

　大脳皮質の運動中枢や言語中枢からの電気信号は白質（神経線維）を通って標的組織に到達する．この神経線維の走行は通常の構造画像では可視化されない．MRIで神経線維の走行を画像化するには，拡散強調画像を撮影し，テンソル解析を経て画像処理したものを用いる．

　拡散テンソル画像とは異なる6方向以上の傾斜磁場を印加して得られる異方性拡散強調画像のことである．これをテンソル解析すると画像内の各ボクセルにおいて拡散の楕円体モデルが決定される．楕円体モデルの長軸方向（第1固有ベクトル）は神経線維の走行方向に概ね一致する（白質線維における水分子の熱運動（＝拡散）に異方性がある）と仮定されている．テンソル解析結果は通常，様々な表示・画像処理を施して可視化される．拡散テンソル画像の情報に基づいて神経線維を3次元的に推定・描出する方法が拡散テンソルトラクトグラフィーであり (Diffusion Tensor Tractography: DTT)，単にトラクトグラフィーともいう．拡散テンソル画像は非侵襲的に白質の異方性拡散を観察できる方法であり，特に拡散テンソルトラクトグラフィーは3次元的視覚的に神経線維の走行の推定が容易であることから，脳の機能温存のために脳神経外科手術では欠かせないものになりつつある．しかし，最終的な判断は，術中の神経刺激を用いたモニタリングにより決定する必要がある．

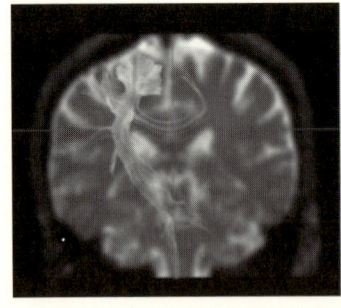

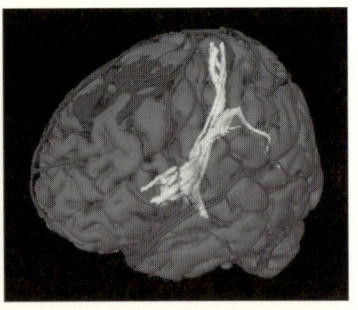

図 2.8 左：トラクトグラフィー．脳表から脳幹へ走行する神経線維の走行がわかる．右：トラクトグラフィー（皮質脊髄路と弓状束）を融合させた脳腫瘍 3 次元モデル．

特に，脳腫瘍などの手術を行う場合には，皮質脊髄路のように運動ニューロンを含んだ神経路の走行と病変や血管との位置関係を立体的に把握することは手術を安全かつ確実に行う上では必要不可欠である [中田, 1997]．図 2.8 は増谷らが開発した dTV というソフト [Masutani Y et al., 2003] を用いて運動野をシードとした場合のトラクトの走行を描画したもの（左図）と融合 3 次元画像処理したもの（右図）である．融合 3 次元画像では，このようなトラクトと脳形状や病変や血管走行を融合させたモデルを作成することができる．トラクトグラフィーの原理の詳細は別書を参照していただきたい．現状では dTV からのトラクトの出力データはサーフェースデータでなくボクセルデータとなっている．

このように磁気共鳴拡散テンソル画像 (DTI) は，生体内で神経線維の走行を可視化する上で重要な画像となっているが，DTI はテンソル・モデルの制約のため各画像診断ボクセル内の単一線維方向のみしか可視化できず，個々のボクセルの中で交差したり，曲がっているか，ねじれている線維を分離することができない．Q-空間拡散性画像診断法は，このようなボクセル内の神経線維の交差や湾曲，ねじれを可視化できる可能性があると報告されている [Tuch DS, 2009]．しかし，この撮影方法は大きいパルス磁場勾配と時間集約型サンプリングを必要とするという弱点を有する．撮影に使用される高方位分解能イメージング (HARDI) 信号は Funk-Radon 変換（別名球面 Radon 変換）と呼ばれる球面断層撮影逆位を用いることで各モデルに再構築でき，結果として多発性内部ボクセル線維方向を分解できるために拡散過程（例：

Gaussianity）上での仮定は必要としない．

2.5.2 機能 MRI (functional magnetic resonance imaging: fMRI)

fMRI は被験者への刺激によって得られた血流変化を画像化することにより，脳の活動部位を推定するもので，小川誠二氏によって発明された [Ogawa S et al., 1992]．その基本的な考え方は以下のようである．安静時の脳の血管内には酸素を運ぶオキシヘモグロビンと酸素を持たないデオキシヘモグロビンが一定の量で存在する．神経細胞が活動すると周囲の酸素が消費されるので，それを補うために血流増加が起こり，それに伴ってオキシヘモグロビンが増加する．すると当該部位は相対的にデオキシヘモグロビンが神経活動部位で減少することになる．これを BOLD (Blood Oxygenation Level Development) 効果という．デオキシヘモグロビンは常磁性体であり，MRI 装置内では磁界を形成し，静磁場を乱す．すると核磁気共鳴信号が低減し，MRI 画像の濃度値は低下し，高信号として表示される．fMRI は非侵襲的に脳の活動を推定することができる代表的な機能画像撮影法である．融合 3 次元画像では，脳腫瘍が言語や運動領域付近に浸潤している場合に，fMRI の所見を参考に脳機能を温存しつつ，病変を摘出する際に使用される（図 2.9）．

2.5.3 脳磁図 (magnetoencephalography: MEG) 検査装置

神経細胞が活動すると電流が流れ，その電流によって右ねじの法則に従って極めて微弱な磁場が発生する．その微弱な磁場を超電導量子干渉素子 (SQUID)

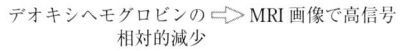

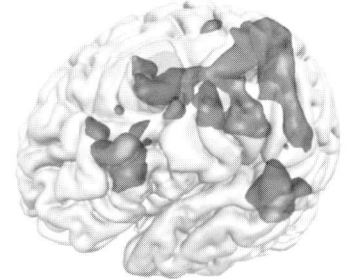

図 2.9 左：fMRI の原理である BOLD 効果．右：fMRI を融合した脳腫瘍融合 3 次元画像．

で検出する．fMRIのように間接的な血流の増加を神経活動の指標としているのではなく，神経活動を直接測定しているために結果に説得力がある．しかし，磁場計算を行う場合に，逆問題を解く上で脳を球体（球体モデル）と仮定して電流双極子を作る場合に実際の脳の形状に合わせた正確なレジストレーションが困難となる．そのため等磁場線図法を用いてMEGのパターンを人間が直感的に探索する探索形推定法で第一次感覚野の応答解析が行われたり，最急降下法，シンプレックス法，MUSIC (Multiple Signal Classification)法，最適化推定法としてミニマムノルム法，Waveletを利用した方法やノイズ成分と分離して計測データの中の独立な信号成分をできるだけ忠実に抽出し，少ない加算回数のデータから妥当な信号源推定を行う独立成分分析法などの手法が用いられている [小川・上野, 2010]．

2.5.4 光イメージング (Near Infrared Spectroscopy: NIRS) 装置

近赤外光イメージング装置とは近赤外分光法 (NIRS) を用いて「生体測定の光学の窓」といわれる 600〜1300 nm の波長の中の 700〜900 nm の光を使用して脳活動状態をリアルタイムに可視化する装置のことである（図 2.10）．

具体的には，NIRS で用いる波長領域（700〜900 nm 付近）ではオキシヘモグロビン (oxy-Hb) とデオキシヘモグロビン (deoxy-Hb) のスペクトルが大きく異なるために，両者の変化量を計算して脳への酸素供給量や代謝の状態を推定し，可視化する方法である [小川・上野, 2010]．血流を計測している点では fMRI と似ているが，NIRS 脳波計測の方が時間分解能に優れる．し

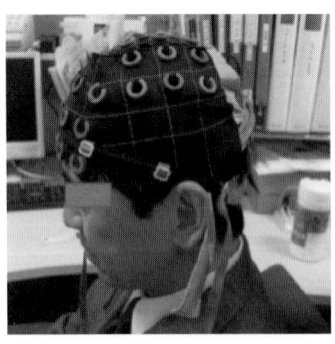

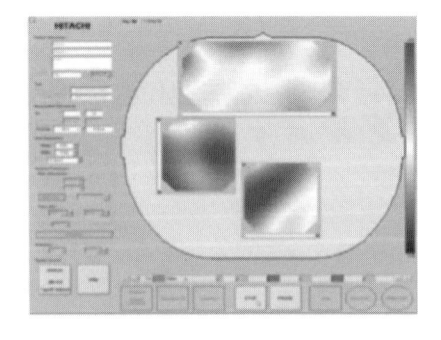

図 2.10 NIRS を用いた脳血流の測定例．右側頭頂葉を中心に赤色領域があり，脳血流が増加していることを示す．

かし，空間分解能が低く，他の検査との融合方法が確立されていないため，融合3次元画像ではあまり使用されていない．

2.5.5 核医学検査装置

RI 検査やアイソトープ検査ともいう．注射されたごく微量の放射性物質 (Radioisotope: RI) を放射線撮影カメラ（ガンマカメラ）で撮影し，その分布を画像化する．RIは骨や腫瘍性病変などに集積する．核医学の代表的なものに，PET (Positron Emission Tomography) や骨シンチグラフィー，甲状腺シンチグラフィーなどがある．構造画像では同定できない微小な腫瘍性病変を検出することができる．PET は CT と融合され (PET-CT)，臨床医療に広く普及している．融合3次元画像でも腫瘍の悪性度や広がりを把握するために用いられる（図 2.11）．

近年，PET/MRI も開発されている [Judenhofer MS et al., 2008]．これにより，形態学的な診断精度の向上のみならず，レジストレーション誤差をなくすことで病態だけでなく生理学的検討が可能となりつつある．

2.5.6 流体解析画像

脳動脈瘤の発生や破裂，大動脈解離や動脈硬化などに血液の流れが関与していることは古くから推察され，様々な研究が行われてきた．特に，近年のモダリティの発展やコンピュータ処理能力の急速な向上とともに，血流動態解析分野の研究は非常にさかんに行われている．臨床医療では有限体積法によ

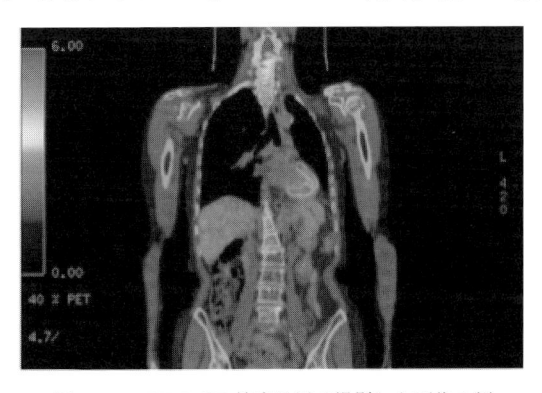

図 **2.11** PET-CT 検査装置で撮影した画像の例

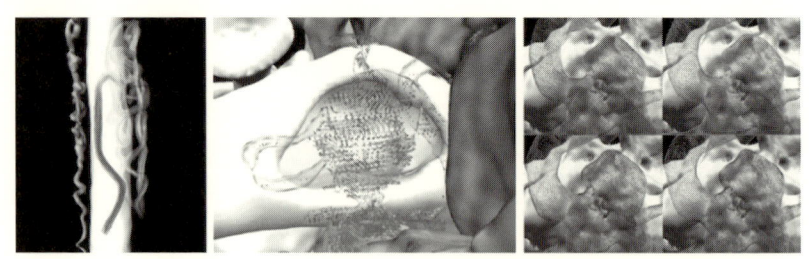

図 **2.12** 流体解析データを融合させた 4 次元時空間画像．左：CFD シミュレーション（脊髄硬膜動静脈瘻）．中：phase contrast MRA（脳幹部血管芽腫）．右：4DCT（脳動脈瘤）．

る CFD (Computational Fluid Dynamic) シミュレーション, phase contrast MRA, 4DCT などが用いられている．これらはベクトルや時系列が含まれているデータであるため，構造画像とのレジストレーションが大きな課題となり，構造データとの融合の報告は少ない．現状では，MRA の位相画像の場合は，TOF-MRA などの構造データと位相画像とを 1 回の撮影で取得することによって，被験者が動いていないと仮定している．時空間解析は医用融合画像領域では今後研究や実用化が加速される分野の 1 つと考えられる（図 2.12）．

2.6 超音波検査装置

超音波を出す音響プローブを使用して通常腹部や乳腺，甲状腺などの検査を行っている．そのプローブは，また，反射波を受信し，プローブの中のピエゾ電子水晶体で音響エコーを電子信号に変換する．いくつかの単一方向からきた信号がディジタル処理される．それらはメモリに保存された後，ビデオ信号に変換され，2 次元画像として表示される．ビデオ信号の強度は超音波の強度と比例している [小川・上野, 2010]．現状では，融合 3 次元医用画像として利用されることは少ないが，検査や手術中の拡張現実感 (Auugmented Reality: AR) などへの応用が考えられる．

2.7 その他

放射線学以外の画像のいくつかのタイプもディジタル化し，処理すること

表 2.1 代表的な機能画像取得装置の特徴（福田氏の表を一部改編）
[小川・上野, 2010]

	PET	fMRI	NIRS	MEG
測定する物理量	放射能	磁気共鳴信号	光の吸収・散乱	生体磁気
得られる情報	血流・代謝・機能	脳局所血流変化	血流，Hbの酸素飽和度	神経活動のダイナミックな変化
特徴	多様な代謝情報感度が高い	高次脳機能マッピング	簡便自由な体位での測定	神経細胞の電気活動と直結した情報
欠点	代謝過程は見えない		定量性に欠ける	
空間分解能	4〜8 mm	2〜4 mm	数 cm	1〜数 cm
時間分機能	30〜60 秒から数〜数十分	数秒	数秒	数〜数十ミリ秒
定量性	◎	○	△	△

ができる．画像は，ビデオカメラ（内視鏡検査，顕微鏡病理解剖画像など）や写真によって撮られたものがある．現在現実空間の2次元画像や映像と3次元生体モデルとを融合した診断や治療支援システムが開発されている．

代表的な機能画像取得装置の特徴についてのまとめを表 2.1 に示す．

2.8 医用画像データ形式の標準規格

2.8.1 DICOM (Digital Imaging and Communication in Medicine)

DICOM 規格とは医用画像機器に共通の相互通信規格で医用画像について，どの画像や情報（オブジェクト）をどうしたいか（サービス）の組み合わせを定義し，これらをモダリティごとに宣言（コンフォーマンスステートメント (C/S)）したものである [DICOM, 2014]．1970 年代から普及しはじめた CT や CR，MRI などの画像撮影装置により医用画像のデジタル化が進み，画像のコピーや表示が容易となった．

しかし，一方では異なる撮影装置から発生する画像データ形式が異なるためにディジタル保存や表示が非常に非効率であることが表面化し，1983 年米国の ACR (American College of Radiology) は医療機器の規格制定団体で

表 2.2　OSI の 7 階層ごとの ACR-NEMA 規格，DICOM 規格の違い [鈴木, 2011]

OSI7 階層	ACR-NEMA での定義	DICOM 以降の定義
7. アプリケーション層	画像通信	画像・レポート・患者情報他
6. プレゼンテーション層	DICOM フォーマット	DICOM フォーマット
5. セッション層	画像単位	セション単位
4. トランスポーテーション層	独自パリティチェック	標準 TCP
3. ネットワーク層	独自 1：1 接続	標準 IP
2. データリンク層	独自同期	標準 (MAC)
1. 物理層	独自並列信号線	標準（イーサネットや FDDI）

ある NEMA (National Electric Manufacturers Association) と共同で医用画像機器に共通の相互通信規格の開発を始めた．

開発当初は ACR-NEMA 規格と呼ばれていたが，1993 年以降 DICOM 規格と呼ばれるようになった．表 2.2 に OSI の 7 階層ごとの ACR-NEMA 規格，DICOM 規格の違いを示す．

DICOM 規格の登場により Digital X-Ray や Digital Mammography など 50 以上のモダリティのデータ種別（オブジェクト）が登録され，また，拡張フォーマット (enhanced image object) が増加した．

また，検査上必要な検査部位や病名など外部規格の参照方式，JPEG2000 や MPEG2 などの圧縮方式の採用，IHE や HL7 規格との協調，可搬メディアへの対応，産婦人科向け超音波診断レポートなどの構造化レポートへの対応，画像表示フォーマットに対してある程度の指定 (Hanging Protocol や Structure Display) ができるようになり，液晶などの表示デバイスの特性によって画像の特性の変化を最小限にするため階調表示標準関数 (GSDF) を送信してキャリブレーションしたり，画像に階調表示状態 (GSPS) を対応させて画像表示状態の一貫性を確保する手段も提供された．DICOM2009PS3.5 の第 5 章 (Part of Standard) を表 2.3 に示す．

CT や MR などのモダリティに搭載されている DICOM 機能の詳細な情報はコンフォーマンスステートメント (C/S) に記載されている．図 2.13 は MRI T1 強調画像の例とその画像情報の例である．

表 2.3 DICOM2012 PS3.5：2011 年度版 DICOM の第 5 章 (Part of Standard) [鈴木, 2012]

PS	タイトル	PS	タイトル
3.1	序文と概要	3.10	可搬媒体ファイル構造
3.2	適合性	3.11	可搬媒体応用
3.3	情報オブジェクト	3.12	可搬媒体物理構造
3.4	サービスクラス	3.14	グレースケール表示関数
3.5	データ構造と符号化	3.15	セキュリティ
3.6	データ辞書	3.16	コンテンツマッピング
3.7	メッセージ交換	3.17	詳細説明資料
3.8	ネットワーク通信	3.18	web アクセス
		3.19	アプリケーションホスティング
		3.20	レポートの HL7 変換

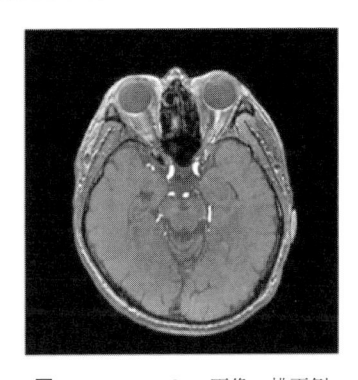

図 2.13 DICOM 画像の描画例

2.9 その他のディジタル医用画像データ形式

2.9.1 RAW データ

一般にディジタル画像撮影時では各画素に対してその周辺画素から足りない色情報を集め与えることで色情報を補完し，フルカラー画像を作り出す「デモザイク (de-mosaic)」処理を行っている．デモザイクや自動レタッチ処理の精度は完成画像の画質に大きな影響を及ぼしたり，ホワイトバランス（色温度）などを固定化させる．医用画像の RAW データとは，各画素に対してその周辺画素から足りない濃淡情報を集め DICOM 画像（デモザイク画像）を

Element	Description	Content
0002:0000	group length	196
0002:0001	meta inf. version	
0002:0002	media SOP class UID	1.2.840.10008.5.1.4.1.1.4
0002:0003	media SOP inst. UID	1.2.840.113619.2.135.2025.2074856.5213.1092096124.124
0002:0010	transfer syntax UID	1.2.840.10008.1.2
0002:0012	implem. class UID	1.2.276.0.7230010.3.0.3.5.4
0002:0013	implem. version name	OFFIS_DCMTK_354
0008:0005	character set	ISO_IR 100
0008:0008	image type	ORIGINAL\PRIMARY\OTHER
0008:0016	sop class uid	1.2.840.10008.5.1.4.1.1.4
0008:0018	sop instance uid	1.2.840.113619.2.135.2025.2074856.5213.1092096124.124
0008:0020	study date	20040810
0008:0021	series date	20040810
0008:0022	acquisition date	20040810
0008:0023	image date	20040810
0008:0030	study time	162223
0008:0031	series time	163729
0008:0032	acquisition time	163729
0008:0033	image time	163729
0008:0050	accession number	147772401
0008:0060	modality	MR
0008:0070	manufacturer	GE MEDICAL SYSTEMS
0008:0080	institution name	TOKYO UNIV HOST
0008:0090	ref. physician name	Unspecified
0008:1010	station name	GEMSOW
0008:1030	study description	Head
0008:103E	series description	T1W Axial
0008:1090	manufactorer's model	SIGNA EXCITE

図 2.14　MRI 画像（図 2.12）の DICOM 情報の一部

作成する前の撮影装置から出力されるデータのことである．このため生データは DICOM データと比較して，コントラスト，ホワイトバランス，カラーバランス，明度，彩度などの補正や加工，ノイズや歪曲などの除去によって画質の低下を少なくすることができる．

　医療以外では，OpenRAW プロジェクトのように互換性のない RAW フォーマット画像の標準規格化が行われているが [OpenRAW, 2014]，医用画像の RAW データ形式の標準規格化は未だである．しかし，3 次元画像処理の精度を向上と普及・促進させるためには標準規格化は必要不可欠である．

演習問題

[2.1] CT の撮影原理について説明せよ．
[2.2] MRI 画像の原理について簡単に説明せよ．
[2.3] fMRI の原理について説明せよ．
[2.4] 拡散テンソル画像について説明せよ．
[2.5] DICOM とは何か説明せよ．

参考文献

[DICOM, 2014] http://dicom.nema.org/ (Accessed 2014-03-09)

[Haacke EM et al., 2004] E. Mark Haacke, Yingbiao Xu, Yu-Chung N. Cheng, and Jurgen R. Reichenbach. "Susceptibility Weighted Imaging (SWI)." Magnetic Resonance in Medicine 52 (2004): 612–618.

[Judenhofer MS et al., 2008] Judenhofer, Martin S., et al. "Simultaneous PET-MRI: a new approach for functional and morphological imaging." Nature medicine 14.4 (2008): 459–465.

[Masutani Y et al., 2003] Masutani, Yoshitaka, et al. "MR diffusion tensor imaging: recent advance and new techniques for diffusion tensor visualization." European journal of radiology 46.1 (2003): 53–66.

[Ogawa S et al., 1992] Ogawa, Seiji, et al. "Intrinsic signal changes accompanying sensory stimulation: functional brain mapping with magnetic resonance imaging." Proceedings of the National Academy of Sciences 89.13 (1992): 5951–5955.

[OpenRAW, 2014] http://www.openraw.org/ (Accessed 2014-3-11)

[Radon J, 1917] Radon, Johann. "On determination of functions by their integral values along certain multiplicities." Ber. der Sachische Akademie der Wissenschaften Leipzig, (Germany) 69 (1917): 262–277.

[Petkova M et al., 2009] Petkova, Mina, et al. "Three-dimensional dynamic time-resolved contrast-enhanced MRA using parallel imaging and a variable rate k space sampling strategy in intracranial arteriovenous malformations." Journal of Magnetic Resonance Imaging 29.1 (2009): 7–12.

[Reinacher PC et al., 2007] Reinacher, Peter C., et al. "Contrast-enhanced time-resolved 3-D MRA: applications in neurosurgery and interventional neuroradiology." Neuroradiology 49.1 (2007): S3–S13.

[Tuch DS, 2009] Tuch, David S. "Q-ball imaging." Magnetic Resonance in Medicine 52.6 (2004): 1358–1372.

[Salomon EJ et al., 2009] Salomon, Eric J., et al. "Dynamic CT angiography and CT perfusion employing a 320-detector row CT." Clinical Neuroradiology 19.3 (2009): 187–196.

[Siebert E et al., 2009] Siebert, E., et al. "320-slice CT neuroimaging: initial clinical experience and image quality evaluation." The British Journal of Radiology 82.979 (2009): 561–570.

[小川・上野, 2010] 小川誠二，上野照剛 （監修）．非侵襲・可視化技術ハンドブック．エヌ・ティ・エス株式会社．2010.

[鈴木, 2010] 鈴木真一．DICOM の基礎．第 1 回 DICM 規格の歴史．JIRA 会報，188，2010.

[鈴木, 2011] 鈴木真一. DICOM をうまく使いこなす DICOM 規格初級 ST 講座入門講座資料, 2011.
[鈴木, 2012] 鈴木真人. 入門講座 5 DICOM 規格 初級—DICOM と関連規格（資料）, 2012.
[中田, 1997] 中田力. 核磁気共鳴軸索画像, 日独医報 42 (1997): 255-263.
[米田, 2013] 米田哲也. 次世代の医療を支える MRI 技術. http://kico.kumamoto-u.ac.jp/seeds/seeds/9070001/print.html (Accessed 2013-12-20)

演習問題解答例

[2.1] CT の撮影原理について説明せよ．

　原理は，1917 年に Radon によって証明された「物体の断面は無限方向の投影データから一意的に再構成可能である」という定理に基づいており，放射線源を生体のまわりに回転走査し計測値から計算された X 線吸収係数からマトリックス断面上の各画素の吸収係数数値をグレースケールに変換し，画像化したものである．医学の場合には生体の X 線吸収係数を決めることが必要なので，水の X 線吸収係数を 0 として空気を −1000，緻密骨を 1000 とみなして各生体組織の X 線吸収係数（CT 値）を相対値で表し画像化したものである．

[2.2] MRI 画像の原理について簡単に説明せよ．

　MRI では，強い磁場の中で原子核のスピンの軸方向を合わせた後に，ラジオ周波数の照射を開始する．照射終了後原子核は元の状態に戻ろうとする際に放射信号を放出する．その時放射される信号の強度や間隔は組織の生物学的特性に依存して異なっていることを利用して生体成分を可視化する．

[2.3] fMRI の原理について説明せよ．

　安静時の脳の血管内には酸素を運ぶオキシヘモグロビンと酸素を持たないデオキシヘモグロビンが一定の量で存在する．神経細胞が活動すると周囲の酸素が消費されるので，それを補うために血流増加が起こる，それに伴ってオキシヘモグロビンが増加する．すると当該部位は相対的にデオキシヘモグロビンが神経活動部位で減少することになる．これを BOLD (blood oxygenation level development) 効果という．デオキシヘモグロビンは常磁性体であり，MRI 装置内では磁界を形成し静磁場を乱す．すると核磁気共鳴信号が低減し，MRI 画像の濃度値は低下し高信号として表示される．

[2.4] 拡散テンソル画像について説明せよ．

　拡散テンソル画像とは異なる 6 方向以上の傾斜磁場を印加して得られる異方性拡散強調画像のことである．これをテンソル解析すると画像内の各ボクセルにおいて拡散の楕円体モデルが決定される．楕円体モデルの長軸方向（第 1

固有ベクトル）は神経線維の走行方向に概ね一致する（白質線維における水分子の熱運動（＝拡散）に異方性がある）と仮定している．テンソル解析結果は通常，様々な表示・画像処理を施して可視化され，拡散テンソル画像の情報に基づいて神経線維を 3 次元的に推定・描出する方法が拡散テンソルトラクトグラフィー (Diffusion Tensor Tractography: DTT) であり，単にトラクトグラフィーともいう．

[2.5] DICOM とは何か説明せよ．

　DICOM 規格とは医用画像機器に共通の相互通信規格で医用画像について，どの画像や情報（オブジェクト）をどうしたいか（サービス）の組み合わせを定義し，これらをモダリティごとに宣言（コンフォーマンスステートメント (C/S)）したものである．

第3章
融合3次元医用画像処理の概要

学習の目的
1. 融合3次元医用画像処理を構成する基本的作業プロセスを理解すること.
2. 医用画像処理における画像処置とCG技術との関係について理解すること.
3. 融合3次元医用画像処理におけるレジストレーションがなぜ必要か理解すること.
4. 融合3次元医用画像処理におけるモデリングの特徴について理解すること.
5. 融合3次元医用画像処理におけるレンダリングの種類について理解すること.

要旨

「ディジタル画像処理技術」と「CG技術」を合わせた可視化情報処理をビジュアル情報処理という [藤代・奥富, 2012]. ビジュアル情報処理では両技術を合わせるためにディジタルカメラモデルが提案されている (図3.1). 破線はディジタル画像処理を示し, 実線はCG技術を示す. ディジタル画像処理は, 画像再生 (再構成), 前処理, 特徴量の抽出, 決定の4つの処理からなる. ディジタル画像処理技術の基本は2次元画像処理にあり, 補正処理や強調処理, 関心領域の切り出し, ノイズの低減や除去, その後の形状や濃淡, 色, テクスチャなどの特徴の抽出と定量化, 決定木などの機械学習や統計学的手法, パターンマッチングなどを用いて画質が決定されている. 一方, CG技術は, 主にモデリング, レンダリング, アニメーション技術からなる. モデリングとは, セグメンテーションした領域から生体モデルを作成することで, 次にレンダリング技術を用いて目的に応じた生体モデルの描画を立体的

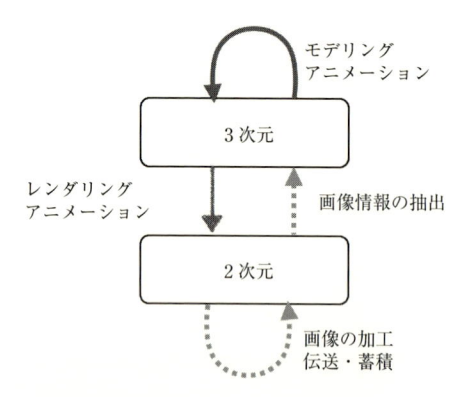

図 3.1　ビジュアル情報処理におけるディジタルカメラモデル [藤代・奥富, 2012]

に行い，必要に応じてアニメーションの作成や解析に用いる．融合 3 次元医用画像処理はビジュアル情報処理の医用版ともいえる．

　既述したが一般的な CG 技術と 3 次元医用画像処理の大きな違いはモデルの作成過程にある．通常の CG モデルは，プリミティブと呼ばれる立方体や円柱などの基本形状をもとに作成される．近年では，コンピュータ上で粘土細工のようにして作成されたスカルプトモデルや 3D スキャンの計測データをもとに作成された 3D スキャンモデルなどのハイポリモデル（ポリゴン数の多いモデル）をローポリモデル（ポリゴン数の少ないモデル）にリトポロジーする処理も多くなっている．一方，3 次元医用画像処理の場合にはモダリティから得られた画像データからハイポリモデルを作成し，アニメーションやシミュレーション，Virtual Reality など目的に応じてローポリゴン化される．このように融合 3 次元医用画像処理の場合には生体の画像データから，目的とする臓器や血管などの生体モデルをモデリングするところが通常の CG モデリングとは大きく異なる．

　また，融合 3 次元医用画像処理の場合には，生体の構造データだけではなく代謝や神経活動などの機能に関するデータなど複数の異なる次元のデータを融合したモデルを可視化する．そのために，ハイポリモデルを作成する際にまず複数の異なるモダリティからの画像データをレジストレーション処理し，その後レジストレーションした画像データから生体形状や機能を示す領域を抽出するセグメンテーション処理を行うことが特徴といえる．

3.1 関心領域の決定

融合3次元画像処理で最も重要なことは，まず目的に応じてどの臓器あるいは領域をモデル化するか決定することである．たとえば脳幹部の形状をモデリングする場合では，対象となる生体組織は脳幹や脳幹部周囲の動脈と静脈，頭蓋底を構成する骨，頭皮などとなる．通常手術では臓器や組織すべてをモデル化する必要性は少ない場合もある．生体外の画像にあるノイズ領域を除去し，さらに表示対象とする領域のみを選択し処理する方がモデルのデータ量を削減させ，レジストレーションの精度の向上を図ることができる．表示対象とする領域のことを関心領域 (region of interest: ROI) と呼ぶ．

3.2 対象画像の選択と表示

融合3次元医用画像処理用ソフトウェアの操作画面のGUIの多くは図3.2のようになっている．利用者は，Axial, Coronal, Sagittal view の3方向か

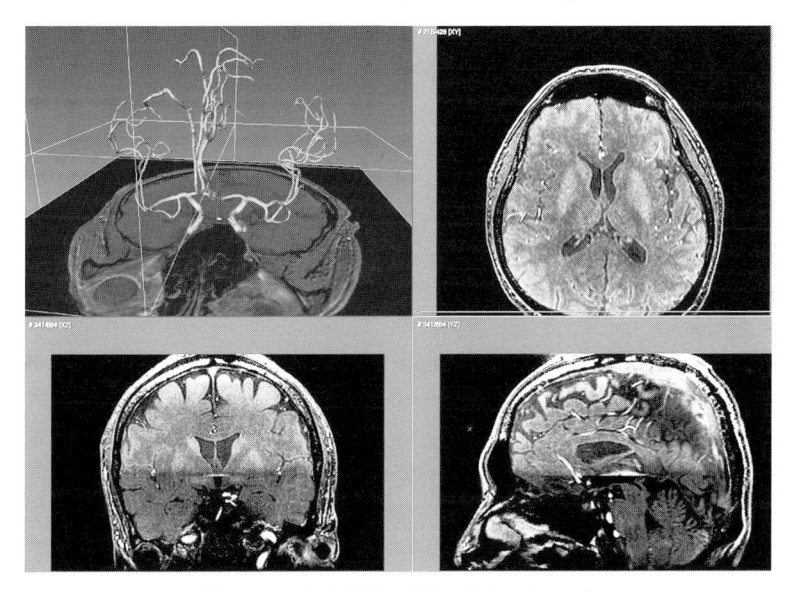

図 **3.2** 3次元画像処理用の画面レイアウト

ら表示された2次元画像を見ながら必要な画像処理を行い，目的にあったモデルを作成しリアルタイムにレンダリングされた3次元画像を専門的知識を用いて評価しながら編集を行う．このような処理に用いるインタフェースを対話型インタフェースという．対話型インタフェースの4つのviewは必要に応じて2画面であったり，1画面に変更して作業すると詳細なモデルを作成する上で便利である．今後高精細の裸眼立体視ディスプレイを用いることで現状より容易にモデリングやレタッチができるようになることが期待される．

3.3 アーチファクト画像の除去

アーチファクト（虚像）には，モダリティによって撮影方法，被験者の体動や人工物（入れ歯など）など多種多様なものがある（図3.3），アーチファクトの除去には，CT画像データではサイノグラムを用いた方法などがあるが，MRIのケミカルシフトのような場合には対応が難しい．ケミカルシフトとは，組織を構成する化学物質の水素原子の歳差運動の周波数は物質の化学結合状態により異なるため，磁場強度に比例して共鳴周波数の違いを生み位置のずれと信号変化が生じることである．脂肪の水素原子は，水の水素原子より100万分の3.5だけが遅く回転し，水の水素原子は脂肪の水素原子に比べて約224 Hz周波数が高くなり，画素（ピクセル）シフトが生じてアーチファクトとなることがある．

また，フィルタ処理などの前処理でアーチファクトが低減できない場合に

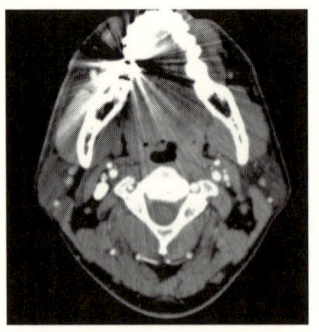

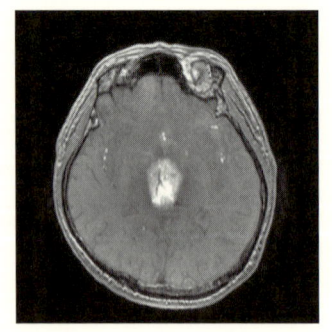

図 **3.3** CT画像の義歯によるアーチファクト（左）とMRIの中心に現れたアーチファクト（右）．

は，他のモダリティ画像を代わりに用いることで目的とする臓器や組織を抽出することも考慮する必要がある．また，前述したように可能な限りアーチファクトのない領域を選択して必要な臓器や組織をセグメンテーションすることが望ましい．

3.4　2次元表示画像を用いたノイズ除去・削減

　一般撮影または核医学の画像ノイズ（6.4節参照）は，主に，組織によるX線の減弱によるランダムな性質によるものや，γ線の放出による．ノイズはコントラストの減少などを引き起こし，モデル化したい生体組織の抽出を困難とする．そのため詳細な形状をモデリングする上で大きな妨げとなる．ノイズが画像データの中に含まれている場合には，複数の画像フィルタを用いた演算処理や平滑化手法（隣接した点の輝度値からお互いの輝度値を再計算する畳み込み演算）を用いてノイズを削減させる．

3.5　2次元表示画像を用いた画質の向上

　関心領域の設定とノイズ処理後は，できるだけ目的にあった3次元生体モデルを作成するために表示画像を見ながら画質を向上させる必要があるかどうか（超解像技術等を用いるかどうか）を検討する．特に，脳神経外科や耳鼻科の顕微鏡下手術に使用する融合3次元画像の場合には，手術顕微鏡で見えるような詳細な血管や神経モデルを作成したり，CT画像データのように詳細な解像度のデータとPETのように現状では解像度の低い画像とのレジストレーションやセグメンテーションを行う必要があるために事前に画質を向上させることが必要な場合がある．

　通常画質の評価指標には表示画像の濃淡ヒストグラムが使用される．2次元画像の場合，画像の濃淡ヒストグラムは，ピクセルが取りうる輝度値の個々に対して該当するピクセル度数を表示している（図3.4）．

　濃淡ヒストグラムは，人に画像の輝度値の分布を明示し，画像表示の平均輝度やコントラストの調整における判断を助ける．画像表示の平均輝度をレベル，コントラストを決める画素値の最小値と最大値の幅をウィンドウ幅と呼

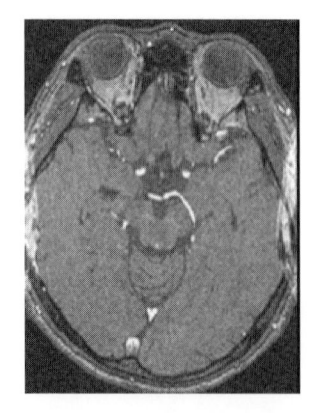

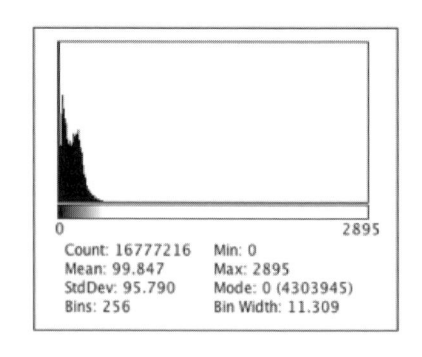

図 **3.4** MRI 画像とその輝度値の濃淡ヒストグラム

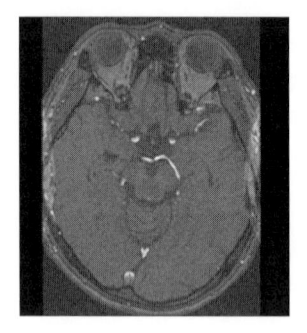

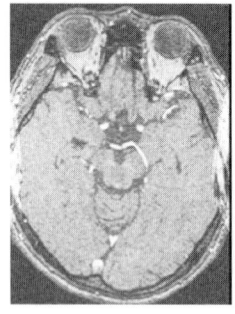

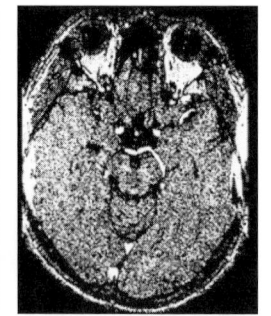

図 **3.5** コントラストの違いによる表現の違い．左から右にかけてコントラストが増加．

ぶ．もし，レベルが輝度の中央値であるときウィンドウ幅が狭すぎる場合にはウィンドウ幅の外側にある値は失われ，画像は大きすぎるコントラストになる．逆に，ウィンドウ幅が広すぎる場合には，ウィンドウ内に実際には使われない無駄な領域が生じ，弱すぎるコントラストになる．このコントラストを生体の対象組織について上手に設定することで対象組織のセグメンテーションをより正確かつ詳細に行うことができる．また，この設定を自動化することで生体の複数領域のセグメンテーションの半自動化も可能となる．

図 3.5 は TOF-MRA (time of flight MRA) の 2 次元画像表示である．左側から右側にいくに従って高いコントラストとなっている．TOF-MRA は，既述のように血管の走行や異常を診断したい場合に用いられる撮影法である

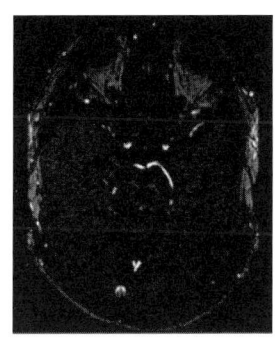

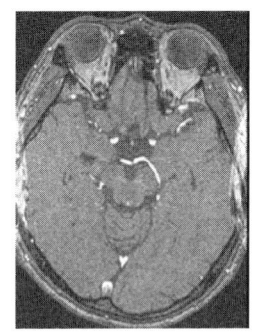

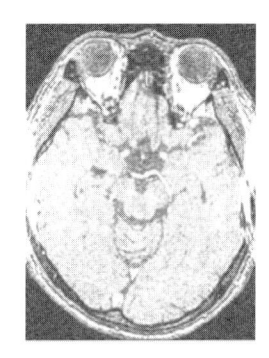

図 3.6 輝度の違いによる表現の違い．左から右にかけて輝度が増加．

から，血管が明瞭に描出されている必要がある．真中の図が最も血管を抽出する上で他組織との境界が明瞭となりセグメンテーションが容易であることが理解できる．このようにコントラストは，人が生体組織の領域を分割するための境界を理解しやすいように設定する．輝度値のレベルやウィンドウ幅を変えると抽出したい領域が異なって表示されるため，抽出したい臓器や領域ごとに適切な輝度値を選択する必要がある（図 3.6）．融合 3 次元画像処理の画像の前処理については，第 6 章を参照．

3.6 ２次元表示画像を用いたレジストレーション

一般に 3 次元画像のレジストレーションとは，複数の形状モデルがそれぞれ有する座標系およびその座標系内の空間を 1 つの座標系に統一することをいう．方法としては，ある画像の座標系に他の画像の座標系を合わせていく方法と複数の画像をそれらとは別の統一座標系に合わせる方法がある．医用 3 次元画像の座標系の標準規格は現時点で存在しないので，目的に応じて座標系に対してレジストレーションを行っていく．例として大脳形状モデルは MRI 画像データ，頭蓋骨形状モデルは CT 画像データ，脳腫瘍の浸潤領域は PET 画像データを用いた融合 3 次元画像を作成する場合を考えると，モデリングに使用する 3 つの画像データは，出力される画像データが DICOM 形式に準拠していても解像度（空間分解能）や座標系は通常画像検査ごとに異なっている．一般に空間分解能は CT 画像が高いので，CT 画像の持つ座標系を

44   第3章　融合3次元医用画像処理の概要

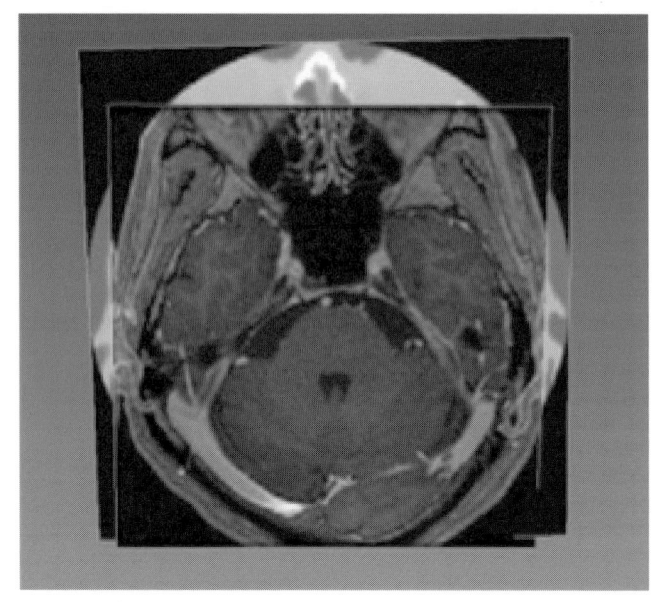

図 **3.7**　CT 画像データと MRI 画像データとの相互情報量法を用いたレジストレーション

基準に MRI 画像，PET 画像の座標系を相互情報量法などの方法を用いて合わせていく．図 3.7 は，CT 画像データと MRI 画像データの座標系を相互情報量法を用いてレジストレーションを行ったものである．レジストレーションの評価は，定量的なものもあるが専門家が表示された2次元画像を見てレジストレーションが妥当かどうか判断する場合もある．レジストレーションを行うことで，異なるモダリティからセグメンテーションされモデリングされた生体形状モデルが同じ座標系の中で表示可能となる．レジストレーション操作は融合3次元画像処理の中で最も重要な画像処理技術である．レジストレーションの詳細については第7章を参照．

3.7　関心領域のセグメンテーション

　関心領域のセグメンテーションはレジストレーションと同様に切り出したい領域の特徴に合わせて画像強調や画像改善処理を適切に行うことが重要である．大脳のセグメンテーションを上手に行うためには，できるだけ硬膜と脳表

面，脳溝が明確に分離しやすいような前処理を行う．幼児から小児期までの大脳は硬膜下のスペースが極めて少なく脳だけをセグメンテーションすることができない場合も少なくない．脳回の構造を明確にセグメンテーションしたい場合には，白質領域を選択した後に領域拡張させて本来の脳構造に近い形状をモデリングすることもある．

　次項では主に閾値を用いた対話型セグメンテーション法を用いた臓器の領域分割について紹介する．高精細の臓器の CG を作るための主な条件は，1) 2次元の医用画像ができるだけ高い画素数（512×512 以上）であること，2) 2次元医用画像の組織コントラストが高い，あるいは他の構造物との組織コントラストが異なること，3) 対象となる構造物の歪みやノイズが少ないことである．融合3次元画像処理の場合には，医用画像撮影装置から出力される画像データの特徴に合わせて対象となる臓器や組織ごとに領域分割しやすい検査画像を選ぶことが重要である．

3.7.1　セグメンテーション例

　生体組織の画像データからのセグメンテーションは，「同じ臓器に属する画素は同じ性質を持ち，異なる臓器に属する画素は性質が異なる」ことを条件として処理を行う．生体モデル作成のためにはセグメンテーション対象の画素の性質として何を選び，どのように分類（クラスタリング）するかが重要となる．

　脳表の抽出については，一般にブレイン・ピーリングともいわれ，古くから数多くの研究が行われてきた [Brummer ME et al., 1993]．初めは CT の画像データが用いられてきた．脳の灰白質の CT 値は約 40，白質は約 35 とされている．図 3.8 のような CT 画像データの場合には，前頭葉やシルビウス列はくも膜下腔と分離しているが，後頭葉や側頭葉の脳回とくも膜下腔や硬膜との境界が不鮮明な場合には，白質を抽出し，その後領域を拡張させる方法が用いられることもある．しかし，現状では MRI の FIESTA 法のような撮影法を用いることで大脳の形状を詳細にセグメンテーションすることができる．

　以下セグメンテーションの一例を示す．

1. DICOM 画像の連続データのインポート．

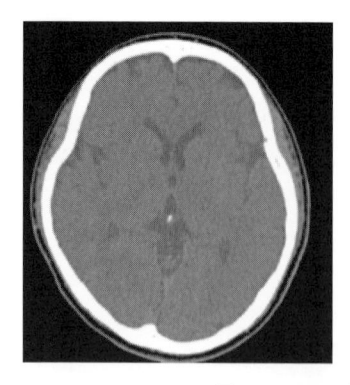

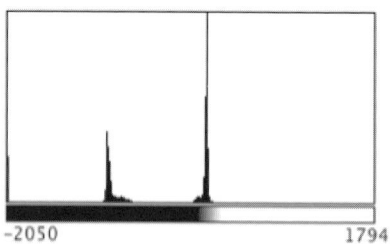

図 3.8　CT 画像とその濃淡ヒストグラム

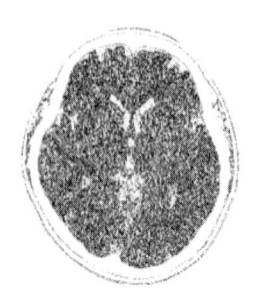

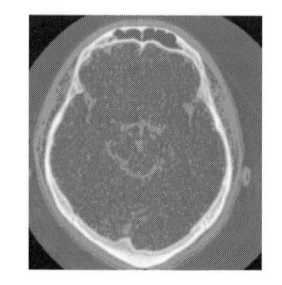

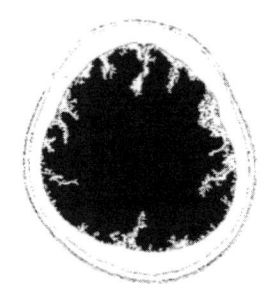

図 3.9　CT 値を用いたセグメンテーション

2. 必要な領域の設定（クロッピング）．
3. 濃淡ヒストグラムからの画像情報の取得．
4. セグメンテーション輝度値の閾値を白質のハンスフィールド値 35 付近に設定し抽出．
5. 開いた領域を埋める（図 3.9）．
6. サーフェスレンダリングによる大脳の可視化

　　図 3.10 はサーフェスレンダリングした画像である．前頭葉の脳溝は明確に描出できるが，後頭葉の脳溝の描出はやや不明確である．MRI の場合には，組織分解能が高く脳表の形状の抽出は多くの場合 CT よりも比較的容易である．

7. 脳血管モデル

　　脳血管は解剖学的に大きく動脈，静脈，毛細血管の 3 つに分けること

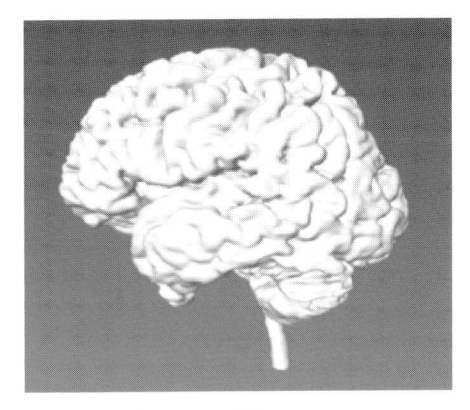

図 3.10 大脳のモデル

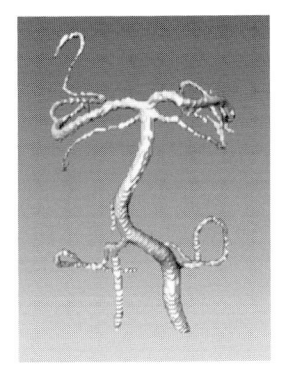

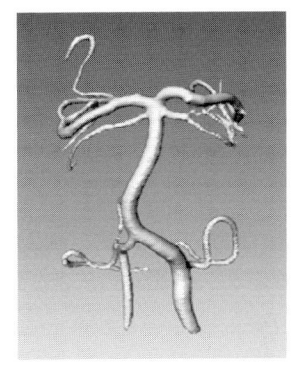

図 3.11 血管のセグメンテーション例．左：原モデル，右：Lanczos フィルタ使用例．

ができる．動脈のセグメンテーションには造影 CT や TOF-MRA，静脈のセグメンテーションでは MRI の TRICKS 撮影データなどが用いられる．

造影 CT と TOF-MRA との違いは，造影 CT の場合には空間解像度が高く，動脈相と静脈相，毛細血管相も描出できることである．ただ，頭蓋底部などではアーチファクトが出現しやすく，脳幹部の血管の描出には TOF-MRA の方を用いる．図 3.11 の左は，$512 \times 512 \times 320$ のまま脳幹部の血管モデルを描出したものである．図 3.11 右は Lanczos フィルタを用いて補間処理して解像度を約 2 倍にした場合の血管モデル

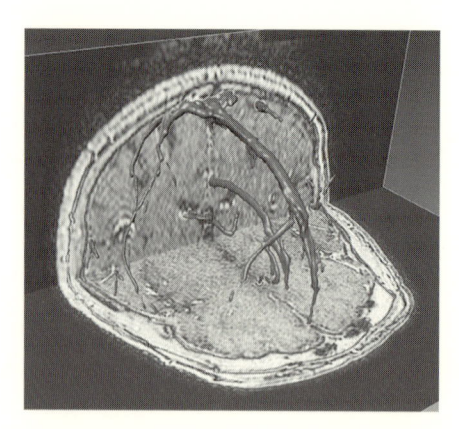

図 3.12　脳静脈系モデル

である．同じ条件でスムージングをかけても補間処理して解像度を向上させた方が精細な像を作成することができる．直径約 1 mm 程度の血管の抽出も可能となる．

MRI の TRICKS 撮影データから静脈のセグメンテーション画像を図 3.12 に示す．

8. 頭蓋骨モデル

　頭蓋骨の抽出の多くは CT 画像を用いて行われる．頭蓋骨は，緻密骨質でできた外板と内板，両者の間にある海綿質で構成されている．MRI では緻密骨質は低吸収域に描出され，海綿質は高吸収域と低吸収域が混在した網目状構造となっているために抽出が困難な場合が少なくない．神経科学分野では，大脳や小脳，脳幹などのセグメンテーションのみで頭蓋骨についてセグメンテーションされることはまずない．しかし，脳神経外科や形成外科，耳鼻咽喉科の手術支援用のモデルには頭蓋骨や表皮のモデルは，皮膚の切開線の決定や骨を削る範囲，さらには手術台での体位と頭部の固定方向を決定する上で重要な要素となる．

　頭蓋骨の形状は比較的簡単にモデリングすることができるが，気をつけないといけないのはデータ量である．図 3.13 の頭蓋骨の形状モデルの場合セグメンテーションしてモデリングした後のポリゴン数は約 300 万ポリゴンであった．このように大容量であり，なおかつ全体像が必要でない場合には，手術に必要な領域のみの形状をモデリングしたり，関

3.7 関心領域のセグメンテーション　　49

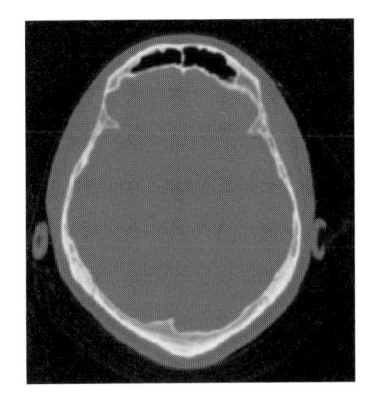

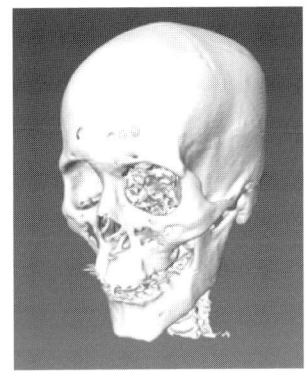

図 3.13　頭蓋骨のセグメンテーション例

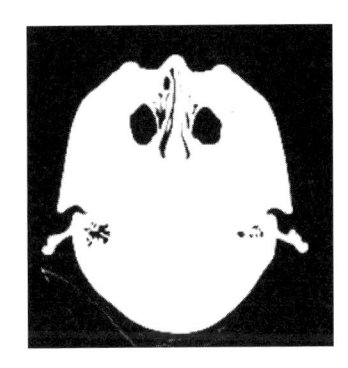

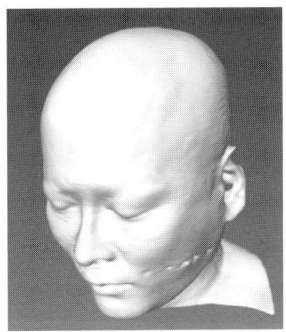

図 3.14　頭皮のセグメンテーション例

心領域以外は可能な限り容量を削減させることが必要である．
9. 頭皮モデル

　頭皮の形状も CT から容易にモデリングすることができる（図 3.14）．
10. 脳神経線維束の走行の推定（可視化）

　トラクトグラフィー (tractography) とは，脳内の水分子が拡散する方向を 6 方向以上から拡散強調画像という撮像法によって計測し，テンソル解析という技法を使って解析し，脳内を走る神経線維の走行と思われる像を可視化したものである．トラクトグラフィーの詳細な原理と作成方法については成書にゆずり，ここでは融合 3 次元画像処理上必要な内容について紹介する．

　図 3.15 は MRI の拡散強調画像から作成したトラクトグラフィーで

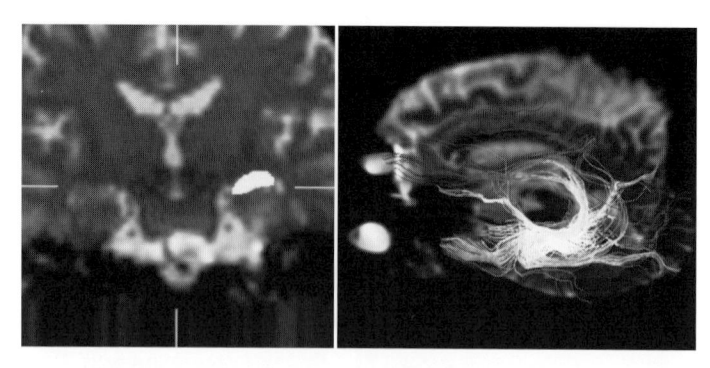

図 3.15 海馬に seed をおいた場合のトラクトグラフィー

ある．この画像を 3 次元形状化し，他の画像と融合させることが必要である．いろいろな方法が提案されているが，ここではその一例を紹介する．

トラクトグラフィーはいろいろなソフトウェアで作成することができるようになった．代表的なものには，東京大学の増谷佳孝らが開発した Volume-one と dTV を用いた方法がある [Masutani Y et al., 2002]．図は左の海馬に seed を置いた場合（図 3.15 左）のトラクトグラフィーの画像（図 3.15 右）である．

撮影は GE 社の Signa HDxt 装置で撮影し，FA 値は 0.1 未満, Length (Steps) は 250 で作成したものである．記憶の回路としては海馬−脳弓−乳頭体−視床前核−帯状回−海馬傍回−海馬である Papez の回路 [Papez JW, 1937] が有名であるが，ほぼその位置に合ったトラクトグラフィーの走行になっているのがわかる．また，広範な左側頭葉への線維束の走行と一部同側および対側前頭葉へ走行する線維束や同側後頭葉へ走行する線維束を認める．教科書で記載されている前核から帯状回後部への線維束の走行は明らかではない．線維束の走行と脳の解剖学的局在については，大脳の形状データに機能をマッピングした形状データとレジストレーションした融合画像を作成することで個々の症例ごとにさらに細かい解析ができる可能性を有する．しかし，他の生体の形状モデルとレジストレーションする場合には，拡散テンソル画像データと脳の形状データを相互情報量法などで合わせた後，線維束の走行をそのまま描出する

場合とレジストレーションした場合のパラメータを記録し，トラクトグラフィーのみの形状データを出力した後でパラメータを用いて脳の形状データと合わせる操作が必要となる．

　トラクトグラフィーの問題としては，その原理である異方性についての組織学的説明がなされていないことがある．つまり，本当の神経線維束の走行を表しているかどうか未だ明らかになっていない．また, FA の閾値設定によって恣意的に線維路を描出できてしまう問題 [Kunimatsu A et al., 2004] や皮質脊髄路，脳梁と上縦束など神経線維交叉部で描出能が低下する問題も挙げられている．しかし，融合 3 次元画像においてトラクトグラフィーの融合は臨床医学のみならず脳科学においても重要な技術となっている．

3.7.2　領域拡張を用いたセグメンテーション

ここでは脊椎疾患を例にしたセグメンテーション法について紹介する．脊椎疾患には変形性腰椎症やヘルニア，脊髄疾患には空洞症や血管腫などがある．形状抽出の目的は，脊椎骨そのものや脊髄神経束への圧迫箇所の特定とその圧迫の程度の診断である．近年では顕微鏡や内視鏡を用いた手術も多くなってきている．このため，椎体と脊髄や脊髄神経との関係を明瞭化することが求められる．多くは骨の抽出には CT からの画像データ，脊髄の抽出には MRI のデータが用いられるが縦方向の撮影間隔が大きい場合には抽出が難しい場合がある．脳幹部の場合にもこのような領域拡張を行うと便利である．骨の周囲の緻密質は CT 値も高くほぼ均一でセグメンテーションは比較的容易である．しかし，骨内部は海綿質で構成され濃淡も不均質であるために，緻密骨と同じ抽出閾値では抽出できないことがある．事前に 2 次元画像の段階で骨内腔を埋める二値化処理を行った後にレンダリングした方がよい場合もある．

1. 2 次元画像を前処理せずに領域拡張させてセグメンテーションした場合に海綿質の一部が抜けているのがわかる（図 3.16）．
2. 海綿骨の部分を中心に 2 次元画像上で領域分割した場合のレンダリング画像である．これを縦方向に領域拡張すると各スライスで抽出できな

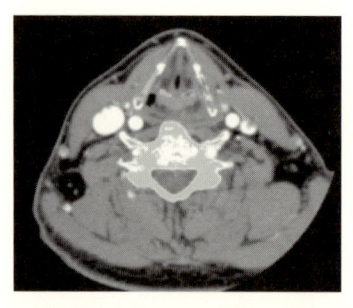

図 3.16 CT 画像を用いた頸椎のセグメンテーション領域

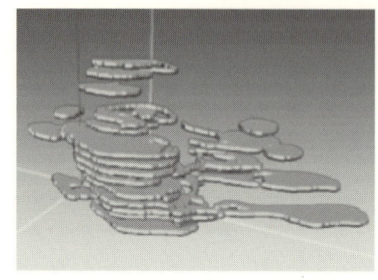

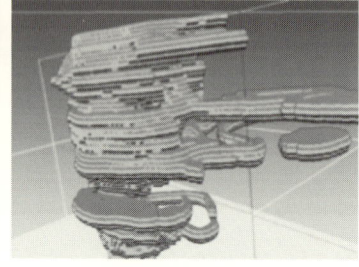

図 3.17 CT 画像を用いた頸椎のセグメンテーション．左：領域拡張前，右：領域拡張後．

かった海綿質の領域が抽出できたことがわかる．ただ，さらに正確な形状を抽出したい場合には，スライスごとに領域を選択する操作が必要になる（図 3.17）．

3. 頸椎のレンダリング画像を示す．頸椎の場合には椎間腔を上手に抽出対象から削除する処理を行うと個々の椎体を抽出するよりも速く椎体全体を抽出できることもあるが，基本的には緻密質の閾値に合わせて抽出することが重要である（図 3.18 左）．

4. 造影 CT の椎骨動脈を融合させて描出した画像を示す（図 3.18 右）．静脈造影の場合 CT 値が低く椎骨と同じ閾値である場合には抽出に時間がかかる．骨の透過度を変えてやると図 3.18 のように左右の椎骨動脈の走行や狭窄と椎骨の関係がわかりやすく表現できる．セグメンテーションの詳細は第 8 章を参照．

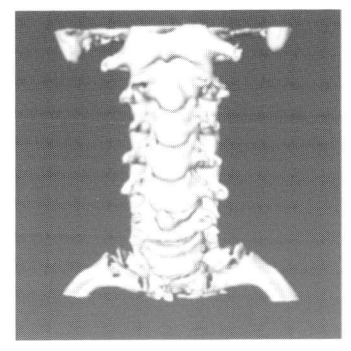

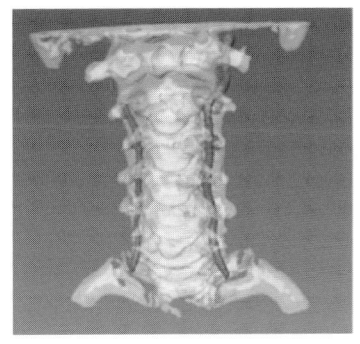

図 3.18 CT 画像を用いた頸椎のセグメンテーション結果（左）と椎骨動脈との融合画像（右）

3.8 モデルとモデリング

目的とする融合画像を作成するために必要なモデルを作成する．モデルを作成することをモデリングという．融合3次元画像処理で用いるモデルにはポリゴンモデルとボクセルモデルがある．CGで用いられるモデルには他に2次曲面やパラメトリック曲面，メタボールなどによるものがあるが融合3次元医用画像処理ではあまり用いられない．複数の頂点からなる線や三角形あるいは四角形のことをプリミティブと呼び，特に三角形や四角形など面分を構成するものをポリゴンモデルと呼ぶ．多くのCGではポリゴンモデルが用いられている．ボクセルモデルは，3次元画像の空間を細かく分割し，各ボクセルに色彩や透明度の属性値を与えたモデルである（図3.19）．変形や触覚提示用モデルにはソリッドモデルである多面体メッシュが用いられる．モデリングの詳細は第9章を参照．

3.9 レンダリング

モデルを描画する方法をレンダリング法という．レンダリングは，CGでは通常最終処理となっていたが現在ではGPUの処理速度が飛躍的に向上したためにかなり大きいポリゴンモデルでも一般的な計算機でリアルタイムレンダリング可能となっている．CGの場合，レンダリングは投影（多くは透

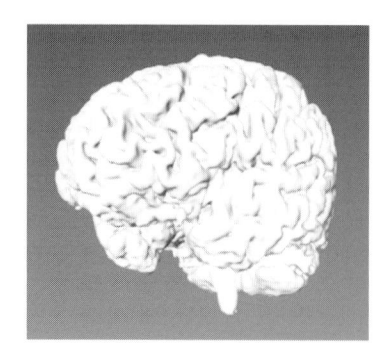

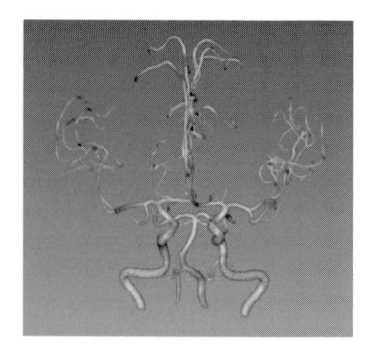

図 3.19 脳と脳血管のポリゴンモデル

視投影），座標変換，ラスタ化，隠面消去，シェーディング，マッピング処理から構成されている．融合3次元医用画像処理の場合では，医用画像データがボクセルデータの場合に8頂点の直方体ごとに等値面を求めるマーチングキューブ法やラッパアルゴリズム，直方体を4面に分割して四面体から等値面の三角形面データを求める四面体分割法などを用いて表面を描画する．また，ポリゴンモデルに対してシェーディングや実際の組織表面の写真をモデルに貼り付けるマッピング（イメージベーストレンダリングの中のテクスチャマッピング）を上手に行うことで現実味の高い生体モデルを描画することができる．臓器などの生体のポリゴンモデルを表示するためにはサーフェスレンダリング法を用い，ボクセルモデルを表示するためにはボリュームレンダリングを用いる（図3.20）．レンダリングの詳細は第10章を参照．

3.10 融合3次元生体モデルのレタッチ（編集）

作成した生体モデルをレンダリングした画像を見ながらレタッチを行う．近年，画像処理専用ボード (GPU) の性能の向上により，リアルタイムで生体モデルを描画可能になり，利用者は自分の画像処理の結果をリアルタイムに評価しながら最適なモデルの形状や色彩，ポリゴン数，質感，テクスチャ，透過度などのパラメータを調整して対話的にモデルのレタッチを行うようになった．単一のモデルのレタッチは，モデルの色彩やテクスチャの変更，不必要な領域の削除，ノイズ削除，シェーディング法の選択による平滑化処理

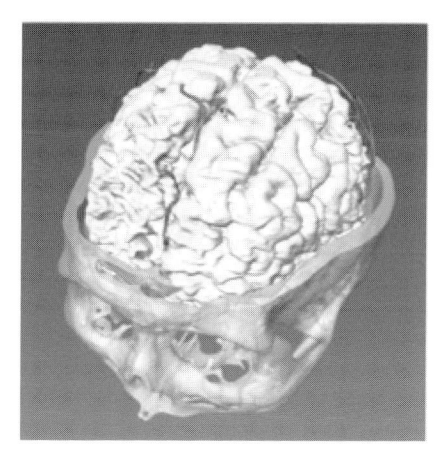

図 3.20 脳と脳血管モデルを融合した 3 次元生体モデルのレンダリング例

などを駆使して凹凸が目立たない描画になるように行う．複数のモデルのレタッチでは，全体としてハイポリの場合に単一モデルに戻ってポリゴン数を削除したり，表示臓器を変えるため透過度を調整し，利用目的に合ったモデルになるようにレタッチを行う．レタッチの詳細は第 11 章を参照．

3.11 アニメーションの作成

animate は「生命を吹き込む」という意味である．通常の CG では，作成したキャラクタや動植物モデルに動作を与えることである．融合 3 次元画像処理の場合には，作成した臓器や血管などの生体モデルに生理学的な動きを与えることと手術操作のように何らかの外力が働いた場合に生じる変形や破断，出血などの現象を与えることである．アニメーションの作成の方法にはいろいろあるが CG で作成するアニメーションを CG アニメーションといい融合 3 次元画像処理の場合もこの手法を用いる．CG アニメーションを作成する場合には，モデルを動かす場合とカメラを動かして動きを生み出す方法の 2 つがある．顕微鏡手術などのアニメーションを作成する場合には，モデルの生理的運動に加えて顕微鏡の焦点距離に応じて拡大や縮小した視線方向への動きが必要となる．

CG アニメーションの場合には，一連の動きをある時間間隔で分割した 1 枚

1枚のフレームの集まりを作成する．その中心となるフレームをキーフレームと呼び，キーフレーム間の複数の絵を自動的に生成する手法をキーフレーム法と呼ぶ．この方法は，人体や臓器のような複雑な形状を持つモデルでは対応点を非常に多く作成しなければならないために，骨格などの位置に合わせてスケルトンと呼ばれる仮想の骨格をあてはめ，その動きに合わせて形状を変形させる方法（スケルトン法）を用いる場合が多い．特に，身体の動きの場合には，動作開始点と動作終了点の2点の座標を与えると，脚や腕の動きを定義する上で必要な関節角を自動的に求める方法（インバースキネマティクス）を用いる．インバースキネマティクスの逆がフォワードキネマティクスであり開始点の方から終止点の方向に自動的に関節角を求める．一方，一般のCGでは筋肉の変形アニメーションがよく用いられる．腕のモデルには，自由形状変形を行うための格子モデルを用い骨の動きに合わせて格子上の制御点を移動させる．臓器変形の場合もこの格子点モデルを用いる場合もあるが，多くはバネ–質点系モデルで近似させた運動方程式を解くか，有限要素法を解く手法が用いられている．アニメーションとVRへの応用の詳細は第12章を参照．

次章では，具体的な臨床応用例について述べる．

演習問題

[3.1] ビジュアル情報処理について説明せよ．
[3.2] 融合3次元画像処理におけるレジストレーションの目的とは何か説明せよ．
[3.3] 融合3次元画像処理におけるセグメンテーションについて説明せよ．
[3.4] 融合3次元画像処理におけるレンダリングの特徴とは何か説明せよ．
[3.5] 融合3次元画像におけるリアルタイムレンダリングの利点について説明せよ．

参考文献

[Brummer ME et al., 1993] Brummer, Marijn E. et al. "Automatic detection of brain contours in MRI data sets." Medical Imaging, IEEE Transactions on 12.2 (1993): 153–166.

[Kunimatsu A et al., 2004] Kunimatsu, Akira, et al. "The optimal trackability threshold of fractional anisotropy for diffusion tensor tractography of the corticospinal tract." Magnetic Resonance in Medical Sciences 3.1 (2004): 11–17.

[Masutani Y et al., 2002] Masutani, Yoshitaka, et al. "Tractography of brain white matter tracts based on analysis of MR diffusion tensor data: selective tractography with tracking reliability." MEDICAL IMAGING TECHNOLOGY 20.5 (2002): 584–592.

[Papez JW, 1937] Papez, James W. "A proposal mechanism of emotion." Archives of Neurology & Psychiatory 38.4 (1937): 725–743.

[高木・下田, 2004] 高木幹雄, 下田陽久（監修）. 新編 画像解析ハンドブック. 東京大学出版会, 2004.

[千葉・土井, 2004] 千葉則茂, 土井章男. 3次元CGの基礎と応用. サイエンス社, 2004.

[藤代・奥富, 2012] 藤代一成, 奥富正敏. ビジュアル情報処理—CG・画像処理入門（第二版）. 画像情報教育振興協会（CG-ARTS協会）, 2012.

演習問題解答例

[3.1] ビジュアル情報処理について説明せよ．

　　ディジタル画像処理技術とCG技術を合わせたものとされている．ディジタル画像処理は，画像再生（再構成），前処理，特徴量の抽出，決定の4つから成り，画像処理技術の基本は2次元画像処理にある．補正処理や強調処理や関心領域の切り出し，ノイズの低減や除去があり，その後形状や濃淡，色，テクスチャなどの特徴を抽出して定量化し，決定木などの機械学習や統計学的手法，パターンマッチングなどの方法を用いた決定に分けられている．CG技術は，主にモデリング，レンダリング，アニメーション技術からなり，セグメンテーションした領域から生体形状をモデリングしレンダリング技術を用いて目的に応じた生体モデルの描画を立体的に行い，必要に応じてアニメーションを作成したり解析に用いる．

[3.2] 融合3次元画像処理におけるレジストレーションの目的とは何か説明せよ．

3次元画像のレジストレーションの目的とは，複数の形状モデルがそれぞれ有する座標系およびその座標系内の空間を1つの座標系に統一することである．方法としては，ある画像の座標系に他の画像の座標系を合わせていく方法と複数の画像をそれらとは別の統一座標系に合わせる方法がある．

[3.3] 融合3次元画像処理におけるセグメンテーションについて説明せよ．

生体組織の画像データからのセグメンテーションは，「同じ臓器に属する画素は同じ性質を持ち，異なる臓器に属する画素は性質が異なる」ことを条件として処理を行う．生体モデル作成のためにはセグメンテーション対象の画素の性質として何を選び，どのように分類するかが重要となる．

[3.4] 融合3次元画像処理におけるレンダリングの特徴とは何か説明せよ．

融合3次元画像処理の場合には，ポリゴンモデルへのシェーディングや実際の組織表面の写真をモデルに貼り付けるマッピング（イメージベースレンダリングの中のテクスチャマッピング）を上手に行うことでよりわかりやすい生体モデルを描画することができる．臓器などの生体のポリゴンモデルを表示するためにはサーフェスレンダリング法を用い，ボクセルモデルを表示するためにはボリュームレンダリング法を用いる．

[3.5] 融合3次元画像におけるリアルタイムレンダリングの利点について説明せよ．

画像処理専用ボード (GPU) の性能の向上により，リアルタイムで描画可能になり，利用者が自分がレタッチした生体モデルのレンダリングの結果をリアルタイムに評価しながら対話的に最適なモデルの形状や色彩，ポリゴン数，質感，テクスチャ，透過度などの各パラメータを調整し対話的モデルレタッチを可能としたこと．

第4章

融合3次元生体モデルの利用分野

学習の目的
 1. 仮想内視鏡とは何か説明できること．
 2. 融合3次元生体モデルの手術計画への利用について説明できること．
 3. 融合3次元生体モデルを用いた手術中の支援方法への利用について説明できること．
 4. 手術教育・訓練システムへの融合3次元生体モデルの利用について説明できること．
 5. 脳機能解析における融合3次元生体モデルの利用について説明できること．

要旨
　融合3次元画像処理して作成された生体モデルは基礎から臨床に至る医学の多くの分野で利用される可能性を有する．本章ではその中で応用が始まっている臓器や血管と病巣などの立体的関係の把握に関する画像診断への利用，手術前計画や術中意思決定支援，医学教育や訓練への利用，脳の3次元機能地図やバイオプリンターへの応用の概要について紹介する．

4.1 画像診断への利用

　画像診断とは，医師が診療の過程で放射線や超音波，核磁気共鳴などの画像検査装置で撮影され可視化された人体の解剖情報から病巣の有無や程度を推定し，病名や病気の程度や範囲を決める行為をいう．現段階での医療現場では，レントゲン（X線検査），超音波検査，CT検査（コンピュータ断層撮影），MRI（核磁気共鳴画像撮影法），核医学検査など，実に多くの画像診断装

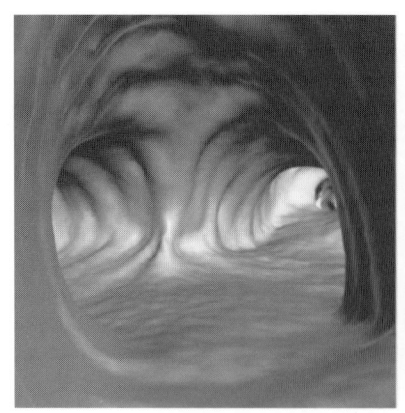

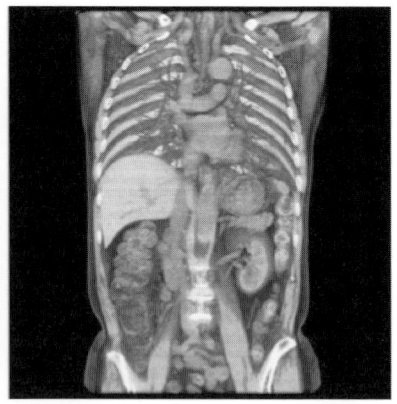

図 4.1 仮想気管支内視鏡（左）と胸腹部のボリュームレンダリング 3 次元画像（右）

置が用いられている．CT などから得られる複数枚の 2 次元断面画像をコンピュータ上で 3 次元再構成し，診断に応用することを Non-Invasive Virtual Radiology という．代表的なものに，腸管，気管支や脳室など体内の"腔"をあたかも内視鏡でのぞいているかのような視野が得られる仮想内視鏡 (Virtual Endoscopy) がある（図 4.1 左）[Mori K et al., 1996]．

初期の 3 次元医用画像処理は CT から得られたデータを用いてボリュームレンダリング法で可視化する手法が一般的に利用されてきた（図 4.1 右）．しかし，現在実に多種多様な画像検査が行われ利用されている．MRI には T1 強調画像，T2 強調画像など様々な撮影条件があり，1 症例に対して 10 種類以上の撮影条件で撮影することも稀ではない．これらの異なる医用画像データ群を集約・統合し，3 次元情報として提示する融合 3 次元画像技術の研究が行われるようになっている．特に最近 10 年間の VR 技術や医用画像処理技術が劇的に進歩したことによって，融合 3 次元医用画像は臨床や研究において重要な位置を占めるようになっている（図 4.2）．融合 3 次元医用画像はこれまで個別に観察することしかできなかった複数の 2 次元や 3 次元医用画像が統合されているので，より本物の人体に近い情報を得ることができる．特に脳は複雑な解剖構造をもち，呼吸性変動などのアーチファクトが少なくほぼ剛体と見なせるので，融合 3 次元医用画像作成に適した臓器であり，脳神経外科領域では融合 3 次元医用画像の研究や臨床応用がさかんに行われてい

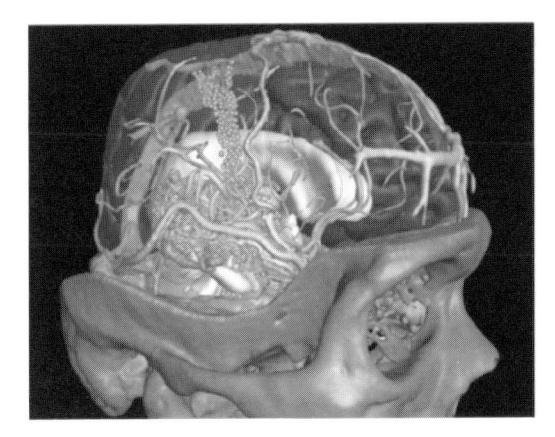

図 4.2 脳動静脈奇形の融合 3 次元画像

る [金 他, 2011].

4.2 手術計画への利用

　外科医は，いかなる手術であっても事前に入念な手術計画を立てている．多くの場合，疾患ごとに標準的な手術方法があり，それを個々の症例の特徴に合わせて修正し対応していく．正常でのおおまかな標準的解剖構造はあるが，病変の局在や血管や神経の走行には個人差が大きく，画像診断による詳細な手術計画を術前に立てることは必要不可欠である．たとえば脳腫瘍では腫瘍の局在や形状は MRI の造影 T1 強調画像などによって情報を取得するが，血管の走行を詳細に把握するには血管造影検査や MRA が必要で，病変へ到達するための頭蓋骨削除の範囲を決定するには CT から情報を得ることが多い．これらの複数の医用画像データをもとに，医師は病変や周囲臓器との立体的関係を自らの頭の中で構築しなければならない．手術経験の豊富な外科医であれば，それまでに培われてきた知識によって，かなり正確に手術計画をたてることができるが，そうでない場合やより精緻な手術計画をたてることが必要となった場合には融合 3 次元医用画像は有用性が高くなる．また，術者以外の介助者とのコミュニケーションをとる上でも融合 3 次元画像による手術計画は価値が高い [Takai K et al., 2011].

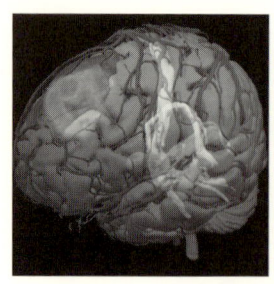

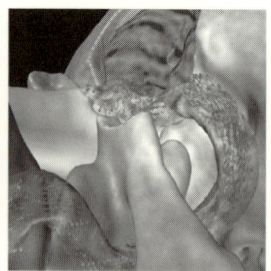

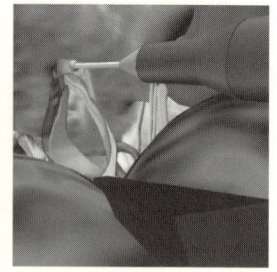

図 4.3 トラクトグラフィーや PET を融合した 3 次元画像（左），血流情報を融合させた 4 次元時空画像，仮想脳圧排や骨削除の手術シミュレーション（脳腫瘍）[Kin T et al., 2009]

最近では代謝画像，機能画像や血流などの 4 次元情報も融合させた画像による手術シミュレーションも行われるようになってきた．コンピュータ上での組織の除去や変形などの仮想手術操作は，非侵襲的に現実操作に近い手術シミュレーションを提供することができる（図 4.3）．3 次元プリンターを用いて融合 3 次元医用画像を 3D プリントし，手術計画にも利用されている [Kimura T et al., 2009]．

これらの医用画像処理技術は，これまで医師の頭の中で組み立てられていた手術計画を可視化し，他の医療従事者との情報共有を可能にした．これは知識や経験に大きく左右されない治療の標準化や患者や御家族への情報提示と意思決定支援（インフォームドチョイス）という面でも有望視されている．一方で画像処理は益々複雑になり，画像処理技術の取得，時間的コスト，精度の面が課題とされている [金 他, 2013]．また，そもそも画像検査にはすべての人体情報が可視化されているわけではないことに留意しなければならない．たとえば現状の画像の解像度では直径が 0.5 mm 以下程度の血管は通常描出できないし，平滑化処理など複雑な画像処理を経ている融合 3 次元画像は空間分解能が低下する可能性もある [Kin T et al., 2012]．

4.3 術中支援への利用

手術は医師個人の術中の手技の技量が注目されがちであるが，手術前のセットアップも非常に重要である．入念な手術計画と手術の最適なセットアップ

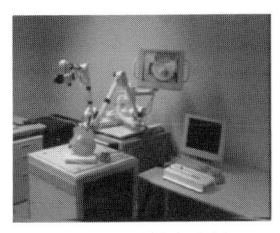

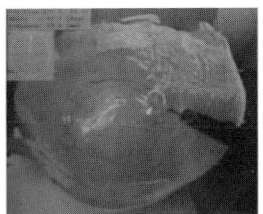

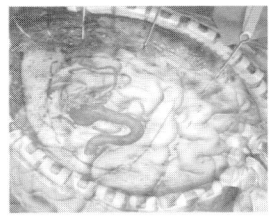

図 4.4 脳腫瘍症例 3D プリントモデル上に 3DCG をマッピングするシステム（左・中），拡張現実法を用いた開頭範囲の決定（脳動静脈奇形）（右）

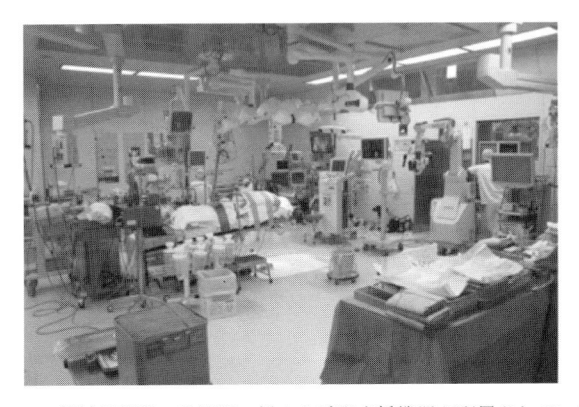

図 4.5 脳神経外科の手術室．様々な手術支援機器が配置されている．

によって手術の半分は成功したともいえる．たとえば脳神経外科手術では必要最小限の侵襲で最適な手術野を得るために，手術セットアップ時の体位（手術中の患者の位置・姿勢）が鍵を握る．しかし，当然のことながら手術の準備段階では脳内に存在する病変を直接観察して体位を決定することはできない．このような場合には，拡張現実法を応用した手術支援装置を利用する場合がある（図 4.4）[Nakajima Y et al., 1999, Nakajima Y et al., 2000]．他にも，手術顕微鏡，電気生理学的モニタリング装置，手術ナビゲーションシステム，術中 MRI など，現代の医療には融合 3 次元画像を利用した数多くの先進的手術支援装置が用いられる（図 4.5）．

　手術支援装置から得られる情報は安全で確実な手術遂行をサポートするが，反面，執刀医は手術の最中に多くの情報を迅速かつ的確に処理しなければならない．これに対しては，複数の手術支援装置から得られる情報を統合してさらに有用なものへと発展させる研究が行われている．たとえば脳神経外科，

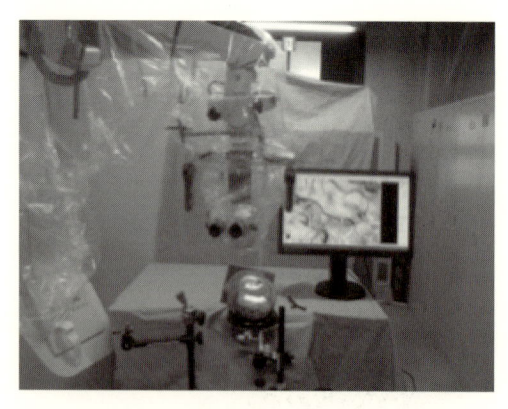

図 4.6 手術顕微鏡を用いた手術支援システムの例 [Saito T et al., 2014]

耳鼻科，眼科などでは，手術顕微鏡を使用するが，非常に小さな領域の手術であるため通常は病巣や重要な組織の全貌を手術野で直視下に確認することはできない．そこで執刀医は正確な解剖情報を得るために，顕微鏡を通した手術野を観察した後に，まず手術ナビゲーションシステムによって実空間と医用画像との空間的対応付けを行っている．ところが，医用画像情報は顕微鏡から見た視野・視軸に一致しているわけではないので，執刀医は得られた画像・空間情報を手術顕微鏡と同じ視野・視軸に頭の中で変換する．これは非常に煩雑な作業で個人の能力や経験により正確性や再現性が問題となる．これを支援するために，手術顕微鏡から得られる映像と詳細な融合 3 次元画像との視野・視軸を自動で一致させるシステムが開発されている（図 4.6）．このように，医療の世界でも情報過多は深刻化しつつあり，情報統合という観点からも融合画像や融合手術支援システムの必要性は今後益々高まることが予想される．

4.4 臨床医療における融合 3 次元画像の課題

このように，融合 3 次元医用画像は医療に広く普及しつつあるが，技術的な課題もいくつかある．融合 3 次元医用画像再構成には詳細な元画像データが要求される．現状の医用画像は，高解像度化・thin slice 化が進んでいるが，それでも 512×512 ピクセルサイズが主流である．これは画素数では 26

万程度である．人体という実体を反映するには現在の解像度ではまだまだ不足している．

融合 3 次元医用画像では，形状モデル作成に必要な目的に応じた医用画像情報の取捨選択が必須となる．生体モデルを作成する際には，生体の臓器モデルなどモデルごとに最適なモダリティとその撮影条件に関する知識は不可欠である．また，現状ではモデル作成時間が長いことや画像処理技術の習得機会が少ないことも課題となっている．融合 3 次元医用画像処理には一般に複数の画像処理ソフトウェアが必要で，この操作を習得することも一般の臨床医には困難な課題になっている．

画像処理の技術面では，レジストレーションに関しては確立した精度検証方法がないことやベクトルデータ，時系列データや非 DICOM 画像とのレジストレーション方法が確立されていないことなどが課題となっている．また，セグメンテーションに関しては，用手的操作に勝る方法が少なく恣意性が常に問題となる．レンダリングに関しては，データ量が膨大な融合 3 次元画像ではサーフェスレンダリングとボリュームレンダリングのどちらか一方のみでの可視化だけでは不十分で両方の実時間での描画が必要となっている．また，融合 3 次元医用画像の医療や教育の有用性に関して定量的に評価されている報告はほとんどなく，今後のさらなる研究を要する．

4.5 医学教育・訓練

外科手技の評価の歴史は古く，1971 年 Kopta らは「An approach to the evaluation of operative skills」として外科手術手技の評価法を報告している [Kopta JA, 1971]．その後 1996 年には Reznick らは Objective Structured Assessment of Technical Skill (OSATS) という構造化した手術評価法を開発し，動物を用いた手術訓練と Bench Station を用いた訓練との効果性の差がないことを示した [Reznick R et al., 1997]．Bench Station とは，人体模型に対して通常の手術機具を用いて切開や縫合などの実際の手術手技を行い訓練する装置のことで，この人体模型部分を VR 技術を用いて仮想人体化することで基本的手術手技に関する教育訓練評価システムが開発されている [Chan S et al., 2013]．

また近年では冠動脈狭窄や頸動脈狭窄症の場合に狭窄部位を拡張するためのステントと呼ばれるデバイスが使用される，血管内治療と呼ばれる治療法が行われることが多くなってきている．これらの新しい治療法の修得のため3D Stenting Simulation や 3D Intravenous Catheterization Training が行われるようになってきている．さらに，新しい手術法として内視鏡を用いた低侵襲手術や胆嚢摘出術，幽門側胃切除，脾臓摘出，副腎摘出，大腸切除などの消化器外科手術，肺部分切除，肺気腫性嚢胞切除などの肺外科手術，腎摘出術などの泌尿器科手術，各種婦人科手術など多くの分野で鏡視下手術に関する教育訓練用シミュレータが利用されている．

　基本的手術手技に関する教育訓練評価システムを利用した手術手技の訓練には，触覚や反力，粘性などの情報を仮想人体モデルに付与する必要がある．そのため主に粒子モデル (particle-based model) をもとにしたバネ–質点系モデルや有限要素法を用いた有限要素モデル (finite element model) が利用されている (12.7.1 項参照)．前者のバネ–質点系モデルを用いて接触力を計算するペナルティ法は，シミュレーションの更新に必要な計算量が少ない上に，操作者に仮想物体に触ったような感覚を伝える力覚インタフェースを直接接続することもでき，力覚インタラクションに向いているが，接触力の接触面上での分布を考慮していないため，面同士が接触した際に抗力や摩擦力を正しく計算できず形状変形が不安定になりやすいという特徴を有している．モデル化対象の臓器としては一般に血管や腸管，気管支などの管腔臓器に用いられている．一方，有限要素モデルは心臓や肝臓のような人体臓器の複雑な境界条件や実際的な弾性変形などの特性を考慮することができ，接点ごとに変数をもつため臓器を構成する要素数を増加させれば計算精度は高くなる反面，計算時間が長くなるという欠点を有している．しかし，近年の計算機の計算性能の飛躍的な向上や新しいアルゴリズムの開発により手術手技訓練用シミュレータにも利用されている．

　図 4.7 は脳神経外科の手術の中の脳動脈瘤のクリッピング手術の基本的操作を模擬したシミュレータである．脳動脈だけでなくいろいろな症例のモデルを作成後インポートすれば症例に応じた教育も可能で，触覚や手術室の音を再生しながら体験できる．単に操作するだけでなく術者の操作に関する位置情報などのログデータも取得できる機能を有し，熟達度評価への応用が期待できる [Oyama H et al., 2001]．

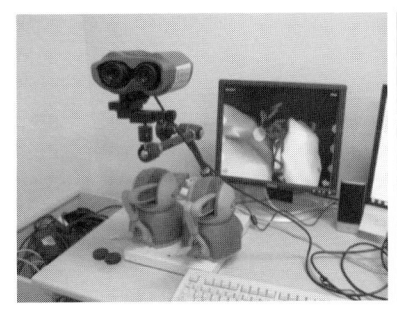

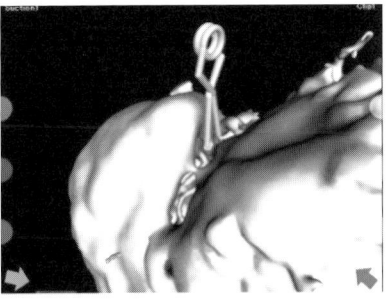

図 4.7 脳動脈瘤クリッピング手術教育支援システム（左）と仮想手術空間（右）

4.6 高次脳機能解析と多次元脳地図 (Brain GIS)

高齢者人口の増加は必然的に認知症患者数の増加をもたらす．認知症の中核症状は，記憶障害に代表される認知障害であるが，同時に妄想や抑うつ，幻覚，意欲低下などの BPSD (Behavior and Psychological Symptoms of Dementia) と呼ばれる周辺症状が臨床上重要となる．その中のアルツハイマー型認知症では初期に記憶障害や見当識障害が起こり，中期に妄想や幻覚，徘徊，失行，失認を発症し，後期には無言や無動などの人格変化をきたすと言われている．これらの症状の多くは，他の動物にはみられない人間特有の高次脳機能の障害によるものである．現在までの研究方法論としては，脳梗塞や脳出血や脳腫瘍などの病変と症状との関連から大脳機能を推定する方法や EEG, fMRI や MEG のような脳機能測定装置を用いて人間に課題を与えてその反応を測定する方法がとられてきた．そのような場合には個々の症例を標準の脳地図にマッピングさせて機能部位を決定してきたが，症例によっては標準脳の皮質構造と多少異なることも少なくない．大脳皮質の機能局在は定説となっているが，個々の症例の大脳構造とこれらの機能局在間を結ぶネットワークをモデル化するコネクトームに関する研究も行われている [Sporns O et al., 2005]．融合 3 次元医用画像処理はこのような脳の立体形状モデルのみならず機能マップやネットワークモデル等の複数の生体モデルを融合し可視化させる有力な方法論（多次元脳地図のモデリング）として期待される．

4.7 バイオプリンターでの組織設計

iPS 細胞の発見は再生医療の臨床応用に大きな進歩をもたらしつつある．臨床への具体的な応用も網膜で始められようとしている．また，血管や神経の再生や腎臓などの臓器の再生研究も報告されるようになってきている．再生組織を作成するためには，再生組織を構成する細胞を立体的に構成する必要がある．たとえば動脈を再生させようとしても大動脈を構成する組織は，内膜，中膜，外膜に大きく分かれており，外膜は膠原線維やコラーゲンで構成されており，中膜は弾性線維やエラスチンの平滑筋細胞で主に構成され，弾性板を介して内皮皮下組織と内皮細胞からなる内膜で構成されている．末梢神経も神経内膜，神経周膜，神経上膜に分けられた中を神経線維が走行しており，再生には足場構造も含めた生体環境に近い立体的な構造を再現することが重要となっている．

バイオプリンターの役割は大きく 2 つ考えられる．1 つは，iPS 細胞などの分化誘導を促進させる生体に近い構造の環境を構築すること．もう 1 つは分化誘導された細胞を生体組織と同じ立体構造に配置する役割である．これらを実現するためには，組織を個体液で固定し顕微鏡で見た組織構造ではなく，生きたままの細胞の融合 3 次元画像が必要となる．そのために実時間で高性能に撮影可能な測定装置とそれをもとにした詳細な融合 3 次元画像をもとにした生体設計技術の技術開発が行われている [Cui X et al., 2012].

演習問題

[4.1] 画像診断における融合 3 次元医用画像の利点について述べよ．
[4.2] 手術計画を立てる上で融合 3 次元医用画像の利点を述べよ．
[4.3] 手術前に融合 3 次元医用画像を用いる利点について述べよ．
[4.4] 手術教育・訓練システムで求められる融合 3 次元医用画像の要件について述べよ．
[4.5] 脳機能解析における融合 3 次元医用画像の利点について述べよ．

参考文献

[Chan S et al., 2013] Chan, Sonny, et al. "Virtual reality simulation in neurosurgery: technologies and evolution." Neurosurgery 72 (2013): A154–A164.

[Cui X et al., 2012] Cui, Xiaofeng, et al. "Direct human cartilage repair using three-dimensional bioprinting technology." Tissue Engineering Part A. 18.11-12 (2012): 1304–1312.

[Ferroli P et al., 2013] Ferroli, Paolo, et al. "Advanced 3-dimensional planning in neurosurgery." Neurosurgery 72 (2013): A54–A62.

[Frankenthaler R et al., 1998] Frankenthaler, Robert, et al. "Virtual otoscopy." Otolaryngologic Clinics of North America 31.2 (1998): 383–392.

[Gélinas-P et al., 2014] Gélinas-Phaneuf, Nicholas, et al. "Assessing performance in brain tumor resection using a novel virtual reality simulator." International journal of computer assisted radiology and surgery 9.1 (2014): 1–9.

[Hua J et al., 1990] Hua, Jun, et al. "Whole-brain three-dimensional T2-weighted BOLD functional magnetic resonance imaging at 7 Tesla." Magnetic Resonance in Medicine 72.6 (2014): 1530–1540.

[Kato Y et al., 1999] Kato, Yoko, et al. "Application of three-dimensional CT angiography (3D-CTA) to cerebral aneurysms." Surgical neurology 52.2 (1999): 113–122.

[Kopta JA, 1971] Kopta, Joseph A. "An approach to the evaluation of operative skills." Surgery 70.2 (1971): 297–303.

[Kimura T et al., 2009] Kimura, Toshikazu, et al. "Simulation of and training for cerebral aneurysm clipping with 3-dimensional models." Neurosurgery 65 (2009): 719–725.

[Kin T et al., 2009] Kin, Taichi, et al. "Prediction of surgical view of neurovascular decompression using interactive computer graphics." Neurosurgery 65.1 (2009): 121–129.

[Kin T et al., 2011a] Kin, Taichi, et al. "Impact of multiorgan fusion imaging and interactive 3-dimensional visualization for intraventricular neuroendoscopic surgery." Neurosurgery 69 (2011): ons40–ons48.

[Kin T et al., 2011b] Kin T, Shin M, Oyama H, Kmada K, Kunimatsu A, Momose T, Saito N. "Impact of multiorgan fusion imaging and interactive three-dimensional visualization for intraventricular neuroendoscopic surgery." Neurosurgery 69 (2011): 40–48.

[Kin T et al., 2012] Kin T, Nakatomi H, Shojima M, Tanaka S, Ino K, Mori H, Kunimatsu A, Oyama H, Saito N. "A new strategic neurosurgical planning for brainstem cavernous malformation using an interactive computer graphics with multimodal fusion images." J Neurosurg 117 (2012): 78–88.

[Marcus H et al., 2013] Marcus, Hani, et al. "Practice makes perfect? The role of simulation-based deliberate practice and script-based mental rehearsal in the acquisition and maintenance of operative neurosurgical skills." Neurosurgery 72 (2013): A124–A130.

[Mori K et al., 1996] Mori, Kensaku, et al. "Recognition of bronchus in three-dimensional X-ray CT images with applications to virtualized bronchoscopy system." Pattern Recognition, 1996, Proceedings of the 13th International Conference on. Vol. 3. IEEE, 1996.

[Nakajima Y et al., 1999] Nakajima, Yoshikazu et al. "Video-based Guidance System for Brain Tumor Biopsy." Int'l Conf. on Artificial Reality and Telexistence (ICAT) '99, pp. 102–106, Tokyo, Japan (1999-12).

[Nakajima Y et al., 2000] Nakajima, Yoshikazu et al. "Enhanced Video Image Guidance for Biopsy Using the Safety Map." Medicine Meets Virtual Reality (MMVR) 2000, California, USA (2000-01).

[Nakajima Y et al., 2013] Nakajima, Yoshikazu et al. "Surgical Tool Alignment Guidance by Drawing Two Cross- Sectional Laser-Beam Planes." IEEE Trans. on Biomedical Engineering 60.6 (2013): 1467–1476.

[Nishiyama Y et al., 2009] Nishiyama, Yuichi, et al. "Development of a three-dimensional bioprinter: construction of cell supporting structures using hydrogel and state-of-the-art inkjet technology." Journal of biomechanical engineering 131.3 (2009).

[Norotte C et al., 2009] Norotte, Cyrille, et al. "Scaffold-free vascular tissue engineering using bioprinting." Biomaterials 30.30 (2009): 5910–5917.

[Oyama H et al., 2001] Oyama, Hiroshi, et al. "Efficacy of a Virtual Reality Simulator for Evaluating the Aptitude of Medical Students." General Med, 2.1 (2001): 17–23.

[Payne BA and Yoga AW, 1990] Payne, Bradley A., and Arthur W. Toga. "Surface mapping brain function on 3D models." Computer Graphics and Applications, IEEE 10.5 (1990): 33–41.

[Pickhardt PJ et al., 2003] Pickhardt, Perry J., et al. "Computed tomographic virtual colonoscopy to screen for colorectal neoplasia in asymptomatic adults." New England Journal of Medicine 349.23 (2003): 2191–2200.

[Rauber-Kopsch, 2014] http://www.anatomy.med.keio.ac.jp/funatoka/anatomy/Rauber-Kopsch/2-30.html (Accessed 2014-02-02).

[Reznick R et al., 1997] Reznick, Richard, et al. "Testing technical skill via an innovative "bench station" examination." The American Journal of Surgery 173.3 (1997): 226–230.

[Saito T et al., 2014] Saito Toki, Y. Masanori, T. Kin, D. Nakagawa, H. Nakatomi, Y. Nakajima, N. Saito, H. Oyama. "Movement probability based scillatory error reduction." 28th Computer Assisted Radiology and Surgery International Congress (CARS 2014), Fukuoka, Japan, in-press (2014-06).

[Sporns O et al., 2005] Sporns, Olaf, Giulio Tononi, and Rolf Kötter. "The human connectome: a structural description of the human brain." PLoS computational biology 1.4 (2005): e42.

[Takai K et al., 2011] Takai, Keisuke, et al. "The use of 3D computer graphics in the diagnosis and treatment of spinal vascular malformations: Clinical article." Journal of Neurosurgery: Spine 15.6 (2011): 654–659.

[金 他, 2011] 金太一, 小山博史, 庄島正明, 辛正廣, 斉藤延人. 3 次元融合画像とシミュレーション. 脳神経外科ジャーナル. 20.4 (2011): 238–246.

[金 他, 2013] 金太一, 庄島正明, 吉野正紀, 中川大地, 花北俊哉, 武笠晃丈, 今井英明, 辛正廣, 中冨浩文, 小山博史, 斉藤延人. コンピュータグラフィックスによる手術シミュレーション. 脳神経外科ジャーナル. 23.7 (2013): 504–509.

演習問題解答例

[4.1] 画像診断における融合 3 次元医用画像の利点について述べよ．

融合 3 次元画像はこれまで個別に観察することしかできなかった複数の 2 次元や 3 次元医用画像が統合されているので，より本物の人体に近い情報を得ることができること．

[4.2] 手術計画を立てる上で融合 3 次元医用画像の利点を述べよ．

これまで医師の頭の中で組み立てられていた手術計画を可視化し，他の医療従事者との情報共有を可能にし知識や経験に大きく左右されない治療の標準化を進められたり患者や御家族への情報提示による意思決定支援ができたりするという利点がある．

[4.3] 手術前に融合 3 次元医用画像を用いる利点について述べよ．

手術は医師個人の術中の手技の技量が注目されがちであるが，手術前のセットアップも非常に重要である．入念な手術計画と手術の最適なセットアップによって手術の半分は成功したともいえる．たとえば脳神経外科手術では必要最小限の侵襲で最適な手術野を得るために，手術セットアップ時の体位（手術中の患者の位置・姿勢）が鍵を握る．しかし，当然のことながら手術の準備段階では脳内に存在する病変を直接観察して体位を決定することはできない．このような場合には，融合 3 次元医用画像を応用した手術支援装置を利用できる利点がある．

[4.4] 手術教育・訓練システムで求められる融合 3 次元医用画像の要件について述べよ．

基本的手術手技に関する教育訓練評価システムを利用した手術手技の訓練には，触覚や反力，粘性などの情報を仮想人体モデルに付与する必要がある．そのため主に粒子モデル (particle-based model) をもとにしたバネ–質点系モデルや有限要素法を用いた有限要素モデル (finite element model) を利用した融合 3 次元生体モデルを用いた訓練用シミュレータを必要とする．

[4.5] 脳機能解析における融合 3 次元医用画像の利点について述べよ．

融合 3 次元医用画像処理は，個々の症例の大脳構造やこれらの fMRI や PET 画像データなどの機能局在やその間を結ぶネットワークをトラクトグラフィー

などからモデル化したコネクトームに関する情報を融合させて脳の3次元形状モデルにマップした3次元統合モデルを作成し可視化させることができるという利点を有する．

第5章

ディジタル医用画像処理の基礎

学習の目的
1. 画像処理における標本化について理解すること．
2. 画像処理における量子化について理解すること．
3. 狭義の画像処理の構成要素について理解すること．
4. 画像処理アルゴリズムを大きく3つに分類できること．
5. 画像認識処理の概要を理解すること．

要旨

医用融合3次元画像処理上必要となる基礎的な医用画像のディジタル画像処理を中心に紹介する．アナログ画像のディジタル化のプロセスは，2次元画像の場合にはアナログ画像 $f(x,y)$ の定義域 (x,y) を離散的な値とする空間的離散化（標本化）と，値域 f を離散的な値に変換する信号の大きさの離散化（量子化）の2つに分けることができる．ただ，現在ではほぼすべての医用画像はディジタル化されているために，アナログ画像をスキャナー等でディジタル化する処理はほとんどなくなっている [藤代・奥富, 2012]．本章ではまずディジタル画像の標本化と量子化について述べ，符号化（エンコード）の種類，ボリュームデータの特徴，3次元画像処理における近傍と局所処理，画像処理の基本的なアルゴリズムと画像解析の基本プロセスについて述べる．

5.1 画像の標本化

5.1.1 標本化

2次元画像の場合についての標本化を考える．いまアナログ画像 $f(x,y)$ の

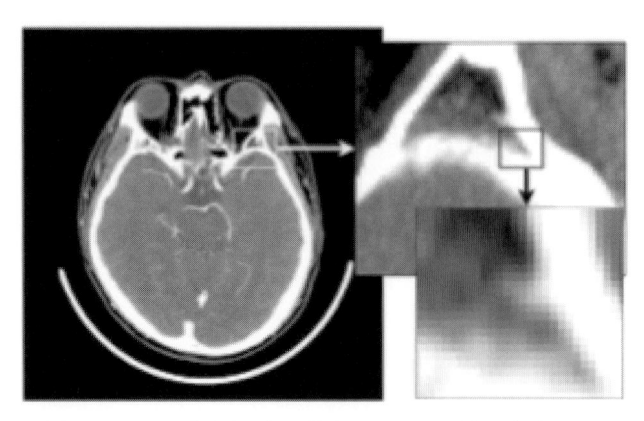

図 5.1 CT 画像を段階的に拡大していくと画素が表示される

f は濃淡を表すものとすると，その値は輝度値と呼ばれる．標本化とは，連続的に広がっている (x, y) の中から輝度値 f のサンプルを取得する操作のことである．医用画像データの場合には図 5.1 のように拡大するとわかるが，すでに小区画に分けられている．この小区画を 2 次元画像の場合には画素またはピクセル（pixel: picture cell の略）と呼び，3 次元画像の場合には体積素またはボクセル（voxel: volume cell の略）と呼ぶ．画像サイズは，水平方向に N 個，垂直方向に M 個の画素から構成されている場合には N 画素 $\times M$ 画素という．医用画像の場合，この画素数は通常 MRI や CT は 256×256，512×512 や 1024×1024 であるが，血管造影検査では 2048×2048 の画像サイズのデータもある．このように医用ディジタル画像の場合には一定の画像サイズが決められている．

一方，アナログ画像から標本化のために仮想的に置かれる格子のことを標本化格子という．標本化格子の間隔が小さいほど，解像度は高くなる．解像度が高くなると当然高品質の画像を標本化することができるが，その一方でデータ量が大きくなり計算量が増える．このため，元のアナログ画像を再現できる最大の標本化間隔をみつけ最小限のデータ量で再現性の高い画像を得ることが求められる．このような標本化間隔をナイキスト間隔 (Nyquist interval) という．

5.2 画像の量子化

5.2.1 量子化

量子化とは，サンプリングされたアナログ原信号の連続信号値を濃淡によって離散値に変換することである．図 5.2 のようにディジタル化された医用画像は既に濃淡レベル（画素値）で構成され表示されている．

コンピュータでは一般に 2 進符号が使用される．濃淡レベル数 Q が 2^n のときの符号の離散値への変換を n ビット (bit) 量子化という．通常の医用画像の場合は 10～16 ビットで量子化が行われる．図 5.3 は 16 ビットで量子化された頭部造影 CT 画像である．

また，アナログ画像からサンプリングされた輝度値と量子化された輝度値の差を量子化誤差といい，量子化によって発生する雑音を量子化雑音という．量子化する対象の濃淡が一定の場合に，量子化レベル数を増加させると，量子化レベルの間隔が小さくなるために，量子化誤差は小さくなり，結果として元の濃淡がより忠実に表現される．

5.2.2 最適量子化

平均 2 乗誤差最小の観点から最適量子化を考えると，各量子化レベル内の頻度を一定にする量子化が最適である．しかし，確率密度関数が一定値をとる場合を除き，この方法は信号（画素値）の分解能が値域内で一定でなくなるため，使いにくいものになる．一般には，輝度分解能は値域内で等間隔に割り当てる方法がとられている．分解能が等間隔である場合を一様量子化，不

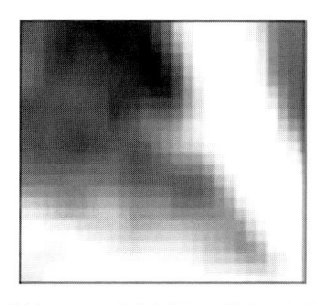

図 **5.2** 濃淡レベル（画素値）で構成された画像の例

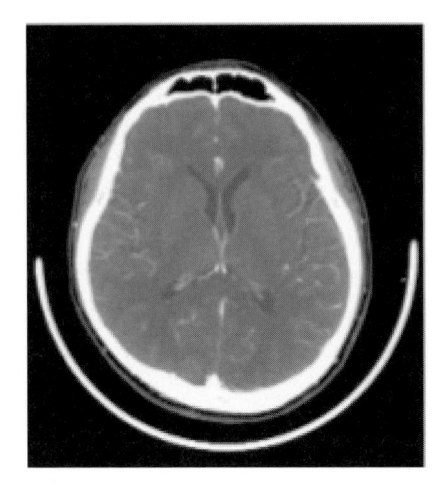

図 5.3　16 ビットで量子化された頭部造影 CT 画像（造影あり）

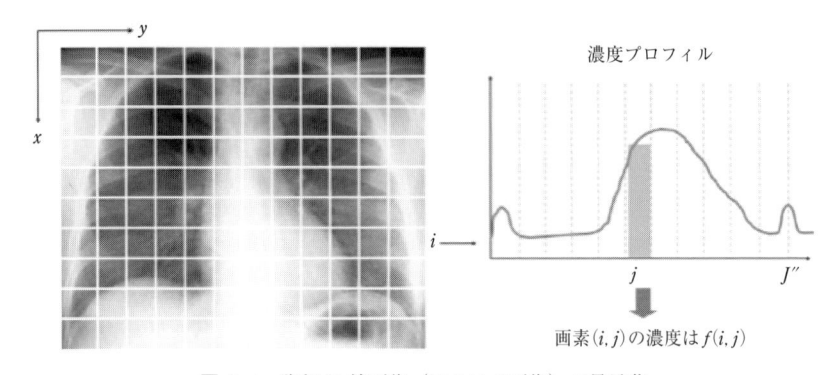

図 5.4　胸部 X 線画像（アナログ画像）の量子化

等間隔である場合を非一様量子化という（図 5.4）.

5.3　階調と解像度

　階調とは，画像の明暗の調子のことをいい，階調がどのように表れているかを階調性という．画像の善し悪しは，量子化のレベルと階調性によって決定され，画質の改善上重要である．

　解像度は，ディジタル画像の場合には標本化間隔が解像度を決定する．1 dpi

は，1 インチ (2.54 cm) あたりの標本点数を表している．

ディジタル化 2 次元画像は，8 ビットから 24 ビットのコード化された密度となり，2 の階乗（256×256, 512×512, 1024×1024, 2048×2048 ピクセル）に対応した正方形の行列を使用したものとなっている．

時間で変化する画像の 2 次元配列は，3 次元 (3D) テーブル (x, y, t) を必要とし，3 次元配列（ボリューム）は 4 次元テーブル (x, y, z, t) を必要とする．時間を通じて記録される画像の配列は，心電図のような生理学的な信号と連結されることもある．また，これらの画像は非常に大容量のハードディスクを占める（数百万ビット）．そのため画像データの圧縮技術に関する研究開発も盛んに行われた．JPEG 標準規格は，静止画像の画像圧縮に関する標準規格であり，MPEG は動画像の標準的圧縮技術である．

5.4 走査

画素データの読み出しなどのため，画像上の点を順次移動して処理を行うことを一般に走査という．図 5.5 はブラウン管テレビでの走査の例である．走査によって，2 次元や 3 次元で表されている被写体の濃淡は 1 次元の時間信号に変換される．水平方向の走査を上から下へ順に行う方式を一般にラスタ走査といい，一般的には決められた順序で上から下へ走査する順次走査（プ

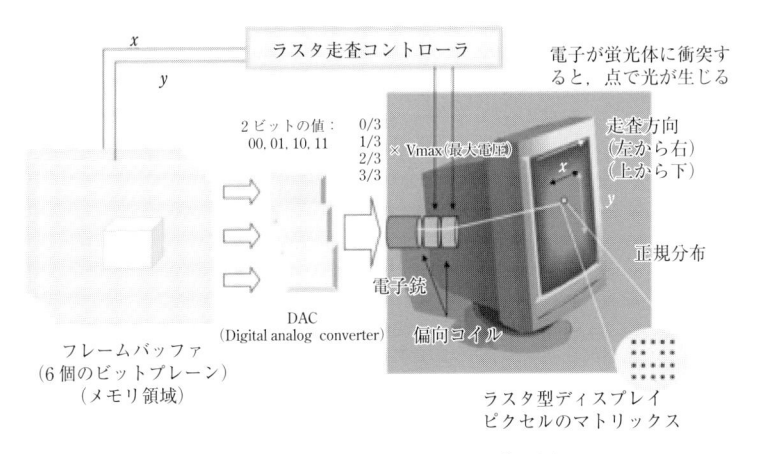

図 5.5　ブラウン管テレビでの走査の例

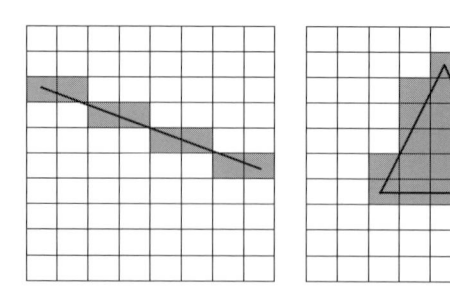

図 5.6 線分のラスタ化（左）とポリゴンのラスタ化（右）

ログレッシブ走査）が用いられているが，1つの画面を奇数番目の走査線と偶数番目の走査線の2回に分けて飛び越し走査する方法のことをインタレース走査という．

5.5 ラスタ化

図形に対応する画素の色を書き込む処理をラスタ化という．ラスタ化には線分のラスタ化とポリゴンのラスタ化の2つがある（図5.6）．

5.6 エイリアシングとアンチエイリアシング

5.6.1 エイリアシング

標本化間隔がナイキスト間隔よりも大きい場合には，標本化周波数の1/2の周波数 $1/2\Delta x$ よりも高い周波数成分が低い周波数領域に折り返されたように混入してくる．これを繰り返し雑音と呼んでいる．また，もともと存在していた周波数とは別の周波数にこの信号（エイリアス）が生じることがあり，この現象はエイリアシングと呼ばれている．エイリアシングを発生しないようにするには，標本化対象信号の帯域を制限して信号の最高周波数 ξ_{max} を小さくする必要がある．

2次元画像の場合も1次元信号と同じで，画像 $f(x, y)$ がもつ最高空間周波数がそれぞれ ξ_{max}, η_{max} であるとすると，標本化間隔 Δx は $1/2\xi_{max}$ よりも小さく，同様に Δy も $1/2\eta_{max}$ より小さい必要がある．3次元の場合にも同様である．医用画像の場合は2次元画像が主であったが読影画像枚

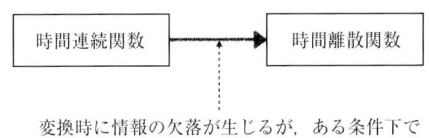

```
┌─────────────┐       ┌─────────────┐
│ 時間連続関数 │ ────→ │ 時間離散関数 │
└─────────────┘       └─────────────┘
              変換時に情報の欠落が生じるが，ある条件下で
              は欠落が生じないことを標本化定理という
```

図 **5.7** 標本化定理

数の増加とモダリティの増加により直感的な形状理解が容易な 3 次元画像が求められるようになり，縦方向のサンプリング枚数も飛躍的に増加し，縦軸方向のノイズも低減可能となりつつある．

5.6.2　標本化定理

標本化定理とは，1 次元について考えると，アナログ信号 $f(x)$ が ξ_{max} より高い周波数成分を含まない場合には $f(x)$ は x に関して空間量子化間隔が $1/2\xi_{max}$ より小さいサンプル値系列から完全に決定されるという定理である（図 5.7）．この証明については成書を参照．

5.6.3　アンチエイリアシング

エイリアシングの影響を小さくする処理をアンチエイリアシングという．方法としては平滑化フィルタで濃淡の変動を滑らかにしたり，Fourier 変換を用いて短い周期の正弦波を直接取り除く方法がある．CG では，背景と図形の中間の輝度値を図形の境界部分に配置する方法がとられている．

5.7　医用画像の符号化の種類

5.7.1　空間情報の符号化

ディジタル化された画像は，数字がついた表形式でコンピュータによって処理される．2 次元テーブル (x, y) は，単純に 2 次元画像を表すことができる．テーブルのそれぞれの要素は，基本的に四角形面または画素に対応している．3 次元のテーブルは (x, y, z) は，1 つのボリュームを表現できる．テーブルの中のそれぞれの要素は，基本的に立方体（ボクセル：容量要素）である．2 次元画像の場合は画素サイズが空間分解能を定義している．画素サイ

ズがより小さくなるとディジタル化した後で原画像と比較した場合原画像からの情報の削減は少なくなる．一般に標準的な放射線画像の質を維持する上で必要な画素サイズは 0.2 mm × 0.2 mm 以下である．

5.7.2 濃淡情報の符号化

画素ごとの濃度は 8 ビットでコード化される．8 ビットコーディングは 256 のコーディングレベルを提供し，12 ビットのコーディングでは，$2^{12} = 4096$ レベルを提供する．この数字は，コントラスト解像度を提供している．もし，ピクセルテーブルの中に縦 N 個，横 M 個の画素があるとすると，2 次元画像をコード化する上で必要なビット数は $N \times M \times d$ となる．白黒画像では，256 レベルは 256 グレースケールレベルに相当する．カラー画像の場合には，同じ原理が選択された基本色（赤，緑，青：RGB コーディング）に適用される．

5.7.3 時制情報の符号化

時間分解能は，画像を作成する上で必要な時間を計測する．リアルタイムアプリケーションは，1 秒間に 30 フレーム以上の画像を表示する必要がある．このスピードで心臓のように動く臓器の映像を得ることができる．

5.8 ボリュームデータ

融合 3 次元画像処理で生体の形状モデルを作成する上で使用するデータはボクセルで構成されたボリュームデータである．ボリュームデータは，図 5.8 のように CT 装置や MRI 装置で撮影され，出力された一連の DICOM 画像

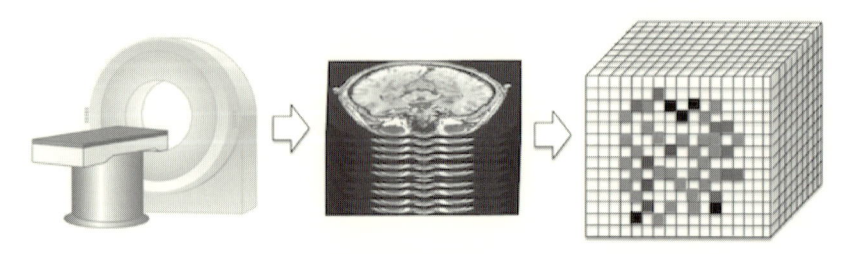

図 **5.8** CT 装置データからボリュームデータができるまで

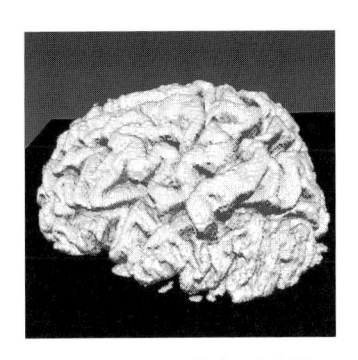

図 5.9 ボクセルから作成された脳モデル

データをもとにして作成される．

このため 2 次元医用画像の場合は画素をもとに画像処理を行ってきたが，医用 3 次元画像処理の場合にはボクセルをもとに画像処理アルゴリズムを考える必要がある．たとえば，図 5.9 のようなボクセルで構成された脳のモデルを作る場合を考える．一連の DICOM データから作成されたボリュームデータを構成するボクセルの位置情報や輝度値情報を用いて脳の領域を抽出する必要がある．2 次元画像処理と同じように 2 値化したり，連結性に注目したり，収縮・膨張処理を利用したり，形状の特徴パラメータを用いたりする．

5.9 医用画像処理の基本的形態

5.9.1 点演算と近傍演算

3 次元画像における近傍とはどのような概念なのか．2 次元画像の場合には画素をもとに考えたが，3 次元画像の場合にはボクセルをもとに考える．ボクセル $V = (i, j, k)$ の近傍とは，V の付近のごく狭い領域のボクセルの集合を意味する．この領域のことを「近傍領域」という．2 次元画像の場合には，4 近傍，8 近傍などがあるが，3 次元画像の場合に 6 近傍，18 近傍，26 近傍のようになる（図 5.10）．2 次元の場合の $P \times Q$ 近傍は 3 次元の場合には $P \times Q \times R$ 近傍となる．記号としては $N_{PQR}\{(i, j, k)\}$ と表す [鳥脇, 2002]．

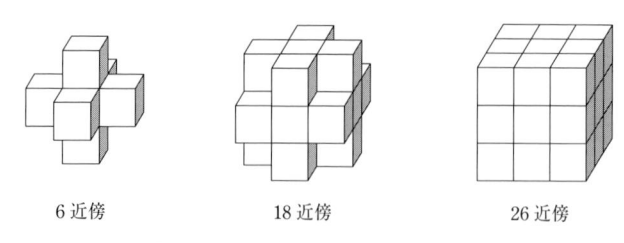

図 **5.10** 3次元画像での近傍の種類

5.9.2 局所処理

局所処理にはフィルタ処理やマスク処理，周波数解析処理がある．これらの一部は，原画像と処理関数の畳み込み積分で記述することができるため演算（オペレータ）処理と呼ばれる．具体的には，平滑化フィルタ，差分フィルタ（エッジ抽出フィルタ），局所パターンマッチング，局所統計量フィルタ，モルフォロジーフィルタなどがある．

一般化して考えると，入力3次元画像を $P = \{p_{xyz}\}$，出力画像を $A = \{a_{xyz}\}$ とした場合，点 (x, y, z) において輝度値 a_{xyz} が計算され出力される場合や座標 (x, y, z) とその近傍の入力輝度値のみを用いる場合を局所処理という．ここで座標 (x, y, z) の近傍を $N_{xyz}(x, y, z)$ とすると，局所処理は入力画像の点 (x, y, z) の近傍 $N_{xyz}(x, y, z)$ 内の輝度値を用いて計算することになる．ϕ_{xyz} を出力値を計算する関数とすると下式となる [鳥脇, 2002]．

$$a_{xyz} = \phi_{xyz}(\{p_{xyz} \mid (x, y, z) \in N_{xyz}(x, y, z)\}) \tag{5.1}$$

ただし，

$$N_{xyz}((x, y, z)) = \{(x - p, y - q, z - r); (p, q, r) \in S'_{xyz}\}$$

$S'_{xyz} = S(= I \times I \times I)$ の適当な部分集合で $I =$ 全整数の部分集合．

局所処理に対して，入力画像のほぼ全体の範囲を対象として処理する場合を大局（的）処理という．このような局所処理は，画質の向上やセグメンテーションに大きく寄与する．

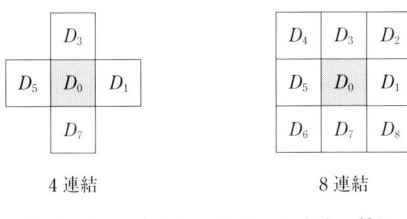

図 **5.11** 2 次元画像における連結の種類

5.9.3 局所連結処理

脳や肝臓や血管などの領域を抽出したい場合に，その領域内の任意の点を指定して，そこからその近傍に向かって臓器領域を拡張していく方法が用いられることがある．2 次元画像の場合には画素を，3 次元画像の場合にはボクセルを連結していき，領域を拡張する際には，その臓器の特徴を捉えて，近傍の画素/ボクセルが領域に含まれるべきかどうか判断しながら，領域を拡張していく．特徴は，画素/ボクセルの輝度で計算されることが多く，たとえば，輝度値そのものの値や周辺画素/ボクセルも含めた平均値あるいはそれらとの変化量として計算される．

2 次元画像の場合，ある画素に注目してその近傍の画素を連結した図を示す（図 5.11）．近傍の 4 つの画素を連結させた場合を 4 連結，最近傍の 8 つの画素を連結した場合を 8 連結という．これをもとに端点，連結点，分岐点，交差点，内部点を表したものが図 5.12 である．2 次元画像の場合はこのように連結をもとにして画像の輪郭などの形状の特徴量を抽出することができる．

3 次元画像の場合には図 5.10 のように任意のボクセルの 6 近傍，18 近傍，26 近傍となる．ここで 6 近傍とは 3 次元画像の中でどのような意味をもっているのであろうか．図 5.10 から注目ボクセルを中心に 6 つのボクセルが面を介して連結していることがわかる．つまり，6 近傍とは注目ボクセルと面を共有しているボクセルの集合といえる．同様に 18 近傍の場合には 1 つ以上の面または辺を共有しているボクセルの集合であり，26 近傍の場合には，面や辺だけでなく頂点を共有しているボクセルも含まれる集合となる．これらを定式化すると下記となる [鳥脇, 2002]．

- 6 近傍の場合：$N^{(6)}(X_0) = \{x_p \mid p \in S_1\}$

84   第 5 章　ディジタル医用画像処理の基礎

D_4	D_3	D_2
D_5	D_0	D_1
D_6	D_7	D_8

端点　　　　連結点　　　　分岐点　　　　交差点　　　　内部点
(連結数 1)　(連結数 2)　(連結数 3)　(連結数 4)　(連結数 0)

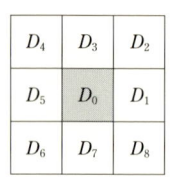

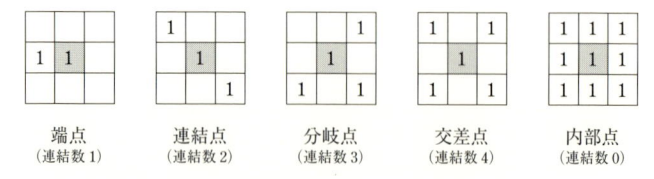

図 5.12　2 次元画像における連結と特徴量との関係

- 18 近傍の場合：$N^{(18)}(X_0) = \{x_p \mid p \in S_1 \cup S_2\}$
- 26 近傍の場合：$N^{(26)}(X_0) = \{x_p \mid p \in S_1 \cup S_2 \cup S_3\}$

ここで P は任意の座標 (x, y, z)，S_1 は注目ボクセルと面を共有している点の座標の集合，S_2 は注目ボクセルと線を共有している点の座標の集合，S_3 は注目ボクセルと頂点を共有している点の座標の集合であり x_p は座標 p における点である．それではボクセルの連結性とはどのように定義すればよいだろうか．同じ値をもつ 2 つのボクセル x_1，x_2 に対して，それらと同じ値を持つボクセルの系列 $y_0(= x_1), y_1, y_2, y_3, \cdots, y_n(= x_2)$ が存在して，すべての $i(1 \leq i \leq n)$ に対して y_i が y_{i-1} の近傍 $(k = 6, 18, 26)$ に存在するとき，ボクセル x_1 と x_2 は k 連結の意味で連結していると定義する [鳥脇, 2002]．

任意のボクセルに対して，それと連結しているすべてのボクセルを連結成分と呼ぶ．この連結成分という考え方は，融合 3 次元画像も含めて臓器や血管などの領域を抽出する上で重要である．任意のボクセル集合に属するとき，一般に計算上 1 をラベリングする．それ以外は 0 をラベリングし，領域外を表すことになる．また，1 をラベリングされたボクセルの集合で作成された図形を連結図形と呼ぶ [鳥脇, 2002]．

5.10 画像処理の型

5.10.1 画像の並列型処理

並列処理とは複数のマイクロプロセッサなどに処理を分散して割り当て，同時に計算・処理を行うことで，システム全体の処理性能を向上させる技術であり，また，そのような環境を効率的に活用するためのソフトウェアやプログラミングの手法の総称である．画像処理の場合には，画像中の画素 f_{ij} の近傍にある画素群 (f_{ij}) のみを近傍 $N(i,j)$ として扱う処理のことを画像の並列型処理という．

5.10.2 画像の逐次型処理

一般に逐次型処理とはデータが保存された順番で処理を実行することである．画像中の画素 f_{ij} の近傍にある画素群 $N_F(f_{ij})$ と g_{ij} の近傍にある画素群のうち既に処理結果が得られている画素群 $N_G(g_{ij})$ を合わせたものを近傍 $N(i,j)$ として扱う．処理の開始位置や順序によって結果が異なる場合が多い．

5.10.3 画像の追跡型処理

逐次型処理の1つで，現時点までの処理結果に基づいて次に処理すべき画素および処理法を逐次選択して処理する方法である．処理順は，適当な条件を満たす画素を開始画素とし，次に処理すべき画素を求め（探索/追跡），所定の処理を行い，次の画素を処理するか終了するかを決定する．特徴は，上手に使えば処理範囲を限定して無駄な処理をしなくてすむことにある．また，処理精度の向上が図れる可能性もある．開始画素や追跡法により結果が異なりうる．画素の処理順序が画像によって異なる場合がある．

5.10.4 画像の反復型処理

同種類の演算を所定の条件が満されるまで繰り返し反復して適用し，出力画像を得る．比較的単純な処理を繰り返し適用することで，ある程度複雑な処理を実現できる．例として細線化，収縮，図形融合，弛緩法などがある．

5.11 画像処理の基本要素

5.11.1 画像処理の基本要素

狭義の画像処理は，画質改善，画像強調，領域分割，画像認識の4つで構成されている．画質改善とは画像を最も見やすい画像に変える処理のことで，画像強調とは特定の性質の部分を強調する処理，領域分割とは特定の性質をもつ領域に分割あるいはそれを取り出す処理，画像認識とは画像の内容に関する判断をくだす処理である．この処理のことを画像処理あるいは画像演算，その処理手順のことを画像処理アルゴリズムあるいは画像演算という [高木・下田, 2004]．

5.11.2 画像処理アルゴリズム

画像処理アルゴリズムは，大きく3つの種類に分けることができる．ここでは簡単のために2次元画像について考える．1つの2次元の入力画像を $F = \{f_{ij}\}$ とし，その出力画像を $H = \{h_{ij}\}$ とすると表5.1のように分類される．多くは入力画像が1つの場合であるが，入力画像が複数の場合は画像間演算と呼ばれる [鳥脇, 2002]．医用画像の代表的な画像間演算の例に，血管造影画像で骨など血管以外の画像を削除して造影血管像のみを表示させるサブトラクションといわれる処理もある．また，融合3次元画像の場合には，

表 5.1 画像処理アルゴリズムの分類 [高木・下田, 2004]

アルゴリズム I	アルゴリズム II	アルゴリズム III
出力画素 h_{ij} を入力画素 f_{ij} だけを用いて計算するアルゴリズム	出力画素 h_{ij} を同じ位置 (i,j) およびその周囲の $(2K+1)$ 行, $(2L+1)$ 列からなる範囲である入力画像の値 $(f_{pq}, i-K \leq p \leq i+K, j-L \leq j \leq j+L)$ を用いて計算するアルゴリズム	出力画素 h_{ij} を入力画素 F 全体を用いて計算するアルゴリズム
コントラスト変換 閾値処理 など	ラプラシアン 鮮鋭化 平滑化 メディアンフィルタ など	2次元離散的 Fourier 変換 など

画像間処理として画像間のレジストレーションが特に重要となる．

5.11.3 画像認識のプロセス

画像認識とは機械（含コンピュータ）が入力画像に対して何らかの判断を与える処理である．認識には，画像の分類，画像中における必要なものを探索（検索）/抽出すること，画素単位の分類などがある．数学的に考えると，画像の情報源を s とし，この s が何らかの変換 T を受けて対象画像 I になるとすると下記のように定式化できる [高木・下田, 2004]．

$$I = T(s) \tag{5.2}$$

これを画像取得系の応答関数 Z を通して画像 F を作成することを考えると

$$F = Z(I) + n \tag{5.3}$$

となる．ここで n は雑音である．この式の導出過程とは逆に F から I を復元する問題は画像復元と呼ばれる．また，F から s に関する情報あるいはその一部を復元する過程のことを画像認識という．多くの場合この画像認識は逆問題となるために，解くためには何らかの知識や制約を必要とする．この制約のことを拘束条件という．

画像認識のプロセスは，画像再生，前処理，特徴抽出，決定に分けることができる（図 5.13）．医用画像の事例について簡単に紹介する．

1) 画像構成

医用画像の場合には，撮影装置からの出力は数値列であり画像とはなっていないために最初の処理として画像再生を行い，画像化してから後の処理を行う．

2) 前処理

画像に含まれる系統的な歪の補正や雑音の抑制・除去，強調，関心領域を含む範囲の切り出し，幾何変換，画質改善などの処理が行われる．

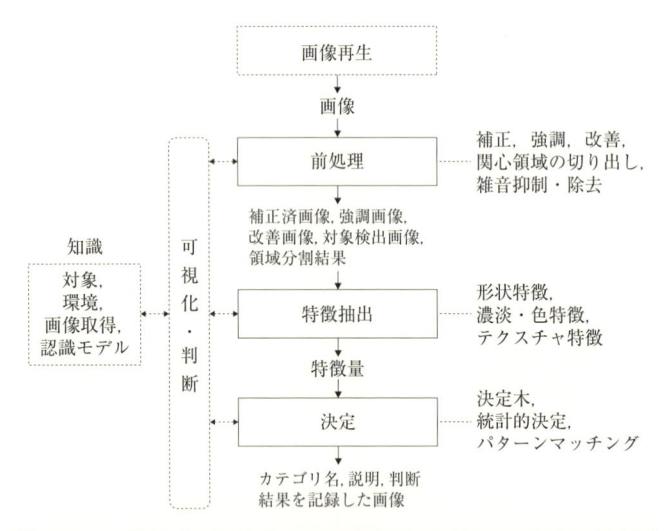

図 5.13 画像処理の主なプロセス（高木・下田, 2004 の図を一部改編）

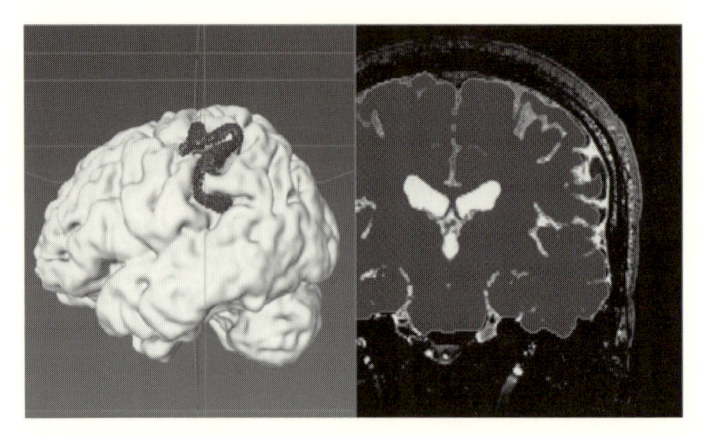

図 5.14 脳表のある閾値範囲の領域を 2 次元画像で指定して 3 次元表示した画像

3) 特徴抽出

　機械に画像を認識させるためには，認識させる対象の特徴を計測し抽出させるための方法を考える必要がある．画像の特徴としては，形状特徴，濃淡や色に関する特徴，肌理に関するテクスチャ特徴などがある．CT や MRI 画像の場合には，濃淡に関する特徴や形状特徴（特に 3 次元画像の場合には隣接性）が用いられる（図 5.14）．

特徴は，特徴ベクトルとして扱うことができ，特徴ベクトルで作られる空間を特徴空間という．類似した特徴ベクトルは 1 つのクラスとなり，クラスの塊をクラスターという．このクラスターを発見する処理をクラスタリングという．

4) 決定

計測された特徴量から判断結果を導くことである．これには，決定木や統計的決定法などの機械学習やパターンマッチングなどの方法が用いられる．

5.12 画像解析

一般に画像解析とは，画像処理を構成する操作を意味する．そのプロセスのそれぞれのステップは，先行するステップの結果や操作者の知識や経験に依存している．2 次元画像の場合の画像解析は大きく前処理フェーズ，プロセスフェーズ，セグメンテーションフェーズ，解釈フェーズで構成されている．1) 前処理フェーズとは画像生成システムに関連したエラーを削減し，ノイズを減少させるフェーズである．通常使用される技術は，原画像の中のピクセル値を数学的関数を用いて新しい値に変換することである．2) プロセスフェーズとは，画像の質を向上させるフェーズである．3) セグメンテーションフェーズとは画像を構成する要素を抽出するフェーズである．これらのステップを経て，4) 解釈フェーズでは画像の特徴的なパラメータ（腫瘍の体積や狭窄の程度など）の抽出を行う．画像診断支援技術の場合には抽出パラメータを用いて画像が解釈され，診断や予後などに応用されることになる [高木・下田, 2004]．

5.13 融合 3 次元医用画像処理

融合 3 次元医用画像処理の場合には，上記に複数の異なる画像データのレジストレーションを必要とするのでレジストレーションフェーズや CG 技術を用いて 3 次元モデルを作成するモデリングフェーズや表示するレンダリングフェーズ，目的にあわせてモデル編集を行うレタッチフェーズが追加される（図 5.15）．

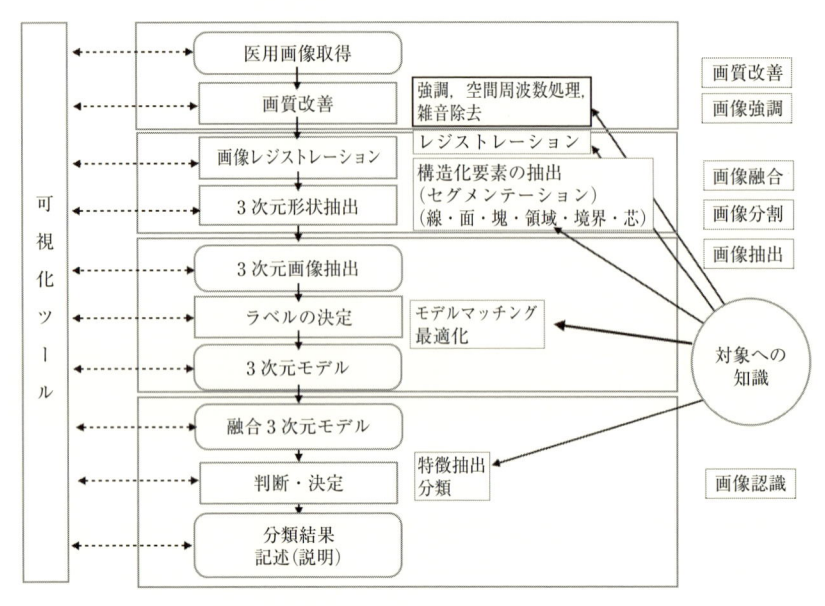

図 5.15 融合3次元画像処理の主なプロセス

演習問題

[5.1] 最適量子化とは何か．
[5.2] アンチエイリアシングについて説明せよ．
[5.3] 局所処理と局所連結処理について説明せよ．
[5.4] 画像処理アルゴリズムを3つに分類せよ．
[5.5] 医用画像認識の4つのプロセスについて述べよ．

参考文献

[Interrante V, 1997] Interrante, Victoria. "Illustrating surface shape in volume data via principal direction-driven 3D line integral convolution." Proceedings of the 24th annual conference on Computer graphics and interactive techniques. ACM Press/Addison-Wesley Publishing Co., 1997.

[高木・下田, 2004] 高木幹雄，下田陽久（監修）．新編 画像解析ハンドブック．東京大学出版会．2004．

[鳥脇, 2002] 鳥脇純一郎．3次元ディジタル画像処理．昭晃堂，2002．

[鳥脇・村上, 2010] 鳥脇純一郎，村上伸一．3次元画像処理入門．東京電気大学出版局．2010．

[藤代・奥富, 2012] 藤代一成・奥富正敏．ビジュアル情報処理—CG・画像処理入門．画像情報教育振興協会（CG-ARTS 協会），2012．

演習問題解答例

[5.1] 最適量子化とは何か．

　平均 2 乗誤差最小の観点から最適量子化とは，各量子化レベル内の頻度を一定にする量子化のこと．確率密度関数が一定値をとる場合を除き，この方法は信号（画素値）の分解能が値域内で一定でなくなるため，使いにくいものになるため，一般には，輝度分解能は値域内で等間隔に割り当てる方法がとられている．分解能が等間隔である場合を一様量子化，不等間隔である場合を非一様量子化という

[5.2] アンチエイリアシングについて説明せよ．

　標本化間隔がナイキスト間隔よりも大きい場合には，標本化周波数の 1/2 の周波数 $1/2\Delta x$ よりも高い周波数成分が低い周波数領域に折り返されたように混入し，これを繰り返し雑音と呼んでいる．また，もともと存在していた周波数とは別の周波数にこの信号（エイリアス）が生じることがあり，この現象はエイリアシングと呼ばれている．エイリアシングが発生しないようにするには，標本化対象信号の帯域を制限して信号の最高周波数 ξ_{max} を小さくする必要がある．エイリアシングの影響を小さくする処理をアンチエイリアシングといい，方法としては平滑化フィルタで濃淡の変動を滑らかにしたり，Fourier

変換を用いて短い周期の正弦波を直接取り除く方法がある．CG では，背景と図形の中間の輝度値を図形の境界部分に配置する方法がとられている．

[5.3] 局所処理と局所連結処理について説明せよ．

局所処理にはフィルタ処理やマスク処理，周波数解析処理がある．これらの一部は，原画像と処理関数の畳み込み積分で記述することができるため演算（オペレータ）処理と呼ばれる．具体的には，平滑化フィルタ，差分フィルタ（エッジ抽出フィルタ），局所パターンマッチング，局所統計量フィルタ，モルフォロジーフィルタなどがある．

局所連結処理とは，2次元画像の場合には画素を3次元画像の場合にはボクセルを連結していき，領域を拡張する際には対象の特徴を捉えて，近傍の画素/ボクセルが領域に含まれるべきかどうか判断しながら領域を拡張していく処理のこと．

[5.4] 画像処理アルゴリズムを3つに分類せよ．

1) 出力画素 h_{ij} を入力画素 f_{ij} だけを用いて計算するアルゴリズム．2) 出力画素 h_{ij} を同じ位置 (i,j) およびその周囲の $(2K+1)$ 行 $(2L+1)$ 列からなる範囲である入力画像の値 $(f_{pq}, i-K \leq p \leq i+K, j-L \leq j \leq j+L)$ を用いて計算するアルゴリズム．3) 出力画素 h_{ij} を入力画素 F 全体を用いて計算するアルゴリズム．

[5.5] 医用画像認識の4つのプロセスについて述べよ．

1) 画像構成：医用画像の場合には，撮影装置からの出力は数値列であり画像とはなっていないために最初の処理として画像再生を行い，画像化してから後の処理を行う．

2) 前処理：画像に含まれる系統的な歪みの補正や雑音の抑制・除去，強調，関心領域を含む範囲の切り出し，幾何変換，画質改善などの処理が行われる．

3) 特徴抽出：機械に画像を認識させるためには認識させる対象の特徴を計測し抽出させるための処理．

4) 決定：計測された特徴量から判断結果を導くことで，決定木や統計的決定法などの機械学習やパターンマッチングなどの方法が用いて決定する処理．

第 6 章

融合3次元画像処理における前処理

学習の目的
1. 融合3次元画像処理における前処理フェーズで用いられる解析技術を理解すること．
2. 画像解析における濃度ヒストグラムの役割について理解すること．
3. ノイズ除去方法にはどのような処理技術を用いるかを理解すること．
4. 画質を向上させるための処理技術について理解すること．
5. 画像フィルタの種類とその役割について理解すること．

要旨

　良質な3次元生体モデルを作成するためには良質な画像データを得る必要がある．そのためには，アーチファクトとノイズの除去と画質向上を考える上で画像がもつ情報とは何かについて考える必要がある．画像が持つ情報には，1) 濃淡そのものを表す濃淡情報，2) 濃淡の画像上の分布を表す空間情報，3) 濃淡の画像上での位置を表す幾何学情報，の3つがある．通常2次元医用画像の画質を考える上で問題になるのは濃淡情報と空間情報の2つである [高木・下田, 2004]．この濃淡情報は濃淡ヒストグラムから知ることができる．この情報をもとに濃淡変換や各種フィルタリング，補間 (interpolation)，濃度補正，超解像技術を用いてレジストレーションやセグメンテーションしやすい画像データを作成する．

6.1 濃淡ヒストグラム

　画像の各濃淡レベルの画素数を，横軸に濃淡レベル，縦軸に濃淡レベルの画素数をとったグラフで表したものを画像の濃淡ヒストグラムという（図 6.1）．

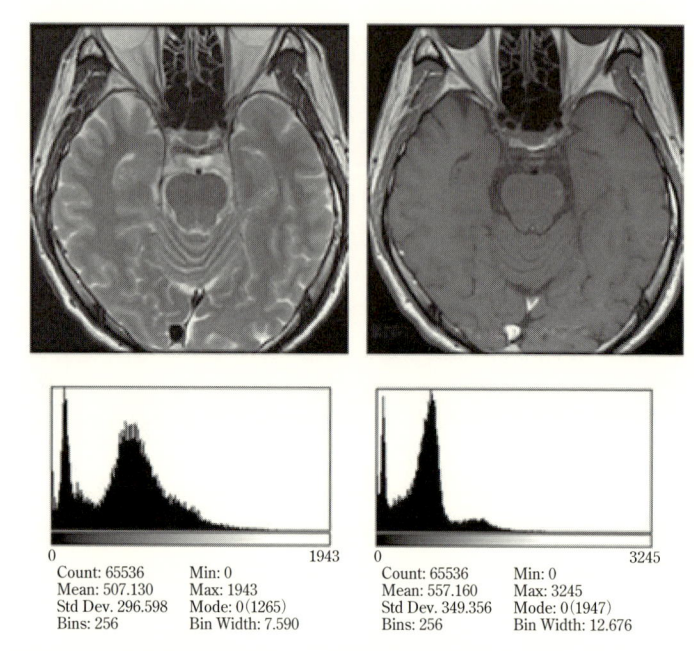

図 **6.1** T2 強調画像（左）と T1 強調画像（右）とそのヒストグラムの違い

画像の明暗の変化の様子を階調あるいは調子といい，階調がどのように構成されているかを階調性という．階調性の良し悪しは，中間調の数である濃淡レベル数とその中間調がどのように使用されているかで決定される．この各濃淡レベルがどの程度使用されているかは濃淡ヒストグラムで知ることができる．図 6.1 のヒストグラムからは T2 強調画像が T1 強調画像よりも濃淡レベル数の幅が広く階調性が良いといえる．

6.2 コントラスト

明暗の差が大きい画像をコントラストが高い画像といい，明暗の差が小さい画像をコントラストが低い画像という．通常コントラストの代表的な尺度は，反射型画像の場合によく使用されるコントラスト C と，発光型画像の場合によく使用されるコントラスト比 C_R がある．ディジタル画像の濃淡レベルの中で最大値を $L_{\max}$，最小値を $L_{\min}$ とすると

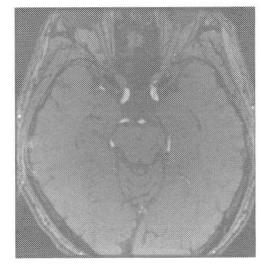

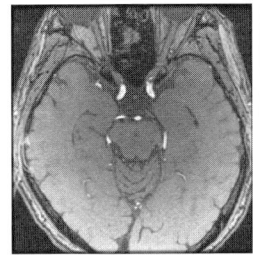

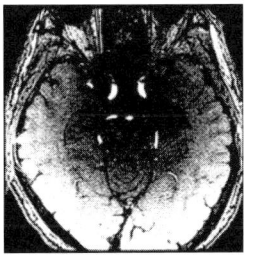

図 6.2　コントラストの違いによる画像の違い

$$C = \frac{L_{\max} - L_{\min}}{L_{\max} + L_{\min}} \tag{6.1}$$

$$C_{\mathrm{R}} = \frac{L_{\max}}{L_{\min}} \tag{6.2}$$

となる．

しかし，実際は画像の階調表現に使用されることが想定されている濃淡レベルの範囲でデータの分布を正規化したものを考えた方が感覚的にあっている．このため，このようなコントラストは，濃淡レベルコントラスト C_{L} といわれている．L_{D} を濃淡のダイナミックレンジとすると

$$C_{\mathrm{L}} = \frac{L_{\max} - L_{\min} + 1}{L_{\mathrm{D}}} \tag{6.3}$$

となる [高木・下田, 2004]．

図 6.2 は左からコントラストの低い画像から高い画像の順で，中央が最適化されたコントラストの MRA 画像を示している．このようにコントラストの違いにより生体組織の描出は大きく異なり，コントラストを低くしすぎても，高くしすぎても生体組織の描出が悪くなる．脳や血管などの組織のセグメンテーションをマニュアルで行う場合には，抽出対象の生体組織を他の組織から抽出しやすいようにコントラストを調整する必要がある．

6.3　ガンマ特性

画像入出力系の信号変換特性は通常 S 字曲線をとるといわれており，その

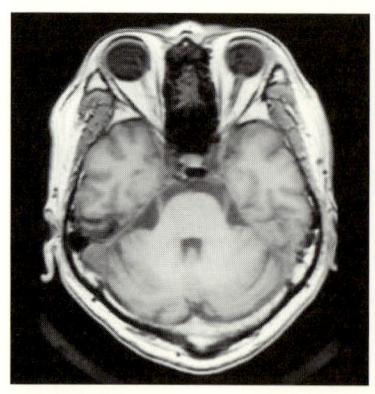

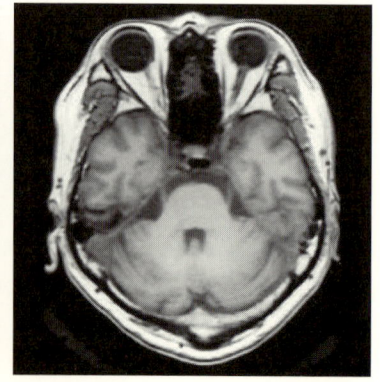

図 6.3 ガンマ値の違いによる違い．原画像（左），ガンマ値を 1.2 とした場合の画像（右）

両対数表示をした場合に中間部が直線となることが多い [高木・下田, 2004]．この直線の傾きをガンマ (gamma) と呼ぶ．ガンマが 1 以上の場合には高いコントラストとなり，1 以下の場合には低コントラストとなる．ガンマ値の変換をガンマ補正という．図 6.3 の右図は原画像（左図）をガンマ値を 1.2 にしてガンマ補正した場合の画像である．

6.4 雑音（ノイズ）

入出力前の画像の濃淡や被写体の濃度など元の信号には本来含まれていなかった信号を一般に雑音（ノイズ：noise）という．雑音は，ランダム雑音と系統的雑音に分けられる．

ランダム雑音とは，雑音の発生が確率的にランダムなもので最も一般的なものである．確率的なものであるから，雑音の振幅が正規分布（Gaussian 分布）に従う場合には，特に Gaussian 雑音と呼ばれている．周波数スペクトルが平坦となる雑音を白色雑音といい，ランダム雑音やインパルス性の雑音がこれにあたる．系統的雑音は，画像入出力装置の機構や特性に起因して発生する雑音のことである．

医用画像の雑音の多くは，医用画像撮影装置の機構自体から生じるもの，撮影条件（シークエンス）から生じるもの，生体側の特性から生じるものの 3 つに分けることができる．

6.4.1 信号対雑音比

雑音に関係する画質の尺度として信号対雑音比（signal-to-noise ratio: SN比）が一般に使用されている．信号を S，雑音を N とすると下式とされている．

$$S/N = 10 \log_{10} \frac{S}{N} \tag{6.4}$$

または，無単位で

$$S/N = \frac{S}{N} \tag{6.5}$$

X線医用画像の生成についての S/N に関連した物理的尺度には，画像の形成に寄与しているX線格子数である雑音等価量子数 NEQ (Noise Equivalent Quanta) と画像の形成に寄与しているX線光子数を単位面積あたりの入射X線光子数で規格化した値である検出量子効率 DQE (Detective Quantum Efficiency) の2つがある．

6.5 画質に影響を与える空間的情報

6.5.1 解像度

一般に画像の解像度は，画像の入出力系において解像力チャートと呼ばれる線幅と線間隔が等しい白黒の周期パターンが画像上で識別できなくなる限界の線密度で定義される．線密度は，線幅と線間隔を合わせた長さ（空間的周期）を λ とするとその逆数 $1/\lambda$ で与えられる．$1/\lambda$ は空間周波数と呼ばれ，単位あたり存在する周期パターンの数を意味している．

6.5.2 鮮鋭度

画像を見たときに感じる鮮鋭感の尺度を鮮鋭度という．マニュアルでの領域分割の場合や3次元形状を可視化した際に問題となる．鮮鋭度の想定方法は，エッジ画像の勾配を測定する方法と空間スペクトルを測定する方法がある．

6.6 ノイズ除去と画質の改善

医用画像データは，現実空間内の生体構造を測定機器によって計測し，その計測データを用いて再構成表示したものといえる．3次元医用画像は，この濃淡画像データを再構成してコンピュータグラフィックス技術を用いて表示したものである．高精細の3次元医用画像を表示するためには，高精細の3次元形状モデルが必要であり，そのためには高精細の画像データが必要となる．特に，臓器や血管，神経，病変などの領域を明確にする必要があるために生体組織として人間が認識できるように空間分解をできるだけ高くし，濃淡差を大きくする画像処理が必要となる．医学領域ではこのような組織分離性の高い分解能のことを一般に組織分解能と呼ぶ．

組織分解能は CT は骨，MRI は臓器や病巣，MRA は血管など画像撮影装置ごとや撮影条件によって異なる．つまり高精細の融合3次元画像を作成するためには，まず個々のモダリティから出力される画像データの組織分解能をできるだけ高くして，アーチファクトやノイズを除去し，レジストレーションし，濃度補間し，解像度が低い場合には高い画像に合うように空間補間し，歪みがある場合には歪み補正を行うという一連の前処理が必要となる．

その中でノイズ除去，濃度補間，空間補間，歪み補正，超解像処理について述べる．

6.6.1 ノイズ除去

画像データのノイズとは，ここでは測定対象構造とは無関係なデータとする．医用画像の場合のノイズとは測定対象となる生体構造や機能を表しているデータ以外のものとする．どのデータが生体データでどのデータがノイズなのかは専門家の場合には比較的容易に判断できる．しかし，計算機で自動処理することは現状では限界がある．これは，専門家の生体構造に関する専門的知識を計算機に処理させるアルゴリズムの作成が難しいことによる [高木・下田, 2004]．このようにノイズ除去には生体の物理的性質と画像化の過程における知識や対象世界の構造に関する知識が必要となる．

ノイズ除去の目的は，組織分解能を高くして領域分割の精度を向上させる

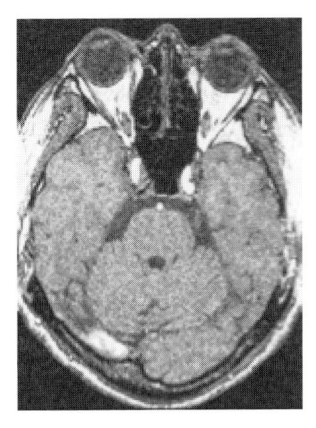

図 **6.4** MRI データ上のノイズの例

ことにあり，空間フィルタや周波数フィルタや主成分分析，独立成分分析などが用いられている．図 6.4 は TOF-MRA のノイズの強い画像の例である．動脈が高信号として描出されているが，頭蓋周囲や鼻腔などにも小さな高信号の点状のノイズが多数認められる．

6.6.2 濃淡変換

融合 3 次元画像を作成する上で臓器や血管などの領域をできるだけ正確に抽出する上で画像の濃淡変換が重要となる．医用画像の輝度値は，1) 生体組織に関する情報と 2) 撮影装置の特性と 3) 撮影条件の大きく 3 つによって決定される．一般に画像の濃淡をある一定の規則によって変換することをコントラスト変換 (contrast conversion) という．この変換によってコントラストだけでなく明暗の調子（階調性）も変化する．そのために階調変換 (gamma conversion) とも呼ばれる．コントラスト変換の変換規則には 1) 関数を用いる場合，2) 統計量を用いる場合，3) ヒストグラムを用いる場合，がある [高木・下田, 2004]．

関数を用いた変換には，線形変換，区分線形変換，周期関数による変換，対数関数による変換，階段状の関数による変換などがある．また，統計量を用いた変換には，平均値と標準偏差を用いた変換，回帰直線法，無相関ストレッチング，局所コントラスト変換などがある．ヒストグラム変換には，ヒストグラム平坦化，正規分布化，一般変換，パラメトリック変換などがある．

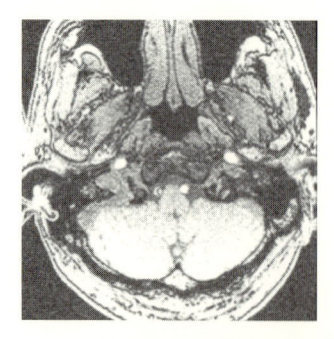

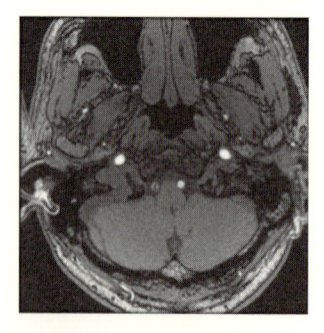

図 6.5　輝度値補正前後の MRI．左：補正前．右：補正後．

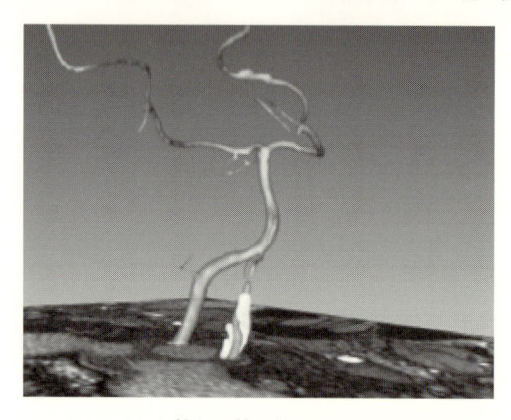

図 6.6　MRI データから血管と血管の解離部分（白色）を抽出した表示例

　通常コントラスト変換では，画像の輝度値データを直接処理することは行わずにメモリ上に変換テーブル（ルックアップテーブル）を作成し，それを用いて高速計算される．

　MRI の場合の連続画像の出力画像は，撮影初期と撮影後期で全体の濃淡が微妙に異なる場合がある．より正確に血管などの微細構造についてノイズを最小限にして領域分割したい場合には，事前に撮影画像のスライス全体の輝度値を調整する必要がある．図 6.5 は右椎骨動脈解離の症例である．右椎骨動脈の脳幹や小脳との違いや解離像（三日月サイン）が周辺組織と分離され明瞭に描出されている．図 6.6 は，動脈と解離領域をセグメンテーションして描画したものである．描出したい病変などの対象物と周辺物との輝度値の差があればあるほどノイズが少なく明瞭なセグメンテーションが可能となる．

6.6.3 フィルタリング

脳や血管や脳神経などの形状を綺麗に描出するためには，画質の改善が必要でその第一歩としてノイズ除去が重要である．空間領域のノイズを除去するために各種のフィルタが用いられる．代表的なフィルタには Gaussian フィルタのようなスムージングフィルタがある．Gaussian フィルタでは，エッジもボケた画像になってしまうために，エッジを保存しながらノイズを除去するバイラテラルフィルタやアニソトロピックフィルタなどもある．バイラテラルフィルタは，目的とする画素と近い輝度値を持つ周辺画素のみを用いて平滑化処理が行われるためにエッジのぼけを少なくすることが可能な濃度勾配を加味したフィルタである．

一方，線形変換である Fourier 変換や Wavelet 変換を用いたローパスフィルタやシュリンケージフィルタのように周波数領域でノイズを除去する方法も提案されている．また，近年，独立成分分析法 (ICA: Independent Component Analysis) を用いた ICA Shrinkage フィルタも提案されている．

図 6.7 は，原図（左側）に Gaussian フィルタ ($\sigma = 1$ (中央) と $\sigma = 3$ (右側)) 処理を行った場合を示す．ノイズの除去というよりも臓器の境界が不鮮明となり，脳表などの形状抽出には不向きであることがわかる．本来は，撮影条件や撮影機器側で可能な限りノイズ除去や変形補正処理が行われていることが望ましいが，ノイズ除去を行い画質を向上させた上で臓器や血管，神経を領域分割した方がやりやすい場合もある．バイラテラルフィルタを用い

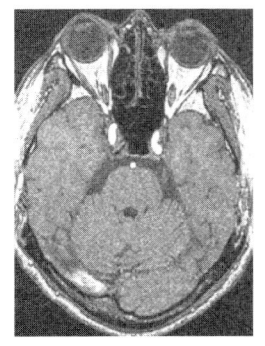

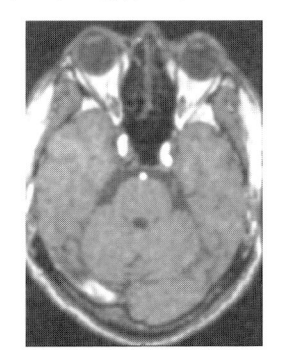

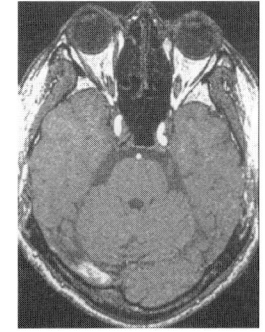

図 **6.7** 左から元画像，Gaussian フィルタ ($\sigma = 1$)，Gaussian フィルタ ($\sigma = 3$) の場合

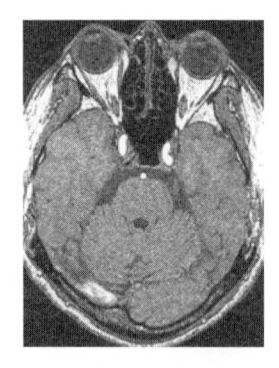

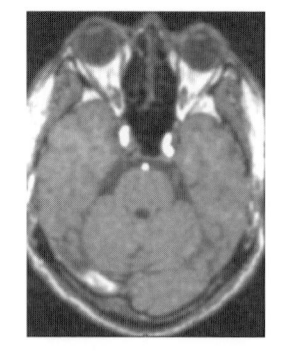

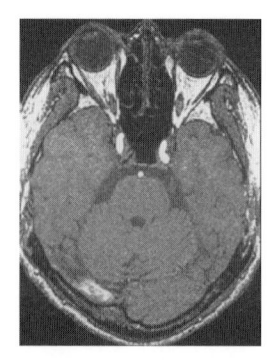

図 6.8 左から元画像，Gaussian フィルタ，バイラテラルフィルタの場合

た場合を図 6.8 に示す．Gaussian フィルタと比べると明らかにエッジがきれいに描出されている．バイラテラルフィルタでは，頭蓋外のノイズは低減しているが原画像と比較して，脳槽の部分のコントラストが低下している．

異方性拡散法は，もともとは熱の拡散プロセスの反応を定義した非線形伝導関数を画素の輝度値が隣接した輝度値に影響を受けるものとして作られたフィルタである．

ウェーブレットシュリンケージ (Wavelet Shrinkage) フィルタは，4 つのステップでフィルタリングを行う．第一ステップでは，ノイズ画像を Wavelet 変換する．第二ステップでは高周波数バンドからノイズ分散 σ を推定する．第三ステップでは低周波数バンドを除いた各周波数バンド係数に対して閾値処理（シュリンケージ）フィルタをかけてノイズの除去を行う．第四ステップでは，フイルタ処理後の各バンド係数を用いて逆 Wavelet 変換を行う．

Wavelet 変換以外の線形変換には，Fourier 変換や cosine 変換などがあるが，三角関数を基底関数としているために画像以外のデータ処理にも応用可能といえる．しかし，逆に画像に最適な基底関数とはいえない場合もある．この問題を解決しようとしたのが，独立成分分析法を用いた画像の最適基底関数を求める方法である．画像にあった基底関数で線形変換し，シュリンケージフィルタでノイズ除去する方法（ICA Shrinkage フィルタ）が提案されている．

フイルタの分類を図 6.9 に示す [Motwani MC et al., 2004]．

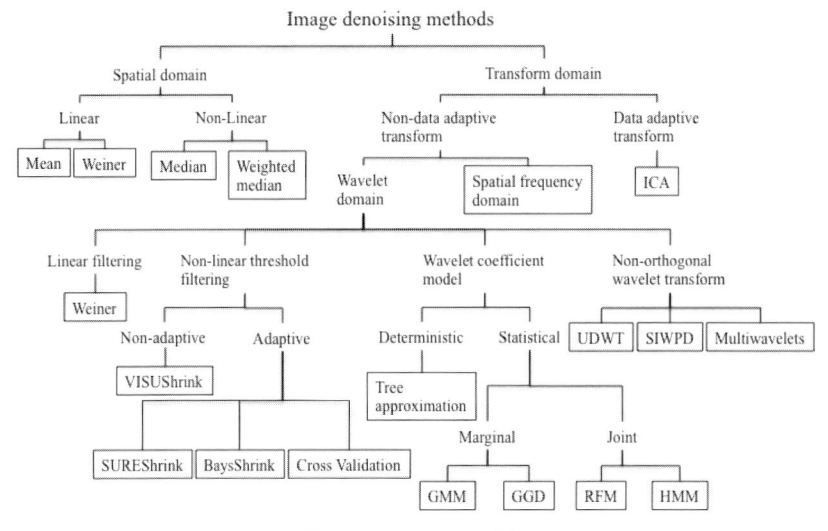

図 **6.9** フィルタの分類

【略語の解説】
SURE [Stein's Unbiased Risk Estimator]
generalized cross validation (GCV)
Gaussian mixture model (GMM)
generalized Gaussian distribution (GGD)
Maximum A Posteriori (MAP)
Hidden Markov Models (HMM)
Recursive Median Filter (RMF)
Undecimated Wavelet Transform (UDWT)
Shift Invariant Wavelet Packet Decomposition (SIWPD)
Gaussian scale mixture (GSM)
Independent Component Analysis (ICA)

6.6.4 補間 (Interpolation)

一般に補間は，内挿ともいわれ，ある既知の数値データ列をもとにして，そのデータ列の各区間の範囲内を埋める数値を求めること，またはそのような関数を与えることである．また，その手法を補間法あるいは内挿法という．

補間するためには，各区間の範囲内で成り立つことが期待される関数と境界での振る舞いである境界条件を決めることが必要となる．

代表的な補間法には，最近傍補間や最近傍点補間などの0次補間，直線補間や1次補間などの線形補間，2次補間などのの放物線補間，多項式補間，キュービック補間，ラグランジュ補間，スプライン補間，Sinc補間，Lanczos-n補間などがある．

CTやMRIの画像データの水平方向の解像度は一般に512×512であるが，縦方向の画像は解像度が低い場合がある．このような場合には，図6.10のような矢状断面像をみてもわかるように段差ができる．縦方向の解像度を向上させるためにはLanczosフィルタ（図6.11，6.13）やMitchelフィルタ（図6.12）のようなフィルタを用いて空間補間することもある．

図6.10のように連続スライスの間にノイズやアーチファクトを多く含む画像がある場合には不適当な画像を削除し，その間の画像を補間する必要がある．

このように医用画像の縦方向の解像度を上げることは血管や神経などの縦方向の領域分割の精度を向上させ，より正確で綺麗な立体形状をモデリングする上で重要である．さらに，空間情報処理における空間補間技術にはカーネル密度関数を用いた方法や逆距離加重法，クリギング補間法がある．カーネル密度関数には，Gaussian関数，Epanechinikov関数や4次関数などが用いられる．画像処理分野では，バイリニア補間法，バイキュービック補間法が用いられることが多く，補間関数としてはバイリニア，バイキュービック，ガ

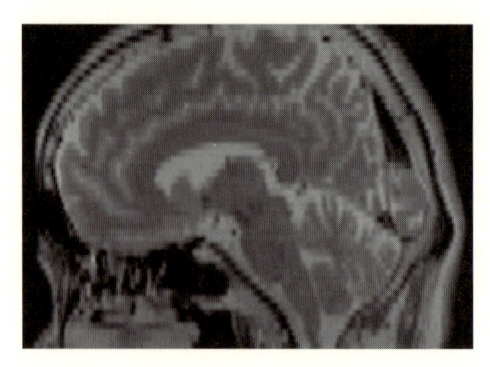

図 **6.10** MRI の元画像

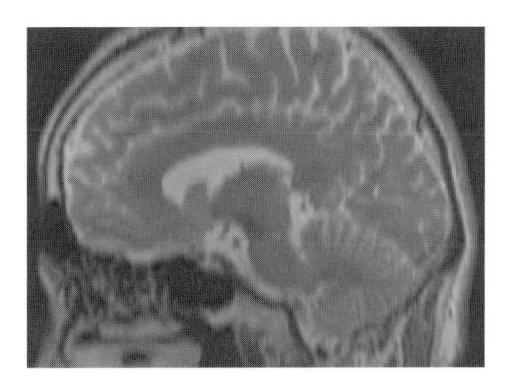

図 **6.11** Lanczos フィルタ（Voxel size 0.5）を用いた場合

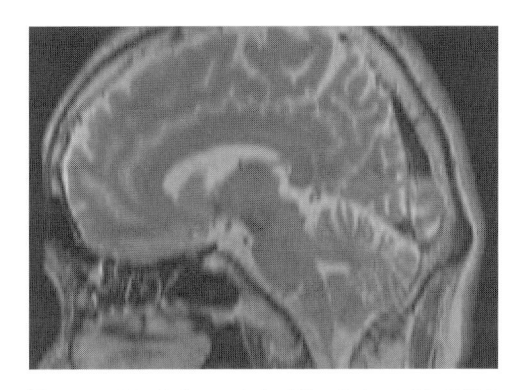

図 **6.12** Mitchel フィルタ（Voxel size 0.5）の場合

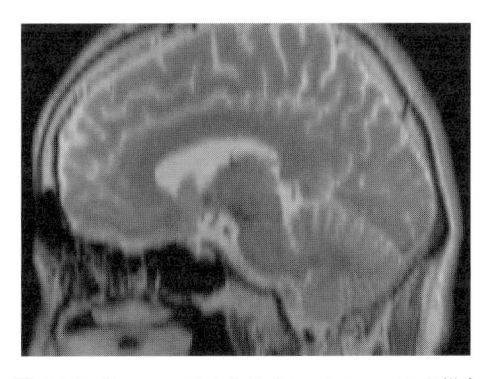

図 **6.13** Lanczos フィルタ (Voxel size 0.2) の場合

ウス，Sinc 関数が用いられている．

既述した Lanczos フィルタは，Lanczos-Sinc 補間法を用いたもので Lanczos 窓という窓関数で有限領域に制限を加えた Sinc 関数を補間カーネルとして用いた補間方法である．この関数を3次多項式で近似したものがバイキュービック補間カーネルである．バイキュービック補間カーネルや Lancoz-Sinc 関数のように補間点の周囲の画素に対して，非線形関数を用いた滑らかな重み付けを行うことで，補間点を正確に復元することが可能となる．しかし，その一方で補間時に画像のエッジ情報を失ってしまうこともある．

脳溝や血管，脳神経などをより抽出しやすくするためにはノイズの除去だけでなく画像のエッジをより鮮明にする必要がある．このために Edge-directed 補間法 (New Edge-Directed Interpolation: NEDI) が提案されている [Li X et al., 2001]．この原理は，補間画素の近傍画素の重みにその近傍画素の対角成分の画素の濃淡情報を考慮することで，補間画素周囲のエッジの変化を推定し，従来法に比べてエッジ情報が保たれた明瞭な画像を得られるというものである．

6.6.5 濃度補正

脳を抽出する場合には濃度補正を行い抽出しやすい画像を作成する．図 6.14 は元画像をコントラスト 2，濃度 0 にした場合の図である．MRI 画像の濃度

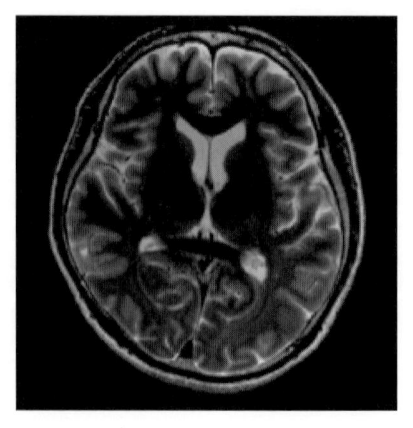

図 **6.14** 濃度補正（コントラスト 2，濃度 0）を行った場合の例

補正を行うことで白質と灰白質の容量が計算可能となり臨床応用されている [Harris GJ et al., 1994].

6.7 歪み補正

融合 3 次元画像で用いる CT や MRI などの医用スライス画像は撮影条件や撮影機器，個体差などによって変形している場合が少なくない．特にマルチフレームの場合には，各フレーム間の幾何学的変形を推定し，補正を行う必要がある．代表的な歪み補正法には線形変換とアフィン変換がある．MRI の画像は CT と異なり画像の周辺にいくほど形状変形をきたす傾向が強いために CT 画像と融合させる場合に歪み補正を要することもある．

6.8 超解像処理

超解像技術にはマルチフレーム超解像技術とシングルフレーム超解像技術がある．マルチフレーム超解像技術にはオプティカルフローによる変異推定や主成分分析による変異推定などの方法がある．シングルフレーム超解像技術には再構成法によるものとマニフォールド学習などを用いたものがある [Park SC et al., 2003]．医用画像の場合には，電子顕微鏡画像や二光子顕微鏡画像や映像の場合などに超解像技術に関する研究が進められている [Huang B et al., 2008]．また，CT や MRI のような 2 次元の医用画像から 3 次元画像を作成する場合には高解像のアイソトロピックボクセルであることが理想的であるが，平面画像の解像度（例：512×512）に対して縦方向の解像度が低く（例：128 枚）アイソトロピックボクセルにならない場合には，学習型超解像技術を応用する研究も行われている [Greenspan H et al., 2002].

6.9 アイソトロピックボクセル（等方性ボクセル）

異なる画像撮影装置の画像データの xy 軸方向のノイズ除去や歪み補正など高度な処理を行っても縦方向の解像度が違いすぎると高精細の融合 3 次元画像を作成することができない．そのため縦方向（z 軸方向）の補間処理が必

要となる.理想的には,高解像度で x, y, z 軸が同じ長さのアイソトロピックボクセルであるほどきれいな融合3次元生体モデルを作ることができる.

融合画像を作成する上で必要な,異なるモダリティの画像データはボクセルの大きさが異なる場合が多いのでレジストレーションを行う場合には,ボクセルサイズを Lancoz フィルタなどで補間処理して同じ大きさにすると比較的正確にレジストレーションができる.

演習問題

[6.1] 画像が持つ3つの情報とは何か述べよ.
[6.2] 画像の濃淡ヒストグラムとは何か説明せよ.
[6.3] 画質に影響を与える空間的情報とは何か説明せよ.
[6.4] 画像のノイズとその除去におけるフィルタの役割について述べよ.
[6.5] 医用画像処理における補間とその役割について述べよ.

参考文献

[Duc SR et al., 2008] Duc, Sylvain R., et al. "Internal knee derangement assessed with 3-minute three-dimensional isovoxel true FISP MR sequence: preliminary study." Radiology 246.2 (2008): 526–35.

[Greenspan H et al., 2002] Greenspan, Hayit, et al. "MRI inter-slice reconstruction using super-resolution." Magnetic Resonance Imaging 20.5 (2002): 437–446.

[Harris GJ et al., 1994] Harris, G. J., et al. "MR volume segmentation of gray matter and white matter using manual thresholding: dependence on image brightness." American journal of neuroradiology 15.2 (1994): 225–230.

[Huang B et al., 2008] Huang, Bo, et al. "Three-dimensional super-resolution imaging by stochastic optical reconstruction microscopy." Science 319.5864 (2008): 810–813.

[Lewis RA et al., 2004] Lewis, R. A., et al. "Medical phase contrast x-ray imaging: current status and future prospects." Physics in medicine and biology 49.16 (2004): 3573.

[Li X et al., 2001] Li, Xin and Michael T. Orchard. "New edge-directed interpolation." Image Processing, IEEE Transactions on 10.10 (2001): 1521–1527.

[Lysaker M et al., 2003] Lysaker, Marius, Arvid Lundervold, and Xue-Cheng Tai. "Noise removal using fourth-order partial differential equation with applications to medical magnetic resonance images in space and time." Image Processing, IEEE Transactions on 12.12 (2003): 1579–1590.

[Mangin JF et al., 2002] Mangin, J-F., et al. "Distortion correction and robust tensor estimation for MR diffusion imaging." Medical image analysis 6.3 (2002): 191–198.

[Meijering et al., 2001] Meijering, Erik HW, Wiro J. Niessen, and Max A. Viergever. "Quantitative evaluation of convolution-based methods for medical image interpolation." Medical Image Analysis 5.2 (2001): 111–126.

[Motwani MC et al., 2004] Motwani, Mukesh C., et al. "Survey of image denoising techniques." Proceedings of GSPX (2004): 27–30.

[Park SC et al., 2003] Park, Sung Cheol, Min Kyu Park and Moon Gi Kang. "Super-resolution image reconstruction: a technical overview." Signal Processing Magazine, IEEE 20.3(2003): 21–36.

[Schad L et al., 1987] Schad, Lothar, et al. "Correction of spatial distortion in MR imaging: a prerequisite for accurate stereotaxy." Journal of computer assisted tomography 11.3 (1987): 499–505.

[Weisskoff RM et al., 1992] Weisskoff, Robert M., and Suzanne Kiihne. "MRI susceptometry: Image-based measurement of absolute susceptibility of MR contrast agents and human blood." Magnetic Resonance in Medicine 24.2 (1992): 375–383.

[Xu Y et al., 1994] Xu, Yansun, et al. "Wavelet transform domain filters: a spatially selective noise filtration technique." Image Processing, IEEE Transactions on 3.6

(1994): 747–758.

[高木・下田, 2004] 高木幹雄, 下田陽久 (監修). 新編 画像解析ハンドブック. 東京大学出版会, 2004.

演習問題解答例

[6.1] 画像がもつ 3 つの情報とは何か述べよ.

　　画像がもつ情報には，濃淡そのものを表す濃淡情報，濃淡の画像上の分布を表す空間情報，濃淡の画像上での位置を表す幾何学情報の 3 つがある．通常 2 次元医用画像の画質を考える上で問題になるのは濃淡情報と空間情報の 2 つである．

[6.2] 画像の濃淡ヒストグラムとは何か説明せよ.

　　画像の各濃淡レベルの画素数を，横軸に濃淡レベル，縦軸に濃淡レベルの画素数をとったグラフで表したものを画像の濃淡ヒストグラムという．画像の明暗の変化の様子を階調あるいは調子といい，階調がどのように構成されているかを階調性という．階調性の善し悪しは，中間調の数である濃淡レベル数とその中間調がどのように使用されているかで決定される．この各濃淡レベルがどの程度使用されているかは濃淡ヒストグラムで知ることができる．

[6.3] 画質に影響を与える空間的情報とは何か説明せよ.

　　1 つは解像度である．一般に画像の解像力は，画像の入出力系において解像力チャートと呼ばれる線幅と線間隔が等しい白黒の周期パターンが画像上で識別できなくなる限界の線密度で定義される．線密度は，線幅と線間隔を合わせた長さ（空間的周期）を λ とするとその逆数 $1/\lambda$ で与えられる．$1/\lambda$ は空間周波数と呼ばれ，単位あたり存在する周期パターンの数を意味している．2 つ目は鮮鋭度である．鮮鋭度とは画像を見たときに感じる鮮鋭感の尺度であり，マニュアルでの領域分割の場合や 3 次元形状を可視化した際に問題となる．鮮鋭度の想定方法は，エッジ画像の勾配を測定する方法と空間スペクトルを測定する方法の 2 つがある

[6.4] 画像のノイズとその除去におけるフィルタの役割について述べよ.

　　入出力前の画像の濃淡や被写体の濃度など元の信号には本来含まれていなかった信号を一般に雑音（ノイズ：noise）という．雑音は，ランダム雑音と系統的雑音に分けられる．空間領域のノイズを除去するために各種のフィルタが用いられる．代表的なフィルタには Gaussian フィルタのようなスムージングフィルタがある．Gaussian フィルタでは，エッジもボケた画像になってしまうために，エッジを保存しながらノイズを除去するバイラテラルフィルタやア

ニソトロピックフィルタなども提案されている．

[6.5] 画像処理における補間とその役割について述べよ．

　一般に補間は，内挿ともいわれ，ある既知の数値データ列をもとにして，そのデータ列の各区間の範囲内を埋める数値を求めること，またはそのような関数を与えることである．また，その手法を補間法あるいは内挿法という．補間するためには，各区間の範囲内で成り立つことが期待される関数と境界での振る舞いである境界条件を決めることが必要となる．CT や MRI の画像データの水平方向の解像度は一般に 512×512 であるが，縦方向の画像は解像度が低い場合がある．このような場合には，矢状断面像上段差ができ，縦方向の解像度を向上させるためには Lanczos フィルタや Mitchel フィルタのようなフィルタを用いて縦方向の空間補間することもある．

第 7 章
医用画像のレジストレーション

学習の目的
1. レジストレーションアルゴリズムについて分類できること．
2. 剛体を仮定した場合のレジストレーション手法について理解すること．
3. 非剛体を仮定した場合のレジストレーション手法について理解すること．
4. 相互情報量法について理解すること．
5. レジストレーション誤差評価について理解すること．

要旨

一般に 2 つの異なる空間データが整合するように位置合わせし，それらの間の相対的な位置姿勢を求める作業をレジストレーションと呼ぶ．整合させたい 2 つの空間データそれぞれからそれらに共通する情報（共通情報）を抽出し，2 つの共通情報の整合性を見ながら，より良く整合するように 2 つの空間の間の変換を求める．また，レジストレーションの領域の大きさによって大域的に合わせる場合と局所的に合わせる場合の 2 通りがある．空間データには，CT 画像や MRI，PET 画像などの 3 次元医用画像に加えて，形状計測機で取得した身体の 3 次元形状などの幾何データや，単純 X 線写真や X 線透視撮影画像などの 2 次元画像も含まれる．

7.1 領域指定/抽出

図 7.1 にレジストレーションの基本手順を示す．2 つの画像のうち，レジストレーションの基準とするものを参照データ (referenced data)，移動するものを浮動データ (floating data) と呼ぶ．空間データにはヒトだけでなく，その他の物体も含む．これらのデータ全体の領域を Ω_A, Ω_B とする．

114　第 7 章　医用画像のレジストレーション

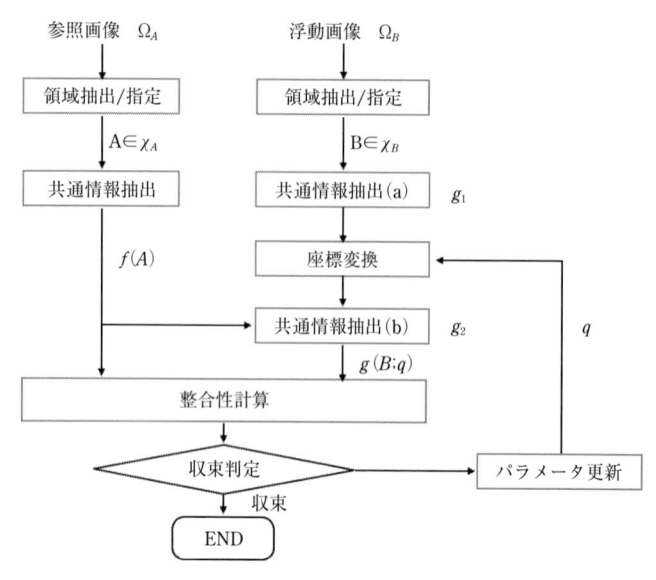

図 7.1　レジストレーションの基本的手順

まず，画像からヒトの構造のみの領域を抽出する．抽出関数を SEG_A および SEG_B，抽出した領域をそれぞれ χ_A, χ_B とし，そのときの画像に含まれる画素の集合をそれぞれ A, B とするとそれらの関係は次式で表される．

$$\mathrm{SEG}_A : \Omega_A \mapsto \chi_A \tag{7.1}$$

$$\mathrm{SEG}_B : \Omega_B \mapsto \chi_B \tag{7.2}$$

$$A = \{x | x \in \chi_A\} \tag{7.3}$$

$$B = \{x | x \in \chi_B\} \tag{7.4}$$

画像空間の一部の領域にしか情報が存在しないき，χ_A および χ_B は情報が与えられている領域を表す．たとえば，臓器の境界線/面の対応による位置合わせでは，χ_A および χ_B を境界上の領域（線あるいは面）とすることがある．

7.2　共通情報抽出

画像それぞれから 2 つの画像に共通する情報を抽出する．画素値から共通情報への変換 f および g により，画素値 A, B はそれぞれ $f(A)$ および $g(B)$ に変

換される画像 B において，変換 g は座標変換 $B \mapsto T(B; q)$ (q は座標変換パラメータ) の前後で処理され，座標変換前の処理 (図 7.1(a)) を g_1，座標変換後の処理 (図 7.1(b)) を g_2 とおくと，g は $g(B; q, f(A)) = g_2(T(g_1(B); q); f(A))$ と表すことができる．また，$X = g_2(X)$ あるいは $X = g_1(X)$ のとき，g はそれぞれの場合において，$g(B; q) = T(g_1(B); q)$ および $g(B; q, f(A)) = g_2(T(B; q); f(A))$ と表せる．変換 g_1 の変換後の値 $g_1(B)$ は座標変換パラメータ q に依存せず，画像 B のみから求められる．たとえば，共通情報として，画素値そのものを用いる場合や，境界上の整合性を見るために画像の微分値を用いる場合がある．また，画像全体に緩やかに影響している画素値の傾斜やコントラストの補正などの前処理もこの段階で行われる．座標 q_i の画素の近傍領域を χ_i とすると，画素値傾斜の補正は，

$$g_1(q_i; B) = b_i - \bar{b}_i, \quad \bar{b}_i = \frac{1}{N} \sum_j^{\chi_i} b_j \tag{7.5}$$

となる．ここで，b_i は座標 q_i における画素値，$\bar{b}_i$ は座標 q_i の近傍領域における画素値の平均値，N は座標 q_i の近傍領域 χ_i に含まれる画素数．また，画素値平均およびコントラストの補正は，

$$g_1(q_i; B) = \frac{b_i - \bar{b}_i}{\sigma_i}, \quad \sigma_i^2 = \frac{1}{N} \sum_j^{\chi_i} (b_i - \bar{b}_i)^2 \tag{7.6}$$

となる．ここで，σ_i^2 は座標 q_i の近傍領域における画素値の分散．

変換 g_2 の変換後の値 $g_2(B)$ は座標変換パラメータ q に影響を受け，q を用いて座標変換した B の値 $T(B; q)$ を用いて計算される．この変換は，画像 A における座標 q_i から座標変換 T によって得られる画像 B の対応座標 $T^{-1}(q_i; q)$ の情報 $g_1(T^{-1}(q_i; q); B)$ が，座標 q_i の情報 $f(q_i; A)$ と直接対応付けできないとき，たとえば手順 1 において χ_A および χ_B が境界上に限定されるとき，画像 B において $T^{-1}(q_i; q)$ の χ_B 内の最近傍点が対応点として選ばれる．

7.3 座標変換

レジストレーションのための空間の変換には，剛体変換 (回転および平行

移動のみからなる変換）か非剛体変換か，アフィン変換（線形変換）か非線形変換かを考える．2つの空間で位置姿勢の移動のみを考えればよい場合には剛体変換で構わないが，たとえば撮影時の画像の歪みなどを補正する場合には適切な非剛体変換を行う必要がある．

7.3.1 剛体変換

剛体とは，力を加えても変形しない現実世界には存在しない理想的な物体のことを意味している．固体の形状や運動を計算機で計算する場合に，現実世界で起こる力を加えた場合に起こる変形や振動を正確に表現しようとすると極めて計算が面倒になるために，固体を剛体という仮想的な物体として取り扱う．

剛体変換は，3つの平行移動成分と3つの回転成分を含む6自由度の変換からなる．アフィン変換は，線形演算（行列演算）で変形を表現できる変換であり，9自由度の変換である．回転と平行移動に加え，縦横比など大きさの変化や，空間軸間の角度が変化する．画像中に2つの直線があるとき，アフィン変換では2つの直線の間の角度は変化するが直線はそのまま直線として変換され曲線になることはない．

剛体の変数には，通常位置座標である X, Y, Z と剛体に固定した直交座標系の方位を示す Euler 角（回転角）の θ, ϕ, ψ が用いられている．

3次元の剛体変換の場合には，6つの自由度は X 方向，Y 方向，Z 方向の移動 t_x, t_y, t_z と回転 α, β, γ となり，回転行列を R とすると剛体の場合の変換行列 T_rigid は下記の行列で表すことができる．

$$T_\mathrm{rigid}(\chi) = R\chi + t \tag{7.7}$$

R は下記の行列式となる．

$$R = \begin{bmatrix} \cos\beta\cos\gamma & \cos\alpha\sin\gamma + \sin\alpha\sin\beta\cos\gamma & \sin\alpha\sin\gamma - \cos\alpha\sin\beta\cos\gamma \\ -\cos\beta\sin\gamma & \cos\alpha\cos\gamma - \sin\alpha\sin\beta\sin\gamma & \sin\alpha\cos\gamma + \cos\alpha\sin\beta\cos\gamma \\ \sin\beta & -\sin\alpha\cos\beta & \cos\alpha\cos\beta \end{bmatrix} \tag{7.8}$$

よって剛体と仮定した場合の χ の変換行列は

$$T_{\mathrm{rigid}}(\chi) = \begin{bmatrix} \cos\beta\cos\gamma & \cos\alpha\sin\gamma + \sin\alpha\sin\beta\cos\gamma & \sin\alpha\sin\gamma - \cos\alpha\sin\beta\cos\gamma & t_x \\ -\cos\beta\sin\gamma & \cos\alpha\cos\gamma - \sin\alpha\sin\beta\sin\gamma & \sin\alpha\cos\gamma + \cos\alpha\sin\beta\cos\gamma & t_y \\ \sin\beta & -\sin\alpha\cos\beta & \cos\alpha\cos\beta & t_z \\ 0 & 0 & 0 & 1 \end{bmatrix}$$

$$\begin{bmatrix} x \\ y \\ z \\ 1 \end{bmatrix} \tag{7.9}$$

投影変換行列を下式とすると

$$T_{\mathrm{projection}} = \begin{bmatrix} k_u & 0 & u_0 & 0 \\ 0 & k_v & v_0 & 0 \\ 0 & 0 & 1 & 0 \end{bmatrix} \tag{7.10}$$

2D-3D 変換は

$$T_{\text{2D-3D}} = T_{\mathrm{projection}} T_{\mathrm{rigid}} \tag{7.11}$$

となる [Hill, Derek LG et al., 2001].

7.3.2 非剛体変換

非剛体変換では，B-スプライン関数 [Catmull E, 1974] やベジェ曲面 [Shirman LA and Séquin CH, 1991] などの高次多項式を用いた変換がよく用いられる．非剛体変換では，直線が曲線に変換される場合がある．一方，画像中の位置によって変形の様子が大きく異なる（変形の局所性が強い）場合には，局所的変形による変換を行う．一般に，座標変換 $T(\,\cdot\,;q)$ の初期値は任意に与えられるか単位行列（無変換）が与えられる [Hajnal JV et al., 1995].

7.4 整合性計算

座標変換 $T(\,\cdot\,;q)$ によって空間統合された共通情報 $f(A)$ および $g(B;q)$ の

整合性を計算する．$f(A)$ および $g(B;q)$ がともに画像の場合には，一般に 2 つの画像の類似度を求める．多くの場合，類似度は 0 以上 1 以下の値を取るように定義され，1 に近いほど 2 つの空間情報が似通っていることを表す．2 つの空間情報の類似度が 1 に近づくように空間変換パラメータ q をわずかずつ繰り返し更新していくことで空間を整合させる．

このように，レジストレーションのためには，(1) 共通情報，(2) 類似度の評価方法，(3) 空間変換（空間の相対関係の表現法およびそのパラメータ）の 3 つを決める必要がある．また，レジストレーションの精度は，空間変換の最適化手法（空間変換パラメータを求める計算方法）に依存することがある．

7.5 画像のレジストレーションの種類

画像のレジストレーションの分類には，次元で分類する場合，剛体変換やアフィン変換など変換方法で分類する場合，CT や MRI など画像検査のモダリティごとに分類する場合，対象臓器別に分類する場合などいろいろな分類法がある．ここでは，レジストレーションを行う画像データの次元をもとに分類すると，1) 異なるモダリティで撮影した 2 次元画像データ同士をレジストレーションする場合（以下 2D-2D），次に 2) 同様に 3 次元画像データと 3 次元画像とをレジストレーションする場合（以下 3D-3D），3) 2 次元画像データと 3 次元画像データをレジストレーションする場合（以下 2D-3D），最後に 4) 異なる時間で撮影した画像データをレジストレーションする場合となる．

7.5.1 2D-2D レジストレーション

たとえば，乳がん検診に使用されるマンモグラフィー画像と腫瘍シンチグラフィー画像などの 2 次元画像データ同士を重ね合わせるような場合である．両者の画像データの座標系が正確なデータであれば，基本的には 2 次元画像同士は回転と直交座標変換によって正確にレジストレーションすることができる．座標系が不明確である場合には相互情報量を用いた方法もある [Plattard D et al., 2000]．臨床的に 2 次元画像の座標系を撮影時に正確に測定し，画像データの属性値として入力することが困難であることが少なくないため臨床で利用されることは少ない．

7.5.2 3D-3D レジストレーション

CT や MRI のボリュームデータのような3次元画像データ同士のレジストレーションである．正確な座標系が画像データの属性として撮影時に入力されているために，比較的容易に回転と座標変換によりレジストレーションできる．通常は3つの座標変換と3つの回転が必要となる．ただし，この場合多くは臓器や血管，組織は力を加えても変形や振動が起こらない剛体であることを前提としている．また，撮影方法によって画像データのボクセルのスケール (x, y, z) が異なる場合も少なくない．特に z 軸方向のスケールが異なっている場合が多く，レジストレーションする前に補間処理を行うこともある．PET や MEG，トラクトグラフィーデータとのレジストレーションも融合3次元画像解析には重要である．また，CT や MRI 画像データの解像度は近い将来 x 軸 y 軸が 512×512 から 1024 や 2048 になり，さらに高速で精度の高いレジストレーション法の開発が必要となる．

7.5.3 2D-3D レジストレーション

たとえば，CT 画像や MRI，超音波画像のような3次元画像データと血管造影やマンモグラフィーなどの2次元 X 線画像データをレジストレーションすることである．これは臨床的には CT 画像や MRI の解像度が X 線写真よりも低い場合で，より高精細の臓器や血管の立体的配置をリアルタイムに理解したい術中穿刺のような場合に用いられている．通常は，X 線画像や術野写真などの2次元画像データの透視投影と CT 画像や MRI などの3次元画像ボリュームデータを合わせるため，10次元以上の自由度となる．

X 線写真やビデオ映像を3次元ボリュームデータにレジストレーションする主な方法には，X 線写真やビデオ映像の特徴をもとにした方法 (feature-based) [Dai X and Khorram S, 1999] と直接輝度値をもとにした方法 (direct intensity-based method) がある．

X 線写真やビデオ映像の特徴をもとにした方法は，X 線写真やビデオ写真のシルエットが CT や MRI などのボリュームデータから投影されて作成された構造に合わせるアルゴリズムである．この場合シルエットの接線とボリュームデータ投影像の接線の幾何学的特性が用いられるアルゴリズムもあ

る [Lavallé S and Szeliski R, 1995]．この種のアルゴリズムは高速であるが，両方のデータのセグメンテーションの度合いに精度が大きく依存するという欠点がある．

　直接輝度値をもとにした方法 (direct intensity-based method) には，CT の輝度値から直接 2 次元画像を再構成し X 照射方向や穿刺方向を推定する方法 [Lemieux L et al., 1994] がある．

　上記以外では，実映像と CT や MRI のボリュームデータとのレジストレーションに相互情報量を用いる方法 [Viola P and Wells III WM, 1995] や Photoconsistent を用いた方法 [Clarkson MJ et al., 2000] も報告されている．

7.5.4　時間が異なる画像のレジストレーション

　大脳のような臓器は撮影時間が異なってもさほど大きな臓器の変形をきたさないが，心臓や肺のように時間とともに大きく構造が変化する臓器の場合には，心電図や呼吸と同期させた撮影を行い，それをもとにレジストレーションを行う．また，血管造影検査時の動脈相，毛細血管相，静脈相の 2 次元画像データを 3 次元の血管形状にレジストレーションしてマッピングを行い，血流の動的な変化を立体的に可視化する研究も行われている．

7.6　画像のレジストレーションアルゴリズム

　同一症例を撮影した MRI 画像データと CT 画像データとをレジストレーションする場合を例に考える．2 つの画像データをレジストレーションするためには CT 画像データ A を MRI 画像データ B にできるだけ合わせるための変換が必要となる．ここで CT 画像 A 上の任意の地点を χ_A，MRI 画像 B 上の任意の地点を χ_B とし，MRI 画像 B を変換 T によって CT 画像 A に重ね合わせることは下式のように定式化できる．

$$T : \chi_B \mapsto \chi_A \iff T(\chi_B) = \chi_A \tag{7.12}$$

　この T は空間マッピング (spacial mapping) ともいわれる．しかし，もともと CT 画像データ A も MRI 画像データ B もヒトだけでなく，その他のデータも含んでいる．そこで，ここではヒトの構造だけを示す CT 画像デー

タ領域を χ_A とし，すべての CT 画像データの輝度値の集合を Ω_A とする．同様に，ヒトのみの MRI 画像領域を χ_B とし，MRI 画像のすべての輝度値の集合を Ω_B とする．それぞれのヒトの輝度値はそれぞれの画像の全輝度値に含まれ，その値は $A(\chi_A)$, $B(\chi_B)$ と表現できる．

$$A: \chi_A \in \Omega_A \mapsto A(\chi_A)$$
$$B: \chi_B \in \Omega_B \mapsto B(\chi_B)$$

画像 A と画像 B が重なり合っている領域がある場合も考えられる．この重なりの部分を定式化すると下式となる．ここで T^{-1} は T の逆行列である．

$$\Omega_{A,B}^T = \{\chi_A \in \Omega_A | T^{-1}(\chi_A) \in \Omega_B\} \tag{7.13}$$

3 次元画像データの幾何学的特徴を用いたレジストレーションを行うアルゴリズムの場合には，画像データ A と B で認められる同じ輝度値に対応する両者の点の集合の特徴を決定し，画像 A を画像 B に合わせる処理 T を計算することになる．2 つの画像が完全に合わない場合には補間処理が行われる．ここで MRI の画像データ A のボクセルの全輝度値を Ω_A とし，その中の輝度値が a となる領域を Ω_a とすると，Ω_a は下記のように定式化することができる [Hill, Derek LG et al., 2001]．

$$\Omega_a = \{\chi_A \in \Omega_A | A(\chi_A) = a\} \tag{7.14}$$

上記より MRI 画像と CT 画像が輝度値 a で重なっている領域を Ω_a^T とすると

$$\Omega_a^T = \{\chi_A \in \Omega_{A,B}^T | A(\chi_A) = a\} \tag{7.15}$$

MRI 画像と CT 画像が輝度値 b で重なっている領域を Ω_b^T とすると下式となる．

$$\Omega_b^T = \{\chi_A \in \Omega_{A,B}^T | B^\tau(\chi_A) = b\} \tag{7.16}$$

7.7 剛体を仮定した場合の主なアルゴリズム

7.7.1 画素値に基づく手法

2 つの画像のボクセルの類似度を尺度にレジストレーションしていく方法で

ある．"join histogram" や "join probability distribution" とも表現される．代表的な類似度の尺度を用いた方法には，2つの画像のボクセル値の差の自乗を尺度として値が最小になるような画像変換を行う SID (Squared Intensity Differences) 法 [Hajnal JV et al., 1995]，2つの画像のボクセル値の線形相関係数を尺度として値が最も高くなるような画像変換を行う CC (Correlation Coefficient) 法 [Lemieux L et al., 1994]，2つの画像が一致する場合には2つの画像の輝度値の比が一致するという仮定のもとに，比画像の分散が最小となるような画像変換を求める RIU (Radio Image Uniformity) 法 [Woods RP et al., 1993]，機械学習の k-means 法を用い分割クラスタのそれぞれの分散が最小になるようにする k-means 法 [Ardekani BA et al., 1995]，類似度の尺度として相互情報量を用いた方法などがある．

1) 絶対残差和および残差2乗和

画像 A の任意の部位のボクセルを χ_A とし，N 個のボクセルで構成されている2つの画像が重なった領域を $\Omega_{A,B}^{\tau}$ とすると，2つの画像の濃度差が最小になる場合を定式化すると下式となる．これを sum of squared differences（以下 SSD）という．

$$\text{SSD} = \frac{1}{N} \sum_{\chi_A \in \Omega_{A,B}^{\tau}} |A(\chi_A) - B^{\tau}(\chi_A)|^2 \qquad (7.17)$$

SSD は2つの画像のボクセルの差よりも，ボクセル数が少ないことに大きく影響を受けるために差分絶対値の合計を用いて外れ値を削減する方法を sum of absolute difference（以下 SAD）法という．

$$\text{SAD} = \frac{1}{N} \sum_{\chi_A \in \Omega_{A,B}^{\tau}} |A(\chi_A) - B^{\tau}(\chi_A)| \qquad (7.18)$$

絶対残差和 (SAD) は参照画像と浮動画像の画素値の差の絶対値和，残差2乗和 (SSD) は差の2乗和である．よって，これらは，各画素値の差異の累積値であるため，値が小さい方が類似していることになる．

2) 正規化相関

画像内の輝度値が，ほぼ線形の関係にある場合には，至適な類似度計算は下記の相関係数 NCC で求めることができる．

$$\mathrm{NCC}(\chi_A) = \frac{\sum_{\chi_A \in \Omega^\tau_{A,B}}(A(\chi_A) - \bar{A}) \cdot (B^\tau(\chi_A) - \bar{B})}{\sqrt{\sum_{\chi_A \in \Omega^\tau_{A,B}}(A(\chi_A) - \bar{A})^2} \cdot \sqrt{\sum_{\chi_A \in \Omega^\tau_{A,B}}(B^\tau(\chi_A) - \bar{B})^2}} \tag{7.19}$$

ただし，$\bar{A}$ は，領域 $\Omega^\tau_{A,B}$ の中の画像 A の平均ボクセル値とし，$\bar{B}$ は，領域 $\Omega^\tau_{A,B}$ の中の $B^\tau(\chi_A)$ の平均値とする．

$$\bar{A} = \frac{1}{N} \sum_{\chi_A \in \Omega^\tau_{A,B}} A(\chi_A) \tag{7.20}$$

$$\bar{B} = \frac{1}{N} \sum_{\chi_A \in \Omega^\tau_{A,B}} B^\tau(\chi_A) \tag{7.21}$$

3) 相互情報量を用いた方法

2つの画像で画素値が表す物理量が異なる場合には，画素値を共通情報とした相互情報量 (Mutual Information: MI) による評価が多く用いられる．相互情報量を用いた方法を理解するには，まず，情報量を理解し，次に平均情報量について理解する必要がある．

【情報量】

まず，情報量とは，一般には1940年代にShannonが情報理論の中で下記の式として定式化したものである．

$$H = -\log_2 p \quad (\text{ただし } p \text{ は確率を表す}) \tag{7.22}$$

上記の式は次の3つの条件を満たすこととされている．
1) 情報量 H は発生確率 p に対して単調減少する関数であること．
2) 新しい情報の追加により情報量は加算的に増加していくこと．
3) 確率 $p = 0.5$ のときに，1 [bit] とすること．

【平均情報量】

平均情報量 $H(M)$ は，

$$H(M) = -\sum_{m \in M} p(m) \log p(m) \tag{7.23}$$

となる．

一般には M は離散確率変数であり，H は M の値の不確かさ（エントロピー）の尺度となる．H を確率分布を表す関数とすると下記となる．

$$H(p) = -\sum_{1}^{m} p(i) \log p(i) \tag{7.24}$$

ここで，2つの離散確率変数 X と Y の結合の不確かさ（エントロピー）を $H(X,Y)$ とすると

$$H(X,Y) = -\sum_{x,y} p(x,y) \log p(x,y) \tag{7.25}$$

上記から，一方の画像で他方の画像をどの程度表現できるかを表す尺度として平均情報量を考えると，平均情報量の値が最大になるような画像変換行列を求めることで2つの画像のレジストレーションができることになる．

画像の場合平均情報量は下記の式となる．

$$H(p_1, p_2, p_3, \ldots, p_i) = -\sum_{i=1}^{i} p_s \log p_{s*} \tag{7.26}$$

ここで $p_1, p_2, p_3, \ldots, p_i$ は生起事象である．画像 M と画像 N の2つの画像の平均情報量はそれぞれ以下となる．

$$H(M) = -\sum_{m \in M} p(m) \log(p(m)) \tag{7.27}$$

$$H(N) = -\sum_{n \in N} p(n) \log(p(n)) \tag{7.28}$$

ここで，m, n はそれぞれの画像における画素値で，また，これらの結合情報量は

$$H(M,N) = -\sum_{n \in M} \sum_{n \in N} p(m,n) \log(p(m,n)) \tag{7.29}$$

となる．

【相互情報量】
相互情報量（伝達情報量）は，確率事象 M と N が独立でないとき，N がわかると M を表すビット数が大きくなることである．N を表すビットが M に関する情報も表すことになる．つまり，相互情報量が大きいほど2つの画像は同じ情報を有していることになる．これを定式化すると下式となる．

$$MI(M;N) = \sum_{n \in N} p(n) \sum_{m \in M} p(m \mid n) \log \frac{p(m \mid n)}{p(m)} \qquad (7.30)$$
$$= \sum_{m \in M} \sum_{n \in N} p(m,n) \log \frac{p(m,n)}{p(m)p(n)}$$

相互情報量の基本的な特性は

$$MI(M;N) = H(M) - H(M|N) \qquad (7.31)$$
$$H(M|N) = H(M,N) - H(N)$$

であるので

$$MI(M;N) = H(M) + H(N) - H(M,N) \qquad (7.32)$$

$H(M) = H(N) = H(M,N)$ の場合，つまり2つの画像 M も N も同じ場合には下式となる．

$$MI(M;N) = H(M) + H(N) - H(M,N) = H(M) \qquad (7.33)$$

【正規化相互情報量】
上記の相互情報量を用いた方法ではオーバラップ問題を解決することができない．そのため，Studholme らは下記のような正規化相互情報量という尺度を提案している．

$$NMI(M;N) = \frac{H(M) + H(N)}{H(M,N)} \qquad (7.34)$$
$$= \frac{MI(M;N)}{H(M,N)} + 1$$

相互情報量の場合も正規化相互情報量の場合も，2つの画像のレジストレーションがうまくいくには，その最大値を得る必要がある．この最大値を求め

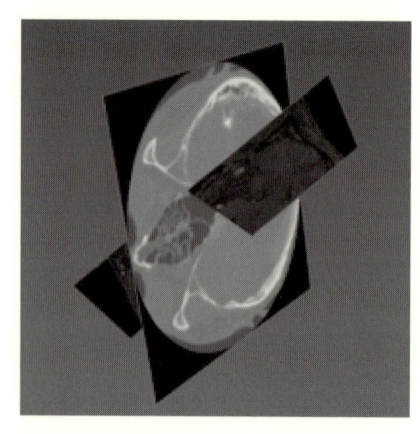

図 7.2 相互情報量法で 2 つの画像のレジストレーションがうまくいかない場合

る方法には,シンプレックス法,パウエル法,再急勾配降下法,共役勾配法,準ニュートン法,レーベンバーグ法,マルカート法があるが,Maes らはパウエル法 [Maes F et al., 1999],Yokoi らはシンプレックス法を推奨している [Yokoi T et al., 2004].

図 7.2 は相互情報量を用いても CT 画像と MRA 画像の 2 つの画像のレジストレーションがうまくいかない場合である.2 つの画像の位置がまったく異なっていることがわかる.このようにレジストレーションを行う場合に結果の可視化は不可欠である.また,レジストレーション計算における残差を算出することも重要である.図 7.3 はほぼ正しくレジストレーションできている例である.奥に隠れている画像が CT 画像で,手前に描画されているのが MRA 画像である.

臨床現場でレジストレーションの精度を向上させるためには,融合させたい領域同士がほぼ同じ領域の画像データであることが重要である.異なる撮影法や撮影装置で出力された複数の画像データをレジストレーションした後に脳表や血管,頭蓋骨などのレジストレーションを行う.

4) RIU (Radio Image Uniformity) 法

このアルゴリズムは,2 つの異なった画像 (A, B) データの均一性を,B の画像をある変換 τ で A に重ね合わせた画像データの各ボクセルの輝度値

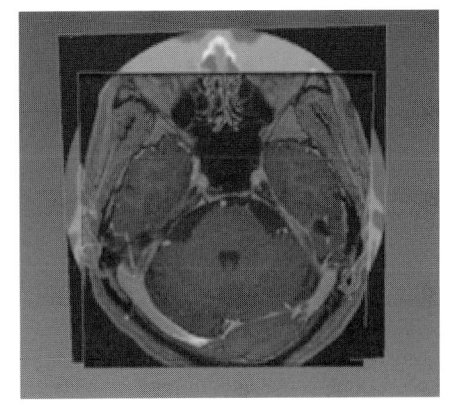

図 7.3 相互情報量法で 2 つの画像をほぼレジストレーションできた場合

$(A(\chi), B^\tau(\chi_A))$ の比を計算し,均一性が最大になる(分散が最小限となる)ような変換 τ を再帰的に見出す手法である [Woods RP et al., 1992].

$$R(\chi_A) = \frac{A(\chi_A)}{B^\tau(\chi_A)} \quad \forall \chi_A \in \Omega^\tau_{A,B} \tag{7.35}$$

$$\bar{R} = \frac{1}{N} \sum_{\chi_A \in \Omega^\tau_{A,B}} R(\chi_A) \tag{7.36}$$

$$\text{RIU} = \frac{\sqrt{\frac{1}{N} \sum_{\chi_A \in \Omega^\tau_{A,B}} (R(\chi_A) - \bar{R})^2}}{\bar{R}} \tag{7.37}$$

5) PIU (Partioned Intensity Uniformity) 法

PIU アルゴリズムとは,「特定の MRI ピクセル値であるすべてのピクセルは同じ組織型を表し,対応する PET ピクセル値も類似していなければならない」という理想的な前提条件に基づいている.したがって,アルゴリズムは MRI ボクセルの値に基づく 256 の個別の箱(または等輝度セット)に MRI 画像を分割して,各箱の中で PET のボクセル値の均一性が最大になるようにレジストレーションを行う.最適なレジストレーションは,正規化された標準偏差を最小化することによって各箱の中の均一性が最大となることで判断する.

$$\text{PIU}_B = \sum_a \frac{n_a}{N} \frac{\sigma_B(a)}{\mu_B(a)} \tag{7.38}$$

$$\mathrm{PIU}_A = \sum_b \frac{n_b}{N} \frac{\sigma_B(b)}{\mu_B(b)}$$

ただし，

$$n_a = \sum_{\Omega_a^T} 1 \tag{7.39}$$

$$n_b = \sum_{\Omega_b^T} 1$$

$$\mu_B(a) = \frac{1}{n_a} \sum_{\Omega_a^T} B^\tau(\chi_A)$$

$$\mu_A(b) = \frac{1}{n_b} \sum_{\Omega_b^T} A(\chi_A)$$

$$\sigma_B(a) = \frac{1}{n_a} \sum_{\Omega_a^T} (B^\tau(\chi_A) - \mu_B(a))^2$$

$$\sigma_A(b) = \frac{1}{n_b} \sum_{\Omega_b^T} (A(\chi_A) - \mu_A(b))^2$$

6) 輝度値に基づく 2D-3D レジストレーション

　CT 画像の画素値は X 線吸収係数であることを使うと，CT 画像（3 次元）と X 線画像（2 次元）のレジストレーションを行うことができる．まず，相対位置姿勢 q において CT 画像を X 線源と画像面の間に配置し，X 線源から放出された X 線が CT 画像の各ボクセルを貫きながら減衰するシミュレーションを行い仮想的な X 線画像を得る．X 線源から放出された X 線の強度を I_0，各ボクセルの X 線減弱係数を μ_i，ボクセルの厚みを d とすると，1 つ目のボクセルを透過した後の X 線強度は

$$I_1 = I_0 \exp(-d\mu_1) \tag{7.40}$$

となる．同様に 2 つめのボクセルを透過した後の X 線強度は

$$I_n = I_0 \exp\left(-d\sum_i \mu_i\right) \tag{7.41}$$

となる．したがって，

$$\ln \frac{I_0}{I_n} = d \sum_i \mu_i \tag{7.42}$$

と書け，すべてのボクセルを透過した後のX線強度は，X線が通過する各ボクセルのX線減弱係数の和で計算することができる．この数値シミュレーション計算により，CT画像から任意の相対位置姿勢 q のX線画像を仮想的に生成する．生成した仮想X線画像と術中に撮影したX線画像の画素値を共通情報とし，これら2枚の画像の類似度を計算しながらCT画像の相対位置姿勢 q を更新していく．一般に，類似度の計算には，正規化相関が用いられる．この手法を輝度値に基づく2D-3Dレジストレーション (Intensity-based 2D-3D registration) [Weese J et al., 1997] と呼ぶ．

7.7.2 幾何情報に基づく手法
1) 点情報を用いたレジストレーション

i ランドマーク（基準点）をもとにしたレジストレーション

　最も基本的なレジストレーションアルゴリズムの1つに，2つの異なる画像データ中のランドマークをもとにしたアルゴリズムがある [Fitzpatrick JM et al., 1998]．この場合，当然ながら異なる直線上にない3点以上のランドマークが必要となり，対応する2点間の距離が最小になる空間変換を求める．ランドマークとする点マーカーは，骨に固定する侵襲的点マーカーと皮膚に貼る非侵襲的点マーカーの2つがある．通常，対応する2点間の距離の2乗和を最小とする計算が行われる．後述する表面やボリュームを用いた手法よりも，点マーカーを用いた方が空間変換を簡単に求めることができるために容易であるが，侵襲的点マーカーは被験者への疼痛や傷跡などの問題がある．皮膚に貼る非侵襲的点マーカーの場合には，ずれによる測定誤差の発生を加味する必要がある．

ii 特徴点の対応指定による手法

　空間 A 内の点群 q_{Ai} に対して空間 B 内の点群 q_{Bi} が対応付けられているとき2つの空間の相対位置姿勢 q は次式で求められる．

$$q = \arg\min \sum_i \{q_{Ai} - T(q_{Bi}; q)\}^2 \tag{7.43}$$

点群の対応付けによるレジストレーション法を点対応レジストレーションと呼ぶ．点群 q_{Ai} および q_{Bi} は任意に与えられることも多いが境界線/面の曲率を算出して対応点を探索する方法や 2 次元画像の場合には shift-invariant feature transform (SIFT) による特徴点探索法が用いられることもある [Lowe DG, 2004]．

2) 表面情報を用いたレジストレーション

対応する表面を検出し，2 つの非線形の表面形状間の距離の最小化計算を行い変換する．代表的なアルゴリズムには "Head and Hat" アルゴリズム [Pelizzari CA et al., 1989] と Iterative Closest Point (ICP) 法 [Besl PJ and McKay ND, 1992] がある．

i Head and Hat アルゴリズム

あるモダリティから撮影されたスライス画像の中のレジストレーションしたい対象物の輪郭を描き，この表面形状を Head とする．別のモダリティで撮影された対応する表面の点のセットを Hat とする．Head の輪郭上の点に対して Hat の点を合わせるように，2 点間距離の差の 2 乗の総和が最小となるまで計算する．臨床においてこの手法は MRI と PET 画像のレジストレーションのために多く用いられ，対象物が球形に近い対称形のような場合には回転するために間違った結果となるため ICP 法の方がよく使用されている．

ii 距離変換法

ある表面形状に対して空間上のすべての点の距離を事前に計算することで表面形状のレジストレーションを効率的に行う方法である [Maurer Jr, CR et al., 2003]．

iii Iterative Closest Point (ICP) 法

レジストレーションを行うある 1 つの表面形状上の点群と他方の表面形状上の三角パッチ（ファセット）群を設定し，点群と最も近い三角パッチを探索し，そのペアをもとに剛体変換を行い，最も近い点群を生成し，残余誤差が最小になるまで繰り返す方法である [Besl PJ and McKay ND, 1992]．具体的には，1 つまたは 2 つのメッシュからいくつかの点を選択する (selection)．次に 1 つの点が他方のメッシュのどこに対応するのかを求める (matching)．次に重み付けを行い (weighting)，不要なペア（点対）を除外し (rejecting)，

誤差量を求め (error metric), 誤差量を最小化する (minimizing). つまり, 2 つの表面形状の1つを平行移動や回転させて対応点間距離を最小化するアルゴリズムである. Head and Hat アルゴリズムに比べ対応点群数が非常に多くなるため高精度で安定した解を得られるのであるが, 異なったモダリティから生成される画像データは異なったコントラストである場合があり, 正確な描画が困難となるなど表面形状の性質によって結果が大きく影響を受けてしまうという欠点をもっている.

ここで異なる空間内にある2つの表面データをレジストレーションすることを考える. 空間 A 内にある表面を点集合 $\{q_{Ai}\}$ で表し, 空間 B 内にある表面を点集合 $\{q_{Bi}\}$ で表すとき, 点 q_{Ai} の対応点 q_{Bi} は, 2つの空間の座標変換 $T(\cdot; q)$ を用いて, $q_{Bi} = \text{CLOSEST}(T^{-1}(q_{Ai}; q)) \in q_{Bi}$ と表せる. ここで, $\text{CLOSEST}(q_i)$ は集合 $q(Bi)$ から点 q_i の最近傍点を探索する関数. このとき, 座標変換パラメータ q は次式で求められる.

$$q = \operatorname*{argmin}_{i} \sum \{q_{Ai} - T(q_{Bi}; q)\}^2 \tag{7.44}$$

アルゴリズムを定式化してみる. P というサーフェス上の任意の点を p_i とし, サーフェス P と別のサーフェスを χ とし, その表面の任意の点を x とする. p_i と x の距離を d とすると, 両者のサーフェスの距離が最も小さい場合は下式となる.

$$d(p_i, \chi) = \min_{x \in \chi} ||x - p_i|| \tag{7.45}$$

ここでモデル χ は, 三角形の1つのセット t_i で構成され, q_i は三角形の頂点 r_1, r_2, r_3 で成り立っているとすると下記の式が成り立つ.

$$d(p_i, t_i) = \min_{u+v+w=1} ||ur_1 + vr_2 + wr_3 + p_i|| \tag{7.46}$$

ただし, $u \in [0,1]$, $v \in [0,1]$, $w \in [0,1]$ とし, 点 p_i に最も近い点 q_i は $q_i = (uv_1, vr_2, wr_3)$ とする.

iv 輪郭に基づく 2D-3D レジストレーション

術前に撮影した CT 画像を術中に撮影した X 線透視撮影画像へレジストレーションを行う場合を考える. 図 7.4 は, 下肢大腿骨部をレジストレーションする例である. 術前 CT 画像からは, 骨の表面を抽出する. また, 術中 X

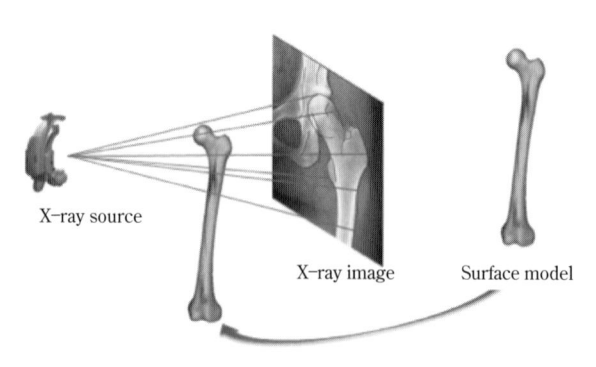

図 **7.4** 2D-3D レジストレーション

線画像からは，2次元画像上における骨の輪郭線を抽出する．X線透視撮影装置では，X線源と画像面との位置関係は既知であることが多いので，X線源（1点）と骨の輪郭線上の任意の点を3次元空間内で結ぶことができる．すべての骨の輪郭線上の点に対してこの直線を計算することで3次元空間内の面（直線群）を得ることができる．輪郭線群は骨の表面と交点を持つことから，さきほどの面と術前 CT 画像から抽出した骨表面を一致させることで骨の位置姿勢を得ることができる．この手法を輪郭に基づく 2D-3D レジストレーション (Contour-based 2D-3D registration) と呼ぶ [Lavallé S and Szeliski R, 1995]．

7.8 非剛体を仮定した場合の主なアルゴリズム

非剛体レジストレーションのアルゴリズムは多種多様なものが提案されている．大きく，a) アフィン変換の拡張，b) 物体の物理モデルに基づくもの，c) 補間・近似理論に基づくもの，d) 数学的特性に基づいた変換の制約に基づいた方法，に分けられる [Holden M, 2008]．

7.8.1 アフィン変換の拡張

剛体および非剛体のレジストレーション技術間の差は変換の性質にある．剛体レジストレーション場合は，6つの自由度（3種類の回転と3種類の移動）をもとに変換される．原画像から対応するターゲット画像のすべての点

に対してマッピングされるという性質をもつ．

$$T:(x,y,z) \mapsto (x',y',z')$$

下式は拡大縮小と剪断が可能な 12 の自由度をもつアフィン変換モデルである．また，この変換は，いくつかの画像取得パラメータが知られていない画像（たとえばボクセルサイズまたはガントリー傾斜角度）のレジストレーションにときどき使用されることがある．

$$T(x,y,z) = \begin{bmatrix} x' \\ y' \\ z' \\ 1 \end{bmatrix} = \begin{bmatrix} a_{00} & a_{01} & a_{02} & a_{03} \\ a_{10} & a_{11} & a_{12} & a_{13} \\ a_{20} & a_{21} & a_{22} & a_{23} \\ 0 & 0 & 0 & 1 \end{bmatrix} \begin{bmatrix} x \\ y \\ z \\ 1 \end{bmatrix} \quad (7.47)$$

下式のように，付加的な自由度 (DOF) を加えることで非線形変換モデルまで拡張される．しかし，解剖学的形状の再構成能力は安定しておらず，局所形状変化に適応することは難しいために非剛体レジストレーションに使用されることは稀である．

$$T(x,y,z) = \begin{bmatrix} x' \\ y' \\ z' \\ 1 \end{bmatrix} = \begin{bmatrix} a_{00} & \ldots & a_{07} & a_{08} & a_{09} \\ a_{10} & \ldots & a_{17} & a_{18} & a_{19} \\ a_{20} & \ldots & a_{27} & a_{28} & a_{29} \\ 0 & \ldots & 0 & 0 & 1 \end{bmatrix} \begin{bmatrix} x^2 \\ y^2 \\ . \\ 1 \end{bmatrix} \quad (7.48)$$

7.8.2 物体の物理モデルに基づくもの

1) 線形弾性体モデル

ばねの伸びと弾性限度以下の荷重は正比例するというフックの法則を線形弾性論において定式化すると下式となる．ただし，Lamé 定数を λ, μ を用い，応力を σ，ひずみを ϵ とする．

$$\sigma_{ij} = 2\mu\epsilon_{ij} + \lambda\epsilon_{kk}\delta_{ij} \quad (7.49)$$

2 つの定数 λ, μ を用いて均質等方線形弾性体の他の弾性係数であるヤング率 E，ポアソン比 ν，体積弾性率 K を記述できる．

$$E = \frac{\mu(3\lambda + 2\mu)}{\lambda + \mu}, \quad \nu = \frac{\lambda}{2(\lambda + \mu)}, \quad K = \frac{3\lambda + 2\mu}{3} \quad (7.50)$$

弾性レジストレーションとは，元画像を弾性体としてモデル化しターゲットとなる対象画像をモデリングして作成されたモデルの中に弾性体を伸縮させレジストレーションする変形モデルのことである．このプロセスは，弾性体に作用する外力とそれに対して反対にはたらく力の2つからなる．この2つの力が平衡状態になった場合（解を得た場合）に弾性体の変形は止まる．これは，Navier linear elastic partial differential equation によって定式化される．ここで弾性体を考えると，u は偏位領域とし，f は弾性体に作用している外部の力，∇ は勾配演算子，∇^2 は Laplace の演算子，パラメータ μ と λ は弾性体の性質を示す Lame の弾性定数とすると Navier linear elastic partial differential equation は下式となる [Christensen GE et al., 1996]．

$$\mu\nabla^2 u(x,y,z) + (\lambda + \mu)\nabla(\nabla \cdot u(x,y,z)) + f(x,y,z) = 0 \quad (7.51)$$

2) 有限要素モデル

弾性変形についての偏微分方程式 (Partial Differential Equation: PDE) は，有限要素法 (FEM) によって解くことができる．FEM モデルの単純化されたバージョンは，Edwards らによってナビゲーション手術でモデル組織変形手法として報告された．剛体，弾性および流体構造のプロパティをシミュレーションするために3つの成分モデルを提案している [Edwards PJ et al., 1998]．

画像は n 接続したノード ϕ_i で三角形メッシュに分けられる．各ノードは，解剖学的構造の物理的な特性によってラベルを付けられる．たとえば，骨は弾性であるのと同程度の剛体として，柔らかい組織や脳脊髄液は液体としてラベルが付けられる．剛体であると仮定されたノードが固定されている間に弾性体あるいは流体とされるノードはエネルギー関数が最小化されるように変形する．

Edwards らは，変形を拘束するために，多くの異なるエネルギー項を提唱した．たとえば，弾性が張力エネルギーによって拘束されるようにノードにラベルが付けられた．

$$E_{\text{tension}}(\phi_i, \phi_j) = |\phi_j - \phi_j - \phi_{i,j}^0|^2 \quad (7.52)$$

ここで，$\phi_{i,j}^0$ は，2 つのノードの間の緩和距離に対応し，弾性ノードは剛性エネルギー項に対応する．

$$E_{\text{stiffness}}(\phi_i, \phi_j, \phi_k) = |\phi_j - \phi_k - 2\phi_i|^2 \tag{7.53}$$

液体とされるノードは，張力あるいは剛性エネルギーと結合せず，折りたたみのエネルギーと結合する．

$$E_{\text{fold}}(\phi_i, \phi_j, \phi_k) = \begin{cases} \frac{A^2}{\gamma^2 A_0^2} + \frac{\gamma^2 A_0^2}{A^2} & \text{if } \frac{A}{A_0} \leq \gamma \\ 2 & \text{otherwise} \end{cases} \tag{7.54}$$

A_0 は変形しない三角形の領域で，A は歪んだ三角形の領域である．γ はエネルギーが一定である三角形領域を設定する閾値である．エネルギー項は，変換（すなわち，崩壊するか，三角形で終わったように折りたたむこと）で，単一性の発生を防止する．Edwards らによって提案された実装例では，レジストレーションは対応するランドマークの間の距離を最小化するという類似性測定によるが，別の類似性測定をエネルギー関数に簡単に組み込むことができる．

3) 流体レジストレーション

ストレスの増加によって生じる変形エネルギーは変形の強さに比例して増加するために，弾性変換に基づくレジストレーションは，非常に限局的な変形をモデル化できないという制約がある．一方，流体レジストレーションでは，これらの制約が時間とともに緩和されるため，コーナーを含む限局的な変形モデリングを可能にする．そのため，流体レジストレーションを変動性の大きい変形に適応させなければならないような画像同士のレジストレーション（アトラスマッチングを含む）で非常に有用となる．しかし，同時に，流体変換が非常に多くの自由度を持つにつれて，レジストレーションが間違う可能性は増大する．弾性変形は，オイラー・リファレンス・フレームで記載され，流体レジストレーションの変形は，以下の Navier-Stokes 偏微分方程式となる．

$$\mu \nabla^2 v(x,y,z) + (\lambda + \mu)\nabla(\nabla \cdot v(x,y,z)) + f(x,y,z) = 0 \tag{7.55}$$

この式は，弾性レジストレーションの式と似ているが微分が偏位領域 u でなく速度領域 v で行われることが異なっている．オイラー速度と偏位領域の関係は，以下によって与えられる．

$$v(x,y,z,t) = \frac{\partial u(x,y,z,t)}{\partial t} + v(x,y,z,t) \cdot \nabla u(x,y,z,t) \qquad (7.56)$$

逐次加速緩和法 (SOR) を用いて方程式を解くことが提案されたが，このアルゴリズムを用いた計算速度は逆に遅くなり，多くの計算を要する [Christensen GE et al., 1996]．さらに迅速な方法として線形弾力演算子の固有関数から畳み込みフィルタを用いた解析法も提案されている [Bro-Nielsen M and Gramkow C, 1996]．

4) オプティカルフローモデル

オプティカルフローとは，一般には動画（時間的に連続するディジタル画像）中の物体の動きのベクトル表現であり，運動物体の見掛けの速度場である．パターン認識，コンピュータビジョンあるいは他の画像処理技術において利用されている．その抽出にはブロックマッチング法，勾配法などが用いられている [Brox T et al., 2004]．

その基本的な前提条件は，特定の点の画像輝度が一定のままということである．

$$I(x,y,z,t) = I(x + \delta_{x,y} + \delta_{y,z} + \delta_{z,t} + \delta_t) \qquad (7.57)$$

ここで，右辺をテイラー展開し，高次項を無視すると下式となる．

$$\frac{\partial I}{\partial x}\frac{dx}{dt} + \frac{\partial I}{\partial y}\frac{dy}{dt} + \frac{\partial I}{\partial z}\frac{dz}{dt} + \frac{\partial I}{\partial t} = 0 \qquad (7.58)$$

同じように書き直すと，

$$\Delta I + \nabla I \cdot u = 0 \qquad (7.59)$$

ここで，ΔI は，画像間の時間差で，∇I は画像の空間的勾配である．u は 2 つの画像間の動きを示す．通常は，信頼性の高いオプティカルフロー推定値を得るために，運動領域 u に対しては付加的な平滑化に対する制限が課される．

コンピュータビジョンと同じようにレジストレーションの場合にも，最適

化問題が生じる．一般に最適化の目標は，エネルギーあるいはコスト関数を最小化することである．コスト関数の場合は通常下式となる．

$$C = -C_{\text{similarity}} + C_{\text{deformation}} \tag{7.60}$$

多くの非剛体レジストレーションでは上記の式を当てはめることができる．

類似度の計算には点をもとにした方法とボクセルをもとにした方法（SSD法，相互相関法，相互情報量法など）があるが，特徴点を抽出する必要がないために簡便である．

第 2 の項（変形コスト項）は，原画像のターゲット画像への変換を制限する正則化関数かペナルティ関数となる．剛体やアフィン・レジストレーションの場合には，この項は通常無視されて非剛体レジストレーションでのみ使用されている．たとえば，弾性領域や液体の変換において正則化項（ライナ弾力モデル）は，レジストレーション上不可欠なものとなっている．他の正則化モデルとしては，ラプラシアンモデルや膜モデルがある．

$$\int_{-\infty}^{\infty}\int_{-\infty}^{\infty}\int_{-\infty}^{\infty}\left[\left(\frac{\partial T}{\partial x}\right)^2+\left(\frac{\partial T}{\partial y}\right)^2+\left(\frac{\partial T}{\partial z}\right)^2\right]dxdydz \tag{7.61}$$

7.8.3 補間・近似理論に基づくもの

数学における基底関数を拡張した非剛体レジストレーション法には，放射基底関数を用いるものや B-スプラインや Wavelet を用いるものがある．

1) 放射基底関数

変形領域を記述するために，高次項の線型結合として多項式を使用する代わりに，下式のように基底関数 θ_i の線型結合を使用する．

$$T(x,y,z)=\begin{bmatrix}x'\\y'\\z'\\1\end{bmatrix}=\begin{bmatrix}a_{00}&\ldots&a_{0n}\\a_{10}&\ldots&a_{1n}\\a_{20}&\ldots&a_{2n}\\0&\ldots&1\end{bmatrix}\begin{bmatrix}\theta_1(x,y,z)\\\ldots\\\theta_n(x,y,z)\\1\end{bmatrix} \tag{7.62}$$

2) B-スプライン

ここでスプラインベースのフリーフォームデフォルミティ (FFD) を画像領域 $\Omega = \{(x,y,z) | 0 \leq x < X, 0 \leq y < Y, 0 \leq z < Z\}$ で，均一な空間 δ にある制御点 $\phi_{i,j,k}$ の $N_x \times N_y \times N_z$ のメッシュを ϕ とする．この場合，FFD によって定義される偏位領域 $u(x,y,z)$ は，1次元立方体 B-スプラインの3次元テンソルとして表すことができる．

$$u(x,y,z) = \sum_{l=0}^{3} \sum_{m=0}^{3} \sum_{n=0}^{3} \theta_l(u)\theta_m(v)\theta_n(w)\phi_{i+l,j+m,k+n} \tag{7.63}$$

ただし，

$$i = \lfloor x/\delta \rfloor - 1,\ j = \lfloor y/\delta \rfloor - 1,\ k = \lfloor z/\delta \rfloor - 1,$$
$$u = x/\delta - \lfloor x/\delta \rfloor,\ v = y/\delta - \lfloor y/\delta \rfloor,\ w = z/\delta - \lfloor z/\delta \rfloor$$

であり，θ_l は B-スプラインの l 番目の基底関数を示す．

$$\theta_0(s) = (1-s)^3/6$$
$$\theta_1(s) = (3s^3 - 6s^2 + 4)^3/6$$
$$\theta_2(s) = (-3s^3 + 3s^2 + 3s + 1)^3/6$$
$$\theta_3(s) = s^3/6$$

FFD は局所的に制御するために，多くの制御点があっても計算効率は良好である．制御点 $\phi_{i,j,k}$ を移動させても，制御点の局所領域に限局した変形となる．

7.8.4 数学的特性に基づいた変換制約条件を用いた方法

1) Inverse Consistency

Inverse Consistency とは，画像 A を画像 B に変換したものと逆に画像 B を T_{BA} 変換した画像が一貫して画像 A になることをいう．変換 T_{AB} と T_{BA} が同じである場合，それらの組成は同じものとなる．しかし，ほとんどのレジストレーション・アルゴリズム T は $T_{AB} \neq T_{BA}$ であるために，両者が一致しない場合にペナルティを課す正則化制約条件が提案されている．これは

Navier-Cauchy PDE に基づいた線形弾性レジストレーション法をもとにしたものである．いま，コスト関数を C とし，画像の類似度を C_{sim}，順方向と逆方向の変換の一貫性を C_{icc} とすると

$$C_{\text{reg}} \cdot C_{\text{sim}} = S(A, B(T_{BA}(x))) + S(A(T_{AB}(x), B)) \tag{7.64}$$

ただし，類似度2乗差は $S(A,B) = \int_\Omega |A(x) - B(x)|^2 dx$．

$$C_{\text{icc}} = C_{\text{icc}}(A, B) + C_{\text{icc}}(B, A) \tag{7.65}$$

$$C_{\text{icc}}(A, B) = \int_{x \in \Omega} [T_{AB}(x) - T_{BA}^{-1}(x)] dx \tag{7.66}$$

C_{reg} は，$C_{\text{reg}}(A, B) = \int_{x \in \Omega} |LT_{AB}(x)|^2 dx$ とすると $C_{\text{reg}} = C_{\text{reg}}(A, B) + C_{\text{reg}}(B, A)$ となる．

2) トポロジー保存

トポロジーは，次の2つの条件が満たされると保存される [Olivier M et al., 2001]．

1) 変換 J の Jacobi 行列式の決定因が常に陽性であること
2) 変換が全単射であること

連続性は，J の存在によって示される．

線型の B-スプラインの階層についてトポロジーを確保するための方法がある [Noblet V et al., 2005]．次数1のB-スプラインについて，偏位は，v が x または y または z である形状 $a_v + b_v v$ の3つの項の結果として表されることができる．微分項の決定因を拡張させることで，x, y と z についての式に至ることができる．

$$J(x, y, z) = \sum_{i,j,k=(0,0,0)}^{2,2,2} \alpha_{i,j,k} x^i y^j z^k \tag{7.67}$$

幅 δ とした勾配降下最適化方法を用いると，δ（すなわち，$J(x,y,z,\delta)$）の関数として表すことができる．

3) 微分同相写像の変換

流体の流れアルゴリズム [Christensen GE et al., 1996] に関する問題は，Navier-Stokes PDE [Trouvé A, 1998] を解く際に用いられる連続過剰緩和方法により単一性が生じることにある．これらは，速度領域 [Trouvé A, 1998] を調整することによって回避されることができる，これを達成するために，$x \in \Phi$ かつ $t \in [0,1]$ とした微分同相時空写像 $\Phi(x,t)$ を必要とする．これは，$\Phi(x,1) = x + u(x)$ と以下を満たす式による偏位領域に関係した写像となる．

$$\frac{\partial \Phi(x,t)}{\partial t} = v(x,t) \tag{7.68}$$

$$\frac{\partial \Phi^{-1}(y,t)}{\partial t} = [\nabla \Phi(y,t)]^{-1} v(y,t) \tag{7.69}$$

$$\Phi(x,0) = \Phi^{-1}(x,0) = L \tag{7.70}$$

7.9 レジストレーション誤差評価

7.9.1 面積あるいは体積による評価

面積あるいは体積によるレジストレーション結果の評価は，正解の位置姿勢におかれた対象領域 A と，推定した位置姿勢での対象領域 B の重なりの割合で評価される．一般には，Jaccard 係数は，

$$\text{JACCARD} = \frac{|A \cap B|}{|A \cup B|} \tag{7.71}$$

がよく用いられる．これは，$A \cup B$ すなわち領域 A あるいは領域 B に含まれる領域の面積/体積に対する，$A \cap B$ すなわち領域 A かつ領域 B に含まれる領域の面積/体積の割合を表す．0 から 1 の値を取り，1 に近づくほど精度が高いことを表している．その他，Dice 係数や Simpson 係数が評価に使われる．これらは，それぞれ

$$\text{DICE} = \frac{2|A \cap B|}{|A| + |B|} \tag{7.72}$$

$$\text{SIMPSON} = \frac{|A \cap B|}{\min(|A|, |B|)} \tag{7.73}$$

となる．Jaccard 係数と比べると分母が異なり，Jaccard 係数が 2 つの集合を合わせた集合の面積/体積であるのに対して Dice 係数は 2 つの集合の面積/体積の平均，Simpson 係数は小さい方の集合の面積/体積になっている．

7.9.2 対応点間の距離による評価

レジストレーションの精度は，対象領域内の各座標位置で異なる．一般に，レジストレーションの対応付けで使われた点群の重心（線分線群あるいは面分群の場合もそれらすべての重心）が最も精度が高い傾向にある．重心から離れるに従い回転誤差が位置誤差としても表れるため，重心から離れるに従って精度は低下する．

臨床上注目すべき特徴点に注目し，その点でのレジストレーション誤差を TRE (Target Registration Error) と呼ぶ [Fitzpatrick JM et al., 1998]．また，レジストレーションに用いた特徴点における誤差を FRE (Fiducial Registration Error) と呼ぶ [Fitzpatrick JM et al., 1998]．対象点の座標を q_i，推定した座標変換パラメータを q，正解座標を $q_{\mathrm{TRUE}i}$ とすると，誤差は 2 乗和平均平方根で求めることができ，次式で表される．

$$\mathrm{RMSE} = \sqrt{\frac{1}{N}\sum\{T(q_i;q) - q_{\mathrm{TRUE}i}\}^2} \tag{7.74}$$

TRE および FRE を求めるためには十分精確に正解値を得てそれと比べる必要があり，収束計算上の対応点の誤差和である残差 (residue) を誤差として扱うべきではない．

演習問題

[7.1] 画像のレジストレーションとはどのような処理か，また，なぜ必要か説明せよ．
[7.2] アフィン変換を用いたレジストレーションについて説明せよ．
[7.3] 相互情報量をもとにしたレジストレーションについて説明せよ．
[7.4] 輪郭に基づく 2D-3D レジストレーションについて説明せよ．
[7.5] 対応点間の距離によるレジストレーションの誤差評価法について説明せよ．

参考文献

[Ardekani BA et al., 1995] Ardekani, Babak A., et al. "A fully automatic multimodality image registration algorithm." Journal of computer assisted tomography 19.4 (1995): 615–623.

[Besl PJ and McKay ND, 1992] Besl, Paul J. and Neil D. McKay. "A Method for registration of 3-D shapes." Pattern Analysis and Machine Intelligence, IEEE Transactions on 14.2 (1992): 239–256.

[Bookstein FL, 1991] Bookstein, Fred L. "Thin-plate splines and the atlas problem for biomedical images." Information Processing in Medical Imaging. Springer Berlin Heidelberg, 1991.

[Bro-Nielsen M and Gramkow C, 1996] Bro-Nielsen, Morten, and Claus Gramkow. "Fast fluid registration of medical images." Visualization in Biomedical Computing. Springer Berlin Heidelberg, 1996.

[Brox T et al., 2004] Brox T et al. "High accuracy optical flow estimation based on a theory for warping." Computer Vision-ECCV 2004. Springer Berlin Heidelberg, 2004. 25–36.

[Catmull E, 1974] Catmull, Edwin. A subdivision algorithm for computer display of curved surfaces. No. UTEC-CSc-74-133. UTAH UNIV SALT LAKE CITY DEPT OF COMPUTER SCIENCE, 1974.

[Chetverikov D et al., 2002] Chetverikov, Dmitry, et al. "The trimmed iterative closest point algorithm." Pattern Recognition, 2002. Proceedings. 16th International Conference on Vol. 3. IEEE, 2002.

[Christensen GE et al., 1996] Christensen, Gary E., Richard D. Rabbitt, and Michael I. Miller. "Deformable templates using large deformation kinematics." Image Processing, IEEE Transactions on 5.10 (1996): 1435–1447.

[Clarkson MJ et al., 2000] Clarkson MJ et al. "Using photo-consistency to register 2D optical images of the human face to a 3D surface model." IEEE Trans. on Pattern Analysis and Machine Intelligence 23.11 (2001): 1266–1280,

[Cox GS and de Jager G, 1994] Cox, Greg S., and Gerhard de Jager. "Automatic registration of temporal image pairs for digital subtraction angiography." Medical Imaging 1994. International Society for Optics and Photonics, 1994.

[Cox RW and Jesmanowicz A, 1999] Cox, Robert W., and Andrzej Jesmanowicz. "Real-time 3D image registration for functional MRI." Magnetic resonance in medicine 42.6 (1999): 1014–1018.

[Dai X and Khorram S, 1999] Dai, Xiaolong, and Siamak Khorram. "A feature-based image registration algorithm using improved chain-code representation combined with invariant moments." Geoscience and Remote Sensing, IEEE Transactions on 37.5 (1999): 2351–2362.

[Dale AM et al., 1999] Dale, Anders M., Bruce Fischl, and Martin I. Sereno. "Cortical surface-based analysis: I. Segmentation and surface reconstruction." Neuroimage 9.2 (1999): 179–194.

[Drakopoulos F et al., 2014] Drakopoulos, Fotis, et al. "Towards a Real Time Multi-Tissue Adaptive Physics Based Non-Rigid Registration Framework for Brain Tumor Resection." Frontiers in Neuroinformatics 8 (2014): 11.

[Edwards PJ et al., 1998] Edwards, Philip J., et al. "A three-component deformation model for image-guided surgery." Medical Image Analysis 2.4 (1998): 355–367.

[Fitzpatrick JM et al., 1998] Fitzpatrick, J. Michael, Jay B. West, and Calvin R. Maurer Jr. "Predicting error in rigid-body point-based registration." Medical Imaging, IEEE Transactions on 17.5 (1998): 694–702.

[Gholipour A et al., 2007] Gholipour, Ali, et al. "Brain functional localization: a survey of image registration techniques." Medical Imaging, IEEE Transactions on 26.4 (2007): 427–451.

[Hajnal JV et al., 1995] Hajnal, Joseph V., et al. "Detection of subtle brain changes using subvoxel registration and subtraction of serial MR images." Journal of computer assisted tomography 19.5 (1995): 677–691.

[Hill, Derek LG et al., 2001] Hill, Derek L.G., et al. "Medical image registration." Physics in medicine and biology 46.3 (2001): R1.

[Holden M, 2008] Holden, Mark. "A review of geometric transformations for nonrigid body registration." Medical Imaging, IEEE Transactions on 27.1 (2008): 111–128.

[Johnson HJ and Christensen GE, 2002] Johnson, Hans J. and Gary E. Christensen. "Consistent landmark and intensity-based image registration." Medical Imaging, IEEE Transactions on 21.5 (2002): 450–461.

[Lavallé S and Szeliski R, 1995] Lavallé, Stéphane, and Richard Szeliski. "Recovering the position and orientation of free-form objects from image contours using 3D distance maps." Pattern Analysis and Machine Intelligence, IEEE Transactions on 17.4 (1995): 378–390.

[Lemieux L et al., 1994] Lemieux, L., et al. "A patient-to-computed-tomography image registration method based on digitally reconstructed radiographs." Medical physics 21 (1994): 1749.

[Lemieux L et al., 1998] Lemieux, Louis, et al. "The detection and significance of subtle changes in mixed-signal brain lesions by serial MRI scan matching and spatial normalization." Medical Image Analysis 2.3 (1998): 227–242.

[Lester H and Arridge SR, 1999] Lester, Hava and Simon R. Arridge. "A survey of hierarchical non-linear medical image registration." Pattern recognition 32.1 (1999): 129–149.

[Lowe DG, 2004] Lowe, David G. "Distinctive image features from scale-invariant keypoints." International journal of computer vision 60.2 (2004): 91–110.

[Maes F et al., 1997] Maes, Frederik, et al. "Multimodality image registration by maximization of mutual information." Medical Imaging, IEEE Transactions on 16.2 (1997): 187–198.

[Maes F et al., 1999] Maes, Frederik, Dirk Vandermeulen, and Paul Suetens. "Comparative evaluation of multiresolution optimization strategies for multimodality image registration by maximization of mutual information." Medical Image Analysis 3.4 (1999): 373–386.

[Markelj P et al., 2012] Markelj, Primoz, et al. "A review of 3D/2D registration methods for image-guided interventions." Medical image analysis 16.3 (2012): 642–661.

[Maurer Jr, CR et al., 2003] Maurer Jr, Calvin R., Rensheng Qi, and Vijay Raghavan. "A linear time algorithm for computing exact Euclidean distance transforms of binary images in arbitrary dimensions." Pattern Analysis and Machine Intelligence, IEEE Transactions on 25.2 (2003): 265–270.

[Noblet V et al., 2005] Noblet, Vincent, et al. "3-D deformable image registration: a topology preservation scheme based on hierarchical deformation models and interval analysis optimization." Image Processing, IEEE Transactions on 14.5 (2005): 553–566.

[Olivier M et al., 2001] Olivier, Musse, Fabrice Heitz, and Jean-Paul Armspach. "Topology preserving deformable image matching using constrained hierarchical parametric models." Image Processing, IEEE Transactions on 10.7 (2001): 1081–1093.

[Pelizzari CA et al., 1989] Pelizzari, Charles A., et al. "Accurate three-dimensional registration of CT, PET, and/or MR images of the brain." Journal of computer assisted tomography 13.1 (1989): 20–26.

[Penney GP et al., 1998] Penney, Graeme P., et al. "A comparison of similarity measures for use in 2-D-3-D medical image registration." Medical Imaging, IEEE Transactions on 17.4 (1998): 586–595.

[Pluim JPW et al., 2003] Pluim, Josien P.W., J.B. Antoine Maintz, and Max A. Viergever. "Mutual-information-based registration of medical images: a survey." Medical Imaging, IEEE Transactions on 22.8 (2003): 986–1004.

[Plattard D et al., 2000] Plattard, Delphine, et al. "Patient set-up using portal images: 2D/2D image registration using mutual information." Computer Aided Surgery 5.4 (2000): 246–262.

[Qiao Y et al., 2014] Qiao, Y., B. Lelieveldt, and M. Staring. "Fast automatic estimation of the optimization step size for nonrigid image registration." SPIE Medical Imaging: Image Processing, Proceedings of SPIE (2014).

[Rohde GK et al., 2003] Rohde, Gustavo K., Akram Aldroubi, and Benoit M. Dawant. "The adaptive bases algorithm for intensity-based nonrigid image registration." Medical Imaging, IEEE Transactions on 22.11 (2003): 1470–1479.

[Rohr K et al., 1996] Rohr, Karl, et al. "Point-based elastic registration of medical image data using approximating thin-plate splines." Visualization in Biomedical Computing. Springer Berlin Heidelberg, 1996.

[Rueckert D et al., 1998] Rueckert Daniel, et al. "Non-rigid registration of breast MR images using mutual information." Medical Image Computing and Computer-Assisted Interventation—MICCAI '98. Springer Berlin Heidelberg, 1998. 1144–1152.

[Rueckert D et al., 1999] Rueckert, Daniel, et al. "Nonrigid registration using free-form deformations: application to breast MR images." Medical Imaging, IEEE Transactions on 18.8 (1999): 712–721.

[Rueckert D et al., 2003] Rueckert, Daniel, Alejandro F. Frangi, and Julia A. Schnabel. "Automatic construction of 3-D statistical deformation models of the brain using nonrigid registration." Medical Imaging, IEEE Transactions on 22.8 (2003): 1014–1025.

[Russakoff DB et al., 2003] Russakoff, Daniel B., et al. "Evaluation of intensity-based 2D-3D spine image registration using clinical gold-standard data." Biomedical Image Registration. Springer Berlin Heidelberg, 2003. 151–160.

[Shirman LA and Séquin CH, 1991] Shirman, Leon A. and Carlo H. Séquin. "Local surface interpolation with Bezier patches: errata and improvements." Computer Aided Geometric Design 8.3 (1991): 217–221.

[Stewart CV et al., 2003] Stewart, Charles V., Chia-Ling Tsai, and Badrinath Roysam. "The dual-bootstrap iterative closest point algorithm with application to retinal image registration." Medical Imaging, IEEE Transactions on 22.11 (2003): 1379–1394.

[Studholme C and Hawkes DJ, 1996a] Studholme, Colin, Derek L.G. Hill, and David J. Hawkes. "Automated 3-D registration of MR and CT images of the head." Medical image analysis 1.2 (1996): 163–175.

[Studholme C et al., 1996b] Studholme, C., Derek L. G. Hill and David J. Hawkes. "Incorporating connected region labelling into automated image registration using mutual information." Mathematical Methods in Biomedical Image Analysis, 1996, Proceedings of the Workshop on. IEEE, 1996.

[Studholme C et al., 1997] Studholme, Colin, Derek L. G. Hill and David J. Hawkes. "Automated three-dimensional registration of magnetic resonance and positron emission tomography brain images by multiresolution optimization of voxel similarity measures." Medical physics 24 (1997): 25.

[Trouvé A, 1998] Trouvé, Alain. "Diffeomorphisms groups and pattern matching in image analysis." International Journal of Computer Vision 28.3 (1998): 213–221.

[Viola P and Wells III WM, 1995] Viola P and Wells III WM. "Alignment by maximization of mutual information." International journal of computer vision 24.2 (1997): 137–154.

[Weese J et al., 1997] Weese, Jürgen, et al. "Voxel-based 2-D/3-D registration of fluoroscopy images and CT scans for image-guided surgery." Information Technology in Biomedicine, IEEE Transactions on 1.4 (1997): 284–293.

[Woods RP et al., 1992] Woods, Roger P., Simon R. Cherry, and John C. Mazziotta. "Rapid automated algorithm for aligning and reslicing PET images." Journal of computer assisted tomography 16.4 (1992): 620–633.

[Woods RP et al., 1993] Woods, Roger P., John C. Mazziotta, and Simon R. Cherry. "MRI-PET registration with automated algorithm." Journal of computer assisted tomography 17.4 (1993): 536–546.

[Wörz S and Rohr K, 2014] Wörz, Stefan and Karl Rohr. "Spline-Based Hybrid Image Registration using Landmark and Intensity Information based on Matrix-Valued Non-radial Basis Functions." International Journal of Computer Vision 106.1 (2014): 76–92.

[Yokoi T et al., 2004] Yokoi, Takashi, et al. "Accuracy and reproducibility of co-registration techniques based on mutual information and normalized mutual information for MRI and SPECT brain images." Annals of Nuclear Medicine 18.8 (2004): 659–667.

[Zollei L et al., 2001] Zollei, L., et al. "2D-3D rigid registration of X-ray fluoroscopy and CT images using mutual information and sparsely sampled histogram estimators." Computer Vision and Pattern Recognition, 2001. CVPR 2001. Proceedings of the 2001 IEEE Computer Society Conference on Vol. 2. IEEE, 2001.

[Zöllner FG et al., 2009] Zöllner, Frank G., et al. "Assessment of 3D DCE-MRI of the kidneys using non-rigid image registration and segmentation of voxel time courses." Computerized Medical Imaging and Graphics 33.3 (2009): 171–181.

[篠原・伊藤・橋本] 篠原広行, 伊藤猛, 橋本雄幸. 医用画像レジストレーションの基礎. 医療科学社, 2011.

[渡部, 2003] 渡部浩司. マルチモダリティの画像レジストレーションと重ね合わせ. 日放技学誌 59.1 (2003): 60–65.

演習問題解答例

[7.1] 画像のレジストレーションとはどのような処理か，また，なぜ必要か説明せよ．

　一般に 2 つの異なる空間データが整合するように，両者の相対的な位置姿勢を求める作業をレジストレーションと呼ぶ．整合させたい 2 つの空間データそれぞれからそれらに共通する情報（共通情報）を抽出し，2 つの共通情報の整合性を見ながら，よりよく整合するように 2 つの空間の間の変換を求める．医用画像処理の場合には CT や MRI 検査データで再構成された形状データと fMRI や PET などの機能画像データとを融合表示する場合に必要となることが多い．

[7.2] アフィン変換を用いたレジストレーションについて説明せよ．

　アフィン変換は，線形演算（行列演算）で変形を表現できる変換であり，9 自由度の変換である．回転と平行移動に加え，縦横比など大きさの変化や，空間軸間の角度が変化する．画像中に 2 つの直線があるとき，アフィン変換では 2 つの直線の間の角度は変化するが直線はそのまま直線として変換され曲線になることはない．

[7.3] 相互情報量をもとにしたレジストレーションについて説明せよ．

　2 つの画像で画素値が表す物理量が異なる場合には，画素値を共通情報とした相互情報量 (Mutual Information: MI) による評価が多く用いられる．一方の画像で他方の画像をどの程度表現できるかを表す尺度として平均情報量を考えると，平均情報量の値が最大になるような画像変換行列を求めることで 2 つの画像のレジストレーションができることになる．この最大値を求める方法には，シンプレックス法などがある．

[7.4] 輪郭に基づく 2D-3D レジストレーションについて説明せよ．

　術前に撮影した CT 画像を術中に撮影した X 線透視撮影画像へレジストレーションを行う場合を考える．術前 CT 画像からは，骨の表面を抽出する．また，術中 X 線画像からは，2 次元画像上における骨の輪郭線を抽出する．X 線透視撮影装置では，X 線源と画像面との位置関係は既知であることが多いので，X

線源（1点）と骨の輪郭線上の任意の点を3次元空間内で結ぶことができる．すべての骨の輪郭線上の点に対してこの直線を計算することで3次元空間内の面（直線群）を得ることができる．輪郭線群は骨の表面と交点をもつことから，さきほどの面と術前 CT 画像から抽出した骨表面を一致させることで骨の位置姿勢を得ることができる．

[7.5] 対応点間の距離によるレジストレーションの誤差評価法について説明せよ．

レジストレーションの精度は，対象領域内の各座標位置で異なる．一般に，レジストレーションの対応付けで使われた点群の重心（線分群あるいは面分群の場合もそれらすべての重心）が最も精度が高い傾向にある．重心から離れるに従い回転誤差が位置誤差としても現れるため，重心から離れるに従って精度は低下する．臨床上注目すべき特徴点に注目し，その点でのレジストレーション誤差を TRE (Target Registration Error) と呼ぶ．また，レジストレーションに用いた特徴点における誤差を FRE (Fiducial Registration Error) と呼ぶ．対象点の座標を q_i，推定した座標変換パラメータを q，正解座標を $q_{\text{TRUE}i}$ とすると，誤差は2乗和平均平方根で求める．

第8章

生体構造のセグメンテーション

学習の目的
1. 画像処理におけるセグメンテーションの定義を述べられること．
2. 画素の性質を用いたセグメンテーション法について説明できること．
3. 境界や表面形状を用いたセグメンテーション法について説明できること．
4. 臓器（大脳）の代表的なセグメンテーション法について説明できること．
5. 血管のような形状の代表的なセグメンテーション法について説明できること．

要旨

　一般に画像処理におけるセグメンテーションとは，領域分割あるいは領域抽出のことである．特に生体組織形状を画像データからセグメンテーションする場合には，領域抽出といわれる．「同じ臓器に属する画素は同じ性質を持ち，異なる臓器に属する画素は性質が異なる」ことを条件として処理を行う．画素の性質として何を選び，どのように分類（クラスタリング）するかが重要となる．セグメンテーションは大きく2つの方法に分けることができる．1つは，対象とする画素あるいはその周辺における画素の性質を使う方法である．性質として画素値（輝度値）$I(x,y)$ を使う方法がある．また，その周辺局所領域のテクスチャ（画素値のパターン）を性質とする方法として，領域内画素値の平均値や中央値，分散のほか，Fourier変換，ヘッセ (Hessian) 行列演算などを使う方法がある．ここでは，これらをまとめて画素の性質に基づく手法と呼ぶ．また，対象とする画素の周辺における画素の性質を使う方法には，画像をいくつもの細かさ（多重分解能）で解析するWavelet解析に基づく手法も含むものとする．もう1つは，臓器と臓器の間の境界線/面を検出する方法である．境界線/面はエッジとも呼ばれる．

8.1 画素の性質を用いた主な手法

8.1.1 画素の特徴量抽出

ディジタル画像とは実空間上のアナログ情報を何らかの方法でサンプリングし，離散的な要素の集合体として表したものである．この要素のことを画素と呼び，その値のことを画素値と呼ぶ．2次元画像の場合ピクセル，3次元画像の場合ボクセルと呼ばれる．

通常のカメラ画像では各画素が持つ情報は色 (RGB) 情報であるが，医用画像ではそれぞれのモダリティ（撮影機器）の原理に基づいて観測された体内の状態であり，色情報はない．具体的には前述したCT値（ハンスフィールドユニット）などが挙げられ，これは体内のX線吸収係数の分布を示したものである．医用画像ではこの画像内の画素値を0〜255階調の白黒画像に変換し，その分布を臨床医が読影することで，体内の臓器分布を把握する．

医用画像から画素の性質に基づいてセグメンテーションを行うためには，対象とする医用画像の種類・臓器によって適切にセグメンテーションを行う対象の特徴を把握し，その特徴量を用いて抽出する必要がある．特徴量として，画素値そのもの（閾値として使用），全体における各画素値の頻度，周辺画素との画素値の連続性，画素値の分散などが挙げられる．

8.1.2 閾値法

最も簡易な方法として閾値(threshold)による2値化がある．これは，画素値が閾値よりも大きいあるいは小さい領域を抽出する方法である．医用画像には画面に表示されている色情報とは別にもともとの画素値が存在する．その値に対して何らかの手法で閾値を設定し，2値化する手法である．2値化とは，指定された閾値以下の画素を除去，閾値以上の画素を臓器として識別する（またはその反対）ことである．一般的にはヒストグラム上で操作されることが多く（図8.1, 8.2），複数の閾値を用意し，その範囲内の画素値を抽出する場合もある．前述した画像のポリゴン化手法であるMarching cubes法も閾値を用いて2値化した画像を使用する．この手法ではセグメンテーションの結果は操作者の感覚によるところが大きく，結果にばらつきが生じる．こ

8.1 画素の性質を用いた主な手法

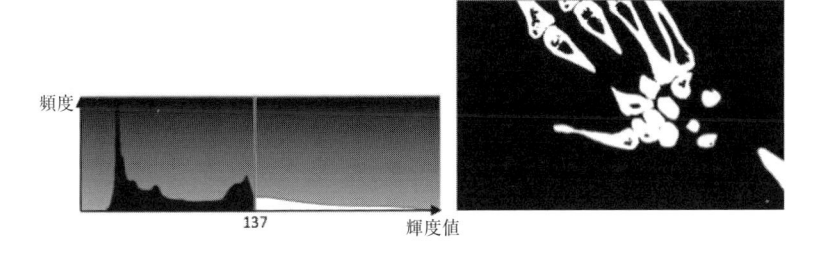

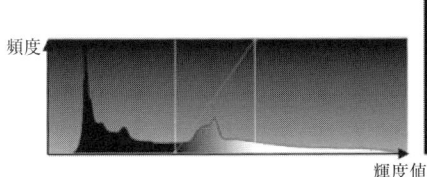

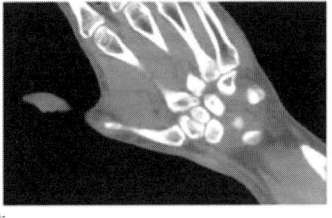

図 8.1 閾値の設定と 2 値化画像（上段），ヒストグラムと医用画像（下段）

れを解消する方法として次に挙げる P タイル法がある．

同じ臓器を撮影した医用画像の画素値の頻度は画像間で類似している．つまり，そのような画像を 2 値化する場合，ヒストグラム上での閾値の上下に存在する画素分布の面積比率はほぼ一定である．すなわち，比率 p が次式で得られる．

$$p = \frac{A_\mathrm{low}}{A} \tag{8.1}$$

ここで A はヒストグラムの全体の頻度分布の面積，A_low は閾値よりも下の部分の面積である．ここで，A は画像の解像度と一致する（たとえば 512×512 の画像ならば，262144 となる）．今，新たな画像が得られた場合，全体の画素数を N とすると，閾値以下に存在する画素数 N_low は，$N_\mathrm{low} = pN$ で得られる．そこで，輝度値が低い方から順に画素数を合計し，N_low に達した時点の輝度値を閾値とすることで，前回までと同様の閾値設定ができる．

他にモード法といったヒストグラムの双峰性を利用した方法などもあるが，このような手法はある程度の再現性は確保できるもののマニュアルでの操作

が必要である．そこで2値化の場合に限るが分割後の領域間の分散を最大化することで自動的に閾値を決定する方法として，判別分析法（大津の2値化法）がある．これは，閾値を用いて分割された領域間の分離度 d を

$$d = \frac{\sigma_b^2}{\sigma_i^2} \tag{8.2}$$

とし，これを最大化する閾値を最適値とする．ここで，σ_b^2 はクラス間分散，σ_i^2 はクラス内分散とする．クラス間分散とは領域間の分布のばらつきを表し，大きい方が適切な分割であるといえ，クラス内分散は各領域の分散のばらつきを表し，小さい方が適切な分割であるといえる．

8.1.3　k-mean 法

k-mean 法は，初期値となる閾値を与え，分割された2つの画素値集合の重心位置を計算し，その重心からの距離で境界線を更新していく方法である．判別分析法は2領域への分割であったが，k-means 法は複数領域に分割することができる（ただし，説明を簡単化するため，2領域分割を例に説明する）．この手法も先ほどと同様ヒストグラム上で行われる．今，ある画像を2領域（領域 a, 領域 b）に分割したいと考える．1) まず，それぞれの画素にランダムに領域 a もしくは領域 b のラベリングを行い，どちらかの領域に属しているとする．2) 次に各領域に属する画素群の画素値の平均を求める（領域それぞれで平均値が求まる）．3) 次に，すべての画素に対して，平均値が画素値に近い方の領域へと再ラベリングを行う．4) 平均値が変化なくなるまで 2, 3 を繰り返す．以上により得られたラベリング結果がセグメンテーション結果となる．分割したい領域数が N の場合，手順においてラベリング数を N にするとよい．この手法は手順1でのランダムな初期設定に結果が依存するところが大きく，それを改善させた方法も存在する．

8.1.4　Region growing 法

画素値のみでなく，画素の空間的連続性を考慮する方法としては，任意の点（初期点，seed point）から領域を拡張していく領域拡張 (Region growing) 法がある．領域拡張は画素の性質の類似性を見ながら行う．一般によく使用

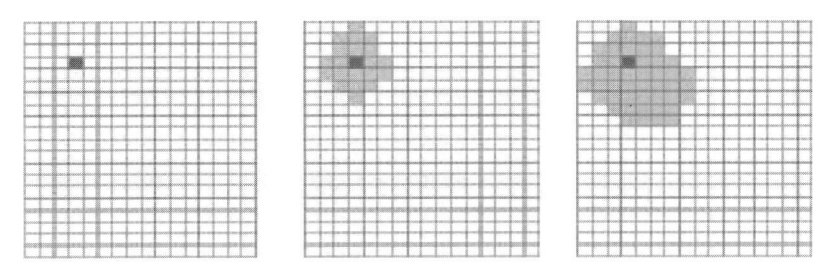

図 **8.2** 領域拡張（塗りつぶし処理）

される塗りつぶし処理の1つである．色の塗りつぶし処理では，ユーザが画像上の1画素を選ぶと，その点を含む境界領域全体を（ユーザが指定した色で）塗りつぶす（図 8.2）．これは，選択画素を seed 点として，その周辺の上下左右4画素（2次元画像の場合）に対し，境界色ではない場合，ラベリングするとともに新たな seed 候補点として追加し，seed 候補点がなくなるまでこれを繰り返す．Region growing 法も基本的にはこれと同様である．ただし，塗りつぶしではラベリングと seed 候補点としての追加が境界色と画素色が異なることであったのに対し，Region growing 法では現在の seed 点と画素値が近いことを判断基準として行う．このとき，画素値の近さの判断基準は様々であり，たとえば直接的に画素値の差に関する閾値を設定し，差分が閾値以下の場合はラベリングを行う，といったものがある．また逆に，画像全体の領域を徐々に細かく分割し，画素の性質の類似性を判定していく領域分割法 (Region division method) もある．画素の空間的連続性を考慮する方法には，同一領域で空間の不連続を生じないという利点があるが，一方，ノイズなどで画素の性質に不連続部分があると，同一領域とみなされないという欠点もある．

8.1.5 幾何学的形状情報を用いた手法

これまで説明してきた方法は，ヒストグラム上での領域分割や，画素値の連続性を使用したものであった．実は画像からはそこに映る構造物の幾何的な形状情報を取得することができる．ここではその代表的な手法の1つである Hessian 行列を用いた手法を述べる．Hessian 行列は

$$H = \begin{bmatrix} \frac{\partial^2 I}{\partial x^2} & \frac{\partial^2 I}{\partial x \partial y} & \frac{\partial^2 I}{\partial x \partial z} \\ \frac{\partial^2 I}{\partial x \partial y} & \frac{\partial^2 I}{\partial y^2} & \frac{\partial^2 I}{\partial y \partial z} \\ \frac{\partial^2 I}{\partial x \partial z} & \frac{\partial^2 I}{\partial y \partial z} & \frac{\partial^2 I}{\partial z^2} \end{bmatrix} \quad (8.3)$$

で表される．ただし，I は 3 次元画像を表し，x, y, z は画像上の軸である．また，Hessian 行列の固有値を絶対値の大きい方から順に $\lambda_1, \lambda_2, \lambda_3$ とする．実は Hessian 行列の固有値は，それぞれの固有ベクトル方向の画素値のばらつきの大きさを示している．すなわち，$\lambda_1, \lambda_2, \lambda_3$ の大きさの比率を用いることで，画像上の各画素における幾何的な特徴を取得することができる．ある画素において，

$$|\lambda_1| \gg |\lambda_2| \fallingdotseq |\lambda_3| \approx 0 \quad (8.4)$$

が成り立つ場合，λ_1 の固有ベクトル方向にのみ画素の分布が大きいことを示す．これは物理的には面状の構造物の特徴を表し，骨や臓器の表面が写っていると推定できる．また，ある画素において，

$$|\lambda_1| \fallingdotseq |\lambda_2| \gg |\lambda_3| \approx 0 \quad (8.5)$$

が成り立つ場合，2 つの固有ベクトル方向に画素の分布が大きいことから，物理的には線（管）状の構造物の特徴を表し，血管などが写っていると推定できる．また，

$$|\lambda_1| \fallingdotseq |\lambda_2| \fallingdotseq |\lambda_3| \approx 0 \quad (8.6)$$

の場合は，球状の構造物の特徴を表し，結節などが写っていると推定できる．この手法が提案された当初，血管の抽出に使用された．

8.2 境界検出を用いた主な手法

8.2.1 エネルギー最小化問題

一般にエネルギー最小化問題とは，数学における最適化問題であり，特定の 1 つの集合上で定義された実数値関数または整数値関数をモデル化されたエネルギーを表すものとみなすことでその値が最小となる状態を解析する問題

である．ここでは画像の境界検出をエネルギー最小化問題として考える．画像における境界検出法には，臓器と臓器の間の境界線/面を検出する方法がある．境界検出法では，画素値の 1 次微分（隣や周辺局所画素との画素値の差）あるいは 2 次微分を計算し，画素値から得られる情報として用いる．いま，計測画像 $\mathbf{Y}$ が与えられたとき，理想画像 $\mathbf{X}$ を求めることは，確率 $P(\mathbf{X}|\mathbf{Y})$ が最大である画像 $\mathbf{X}$ を求めることと考えられる．ここで理想画像とは本章では理想的なセグメンテーション画像であり，他の場合ではノイズの含まれていない画像を指す場合がある．また，$P(x|y)$ は事後確率と呼ばれ，$\mathbf{Y}$ が与えられたとき $\mathbf{X}$ が得られる確率を意味する．これは下記のように書ける．

$$\mathbf{X} = \arg\max_{\mathbf{X}} P(\mathbf{X}|\mathbf{Y}) \tag{8.7}$$

この式はベイズの定理を用いると

$$\mathbf{X} = \arg\max_{\mathbf{X}} \frac{P(\mathbf{Y}|\mathbf{X})|P(\mathbf{X})}{P(\mathbf{Y})} \tag{8.8}$$

となる．ここで $P(\mathbf{X})$ は，$\mathbf{Y}$ が観測される前における $\mathbf{X}$ の確率であり，事前確率と呼ばれる．$P(\mathbf{Y})$ も同様である．ここで，計測画像 $\mathbf{Y}$ は固定されている（観測済みである）ため，$P(\mathbf{Y})$ は定数である．これにより，

$$\frac{P(\mathbf{Y}|\mathbf{X})|P(\mathbf{X})}{P(\mathbf{Y})} \approx P(\mathbf{Y}|\mathbf{X})P(\mathbf{X}) \tag{8.9}$$

となる．よって，

$$\mathbf{X} = \arg\max_{\mathbf{X}} P(\mathbf{Y}|\mathbf{X})P(\mathbf{X}) \tag{8.10}$$

となる．さらに $P(\mathbf{Y}|\mathbf{X})P(\mathbf{X}) \approx \log(P(\mathbf{Y}|\mathbf{X})P(\mathbf{X})) = \log P(\mathbf{Y}|\mathbf{X}) + \log P(\mathbf{X})$ であることから，

$$\mathbf{X} = \arg\max_{\mathbf{X}} \log(P(\mathbf{Y}|\mathbf{X})P(\mathbf{X})) = \log P(\mathbf{Y}|\mathbf{X}) + \log P(\mathbf{X}) \tag{8.11}$$

である．このとき，$\log P(\mathbf{Y}|\mathbf{X})$ は対数尤度と呼ばれ，理想画像が得られたときに計測画像が得られるもっともらしさを意味する．$\log P(\mathbf{X})$ は対数事前確率であり，理想画像のデータ自体のもっともらしさを意味する．これが意

味するところは，仮に推定された理想画像 $\mathbf{X}'$ が存在した場合，それによって得られる推定観測画像 $\mathbf{Y}'$ と実際の観測画像 $\mathbf{Y}$ の差と，推定理想画像 $\mathbf{X}'$ が事前に知られている理想画像のデータ構造との差の合計が最も小さくなる（確率が高くなる＝差が小さい）ような $\mathbf{X}$ が正解であることを示している．これをわかりやすく書くと以下の次式になる．

$$\mathbf{X} = \arg\min_{\mathbf{X}} E(\mathbf{X}) \tag{8.12}$$

$$E(\mathbf{X}) = E_{\text{external}}(\mathbf{X}) + E_{\text{internal}}(\mathbf{X}) \tag{8.13}$$

ここで $E(\mathbf{X})$ は前述の差の合計であり，エネルギーを表す．また，$E_{\text{external}}(\mathbf{X})$ は前述の推定観測画像 $\mathbf{Y}'$ と実際の観測画像 $\mathbf{Y}$ の差を指し外部エネルギー，$E_{\text{internal}}(\mathbf{X})$ は理想画像のデータ構造との差であり内部エネルギーと本章では呼ぶ．エネルギー最小化に基づく手法はこの外部エネルギーと内部エネルギーをそれぞれ定義し，その合計を最小化する領域を得ることでセグメンテーションを行う．

1) Snakes 法

医用画像内に映る臓器の輪郭を取得するために，Snakes と呼ばれる動的輪郭モデル (Active Contour model) を用いた手法が Kass らにより提案された（図 8.3）．代表的な境界検出手法の 1 つである．動的輪郭モデルを用いたセグメンテーションでは，画像内に変形可能な境界線（2 次元）もしくは境界面（3 次元）を定義し，それのエネルギーが最小となる状態にモデルを変形させる．2 次元画像を対象とした解説を行うが，3 次元以上の次元においても基本的には同じである．Snakes は輪郭モデルを陽に設定する．

境界線を $\mathbf{u}$，その上の点を $u(s)$ とする．

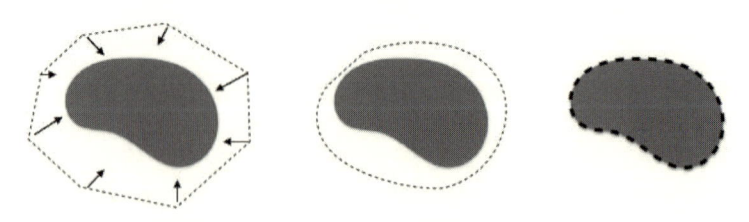

図 8.3 Snakes 法の考え方 [Kass M et al., 1988]

$$\mathbf{u} = \{u(s)\},$$
$$u(s) = (x(s), y(s)), s \in [0,1], u(0) = 1$$

ここで，s は曲線 u 上の弧長パラメータであり，$s = 0$ のときは始点，$s = 1$ のときは終点を表す．この曲線が本節冒頭で述べた内部エネルギーと外部エネルギーの和が最小となる位置に変形させる．一般的な Snakes 法では，内部エネルギーは下記の式で表せられる．

$$E_{\text{internal}} = E_{\text{length}}(\mathbf{u}) + E_{\text{curv}}(\mathbf{u}) \tag{8.14}$$

$$E_{\text{length}}(\mathbf{u}) = \int_0^1 \alpha(s) \left\| \frac{\partial \mathbf{u}(s)}{\partial s^2} \right\|^2 ds \tag{8.15}$$

$$E_{\text{curv}}(\mathbf{u}) = \int_0^1 \beta(s) \left\| \frac{\partial \mathbf{u}(s)}{\partial s^2} \right\|^2 ds \tag{8.16}$$

ここで，$E_{\text{length}}(\mathbf{u})$ は曲線 u の長さからくるエネルギーであり，微小な弧長の 2 乗の合計量となっている．$E_{\text{curv}}(\mathbf{u})$ は曲線 u の局所曲率からくるエネルギーであり局所曲率の 2 乗の合計を表す．$\alpha(s)$，$\beta(s)$ は計算時の重みであり任意に設定できる．これらの項が 2 乗である理由は，エネルギーを微分すると力になることを考えると直感的に理解しやすい．エネルギーを最小化するとは，微小時間ごとに力を受け続けることと同じである．つまり E_{length} では微小時間ごとに長さからくる力を受けることを表している．E_{length} を最小化するということは曲線 u の長さを最小化する（始点から終点までをなるべく直線にする）ことを意味し，$E_{\text{curv}}(\mathbf{u})$ を最小化することは，曲線 u を円に近づけることを意味する．以上で定義される内部エネルギーによって，輪郭モデルの最適化の際に自己交差などの矛盾が生じないようにしている．

次に外部エネルギーを説明する．外部エネルギーは曲線が画像から受けるエネルギーである．Snakes の目的は画像内から輪郭を抽出することである．そのため現在の曲線位置が画像内の輪郭，すなわちエッジ部分にいるかを評価することで外部エネルギーを取得する．このため，一般的な外部エネルギーの式は次式となる．

$$E_{\text{external}}(\mathbf{u}) = -\int_0^1 \|\nabla I(\mathbf{u}(s))\|^2 ds \tag{8.17}$$

ここで，I は対象としている画像を指す．この式は曲線上での画像の 1 次微分の 2 乗の合計値を負にしたものであり，曲線が画像内の輪郭度合い（この場合，1 次微分量）の変化が激しい場所に存在する場合，エネルギーが低くなる．画像のノイズを考慮して画像を Gaussian フィルタでぼかしてから計算する場合もある．

Snakes の抽出精度はパラメータ設定や曲線の初期位置に依存するところが大きい．しかし高速で実装が簡単なことから現在でも盛んに研究が行われており，使用するエネルギーの改善も行われている．Snakes 法の最大の欠点は基本的には初期設定した曲線のトポロジーの変更ができないことである．すなわち，セグメンテーション対象のトポロジーを初めから知っている必要がある．このトポロジー変更の欠点を解決する形で Snakes を拡張した T Snakes が提案された．

また，s を境界線上における点の位置とし画素値を情報とする評価関数は下記のようにも定式化できる．

$$E_{\text{external}}(\mathbf{u}) = \int_0^1 \{P(u(s))\}ds \tag{8.18}$$

ここで，$P(u(s)) = P_I + P_G + P_E$，$P_I = \mp \gamma I(u(s))$，$P_G = -\zeta|\nabla G(u(s);\sigma) * I(u(s))|$，$P_E = -\eta e^{-\text{Dist}(u(s))}$ である．$I(u(s))$ は点 $u(s)$ における画素値で，P_I は画素値が大きい（あるいは小さい）ほど好ましいとする評価関数．$G(u(s);\sigma)$ は Gaussian 関数で $\nabla G(u(s);\sigma)$ はその 1 次微分を表す．P_G は，画素値の変化が大きいほど好ましいとする評価関数．$\text{Dist}(u(s))$ はエッジからの距離であり，P_E は境界線がエッジに近いほど好ましいとする評価関数とする．γ, ζ および η は，各条件の重み．$E_{\text{external}}(\mathbf{u})$ は，画素値を情報とする境界線らしさを表しており，外部エネルギーと呼ばれる．また，境界線が滑らかである性質として，以下の評価関数が定義される．

$$E_{\text{internal}}(\mathbf{u}) = \int_0^1 (\alpha|u_s(s)|^2 + \beta|u_{ss}(s)|^2)ds \tag{8.19}$$

ここで，$u_s(s)$ は点 $u(s)$ における曲線上点座標の 1 次微分，$u_{ss}(s)$ は 2 次微分を表す．α および β は，それぞれの条件の重み．$u_s(s)$ は境界線をなるべく直線的にする（極端に曲がらないようにする）ための条件であり，境界線

の広がりを表す．$u_{ss}(s)$ は境界線の曲がり具合（曲率）が激しく変化しないようにするための条件．$E_{\text{internal}}(\mathbf{u})$ は，曲線自体の性質を表しており，内部エネルギーと呼ばれる．内部エネルギーと外部エネルギーの和を最小にする曲線を，境界線とする．

$$\mathbf{u} = \arg\min(E_{\text{internal}}(\mathbf{u}) + E_{\text{external}}(\mathbf{u})) \tag{8.20}$$

他に，陰的表現を用いることでトポロジー変化に対応した Level set 法が提案されており，次項で説明する．

2) Level set 法

検出する境界を 1 次元高い補助関数のゼロ等高面 (zero levelset) と見なし，境界の進行条件である偏微分方程式を数値的に解いて補助関数の形状を変更し，そのゼロ等高面を次々に検出することで境界形状を動的に制御する手法である [Malladi R et al., 1995]．

Snakes 法では曲線を直接的に表し，変形を行った．Level set 法では対象空間より 1 つ高次元の軸を追加した空間上に存在する関数 ϕ を設定し，その軸成分の値がゼロである平面上の曲線として動的変形モデルを定義する．そして関数 ϕ を変化させることで曲線の形状を変化させる（図 8.4）．

2 次元画像 $I(x,y)$ について考え，ゼロ面上の曲線を u とし，その上の点を $u(x,y) = (u_x, u_y)$ とする．このとき，高次元空間上の関数は $z = \phi(x,y,t)$

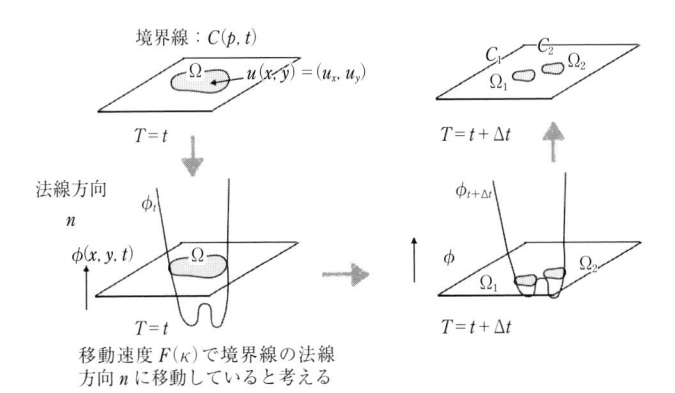

図 **8.4** Level set 法の考え方

となり，t は時間を表すものとする．$u(x, y)$ は曲線上の点であるため

$$\phi(u_x, u_y, t) = 0 \tag{8.21}$$

が成り立つ．曲線 **u** は時刻 t に応じて変化するとき，曲線の法線ベクトル方向に変化すると考えると，

$$\frac{\partial \mathbf{u}}{\partial t} = F(u_x, u_y)\mathbf{n} \tag{8.22}$$

となる．ここで，F は成長速度を表し，**n** は法線ベクトルとする．法線ベクトル **n** は

$$\mathbf{n} = \frac{\nabla \phi}{|\nabla \phi|} \tag{8.23}$$

で得られる．関数 φ を時刻で偏微分すると，

$$\frac{\partial z}{\partial t} = \frac{\partial \phi}{\partial t} + \frac{\partial \phi}{\partial x}\frac{\partial x}{\partial t} + \frac{\partial \phi}{\partial y}\frac{\partial y}{\partial t} \tag{8.24}$$

となる．今，ϕ のゼロ面に存在する曲線 **u** 上の点はエネルギー最小化の式を満たすため，

$$\frac{\partial z}{\partial t} + \nabla \phi \frac{\partial \mathbf{u}}{\partial t} = 0 \tag{8.25}$$

が得られる．

$$\frac{\partial z}{\partial t} = -F|\nabla \phi| \tag{8.26}$$

となり，関数 ϕ を更新していくことで，曲線 **u** を変形することができる．このようにして新しい領域を分割する．血管など細い形状抽出に適している．

3) 対話的グラフカット法

　グラフカットは，画像の前景と背景の制約画素をもとに画像を2値化することを基本とする（図8.5）．画像の2値化は，エネルギー最小化問題として定式化し，フォローネットワークのエネルギーを最小化する場合にカット（最小カット）することで最適解を求める方法である（図8.6）．

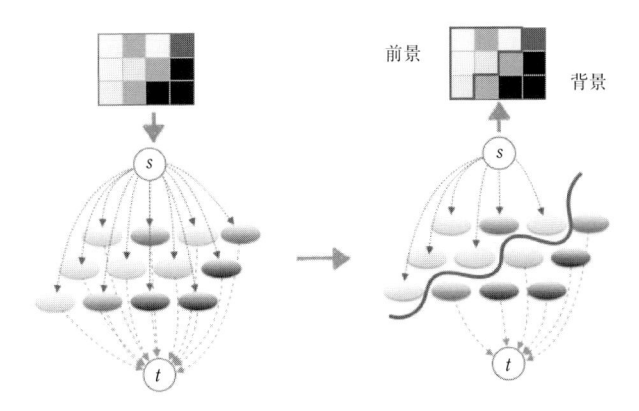

図 **8.5** グラフカットの概要 [Boykov YY et al., 2006]

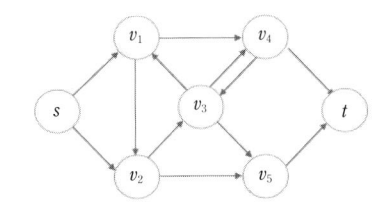

図 **8.6** フローネットワーク [Boykov YY and Jolly MP, 2001]

フローネットワークとは，グラフ理論の有向グラフの一種で，パイプ中の水流や運送経路のような状態をモデル化したものである．いま，フローネットワークを $\mathbf{G}$ として，頂点集合 $V(v_1, v_2, v_3, v_4, v_5)$ と辺集合 E からなる図 8.6 のような場合を考える．ただし，頂点 V は，始点 s と終点 t という特殊な 2 点を含むものとする．始点 s はフローを無限に供給できる頂点とし，終点 t はフローを無限に消費できる頂点とし，フローネットワークの各辺 $(p,q) \in E$ には，非負の容量 c_{pq} が指定されるとする．辺 (p,q) を流れるフローの量を f_{pq} とし，すべての辺のフローをまとめたものを $f = f_{pq}|(p,q) \in E$ とすると，フロー f は下記の条件を満たす．任意の辺を流れるフローは，非負かつ辺の容量を超えない：$0 < f_{pq} < c_{pq}$ 始点 s 終点 t を除いた任意の頂点 $v \in V \neg s, t$ において，流入するフローの総和と流出するフローの総和は等しい．

$$\sum_{(p,v)\in I(v)} f_{pv} = \sum_{(v,q)\in O(v)} f_{vq} \tag{8.27}$$

ただし，$I(v)$ は頂点 v に入り込む辺の集合，$O(v)$ は頂点 v からでる辺の集

合とする．

　各頂点においてフローがわき出したり消えてしまうことはないため，フローネットワーク全体では：「始点 s から流出するフローの総和」と「終点 t へ流入するフローの総和」は等しくなる．ネットワーク全体を流れるフローの総和 $|f|$ を総流量，フローネットワーク内に流せるフローの中で，総流量が最大のものを最大フローと呼ぶ．

　カットとは，頂点 v を「始点 s を含む部分集合 s」と「終点 t を含む部分集合 t」に分割することとし，カットセットを部分集合 s と t の間をつなぐ辺の集合とする．カットの容量とは，カットセットのうち s から t へ向かう辺の容量の総和（逆向きの辺の容量は無視する）とし，最小カットをカットの容量が最小となるカットとする．

　最小カットの定理とは，「任意のフローネットワークについてその最大フローと最小カットは等しい」というものである．最大フローはネットワークの一番細い部分（最小カット）によって決定される．最大フローが流れているとき，始点 s から不飽和辺のみを使って到達できる頂点群を S とし，$T = V - S$ とすると，$S - T$ は最小カットをなす．

　ここでフローネットワーク $G = (V, E)$ とフロー f が与えられているとき，フォローネットワーク G を流れるフロー f の「変化可能範囲」を表すネットワークを残余ネットワーク $G^f = (V, E^f)$ とする．最大フローアルゴリズムは，入力時にフローを 0 で初期化し，出力時に最大フローと最小カットとする．

　まず，フローを 0 で初期化し，次に残余ネットワークを構築し，増加可能経路 p を探索し，経路 p に沿ってフロー追加する処理を経路 p がなくなるまで繰り返す（図 8.7）．

　画像への応用は，入力を画像とし，出力を 2 値化画像とする．まず，制約画素 p は必ず制約を満たす．次に，非制約画素 p は，その特徴が前景画素 F に近ければ前景に，B に近ければ背景になる．最後に境界は特徴の異なる画素間を通ることで前景と背景に 2 値化される．

　エネルギー最小化問題とは，画像の領域分割の場合，V は場所（サイト）の集合（全画素集合），E は隣接するサイトの組の集合（近傍画素集合），X は V の各サイトにラベル値 (fore, back) とすると下式となる．この $E(X)$ を最

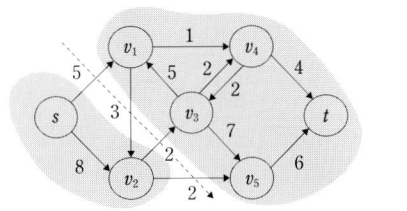

カット：s = {s, v₂}, T = {v₁, v₃, v₄, v₅, t}
カットセット：{(s, v₁), (v₁, v₂), (v₂, v₃), (v₂, v₅)}
カット容量：5 + 2 + 2 = 9

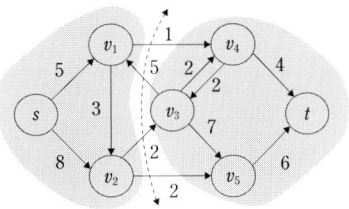

最小カット：s = {s, v₁, v₂}, T = {v₃, v₄, v₅, t}
カット容量：1 + 2 + 2 = 5

図 **8.7** フローネットワークのカット

小化する X を見いだす問題となる．

$$E(X) = \sum_{v \in V} g_v(X_v) + \sum_{(u,v) \in E} h_{uv}(X_u, Xv) \tag{8.28}$$

$$g_v(X_v = \text{fore}) = \begin{cases} 0 & v \in F \\ \infty & v \in B \\ t_p^{\text{fore}} & \text{other} \end{cases} \tag{8.29}$$

$$t_p^{\text{fore}} = \frac{d_v^F}{d_v^F + d_v^B}, t_p^{\text{back}} = \frac{d_v^B}{d_v^F + d_v^B}$$

グラフカットの利点は，高速・高精度で高次元化が容易であり，UI と相性がよいことにある．欠点は，境界が不明瞭な領域には利用しにくく，血管・筋膜など，細い・薄い形状には不向きである．

8.3 機械学習から見たセグメンテーション法の分類

García-Lorenzo らは MRI を用いた多発性硬化症病変の検出のためのセグメンテーション法として教師あり学習（表 8.1）と教師なし学習（表 8.2）に分けた分類を報告している．これは，病変のセグメンテーション法であるが，既述したセグメンテーションアルゴリズムを教師ありと教師なしという機械学習の視点から分類したものともいえる．

表 8.1 教師あり学習を用いたセグメンテーションアルゴリズム [García-Lorenzo D et al., 2013]

Intensity Normalization	Classifier	Features
Histogram-based	ANN	Apriori selection
		・Intensity
Reference tissue	k-Nearest Neighbors	・Spatial information
Local normalization	Baysian	Automatic selection
	Random Decision Forces	・Texture
		・Context information

表 8.2 教師なし学習を用いたセグメンテーションアルゴリズム [García-Lorenzo D et al., 2013]

Clustering method	Definition of lesions	Spatial information
EM-based	Extra cluster	Markov Random Fields
Fuzzy C-means	Outliers	Graph Cut
Integrated Error Estimation		Mean shift
Local normalization		Automatic Atlas
		Topological Atlas

8.4 生体組織の特徴ベクトル

生体組織の形状をセグメンテーションするための，生体組織の特徴には一般に形状特徴，濃淡，色，テクスチャ特徴などが用いられる．医用画像処理の場合には濃淡と形状特徴が主に用いられる．形状の特徴には，線の傾き，曲率，面積などが用いられるが，画像処理の場合には濃淡も含めてこれらをまとめて特徴ベクトル (feature vector) という．ここで k を特徴の個数とすると，特徴ベクトル $\mathbf{x}$ は，$\mathbf{x} = [1x, 2x, \cdots\cdots, kx]t$ として表すことができる．特徴ベクトルによって作られる空間を特徴空間といい，たとえば血管を表す特徴ベクトルを $\mathbf{x}_{ai}(i = 1, 2, \cdots\cdots, n)$ とすると血管の特徴と有する特徴ベクトルはその特徴空間の中で n 個の点クラスターを作っていると考え，他から切り出すことが可能となる．この場合，機械学習（決定木など）や統計学的決定法（誤差最小化など），パターンマッチング（ベイズ決定理論など）を用いて機械的に抽出する．しかし，多くは抽出対象について専門的知識を有するヒトの判断が必要であるために，抽出結果を可視化し繰り返しセグメンテーションを行いながら対話的に最適な対象物を抽出する方法がとられてい

る．専門家の知識が必要な理由として形状の複雑さの他に画像データの持つノイズやアーチファクトの存在や撮影装置の縦方向の解像度が悪い場合発生するパーシャルボリューム効果や組織の不均一性，組織構造の変形，組織の種類の多様性，撮影装置のパラメータの違いなどがあり生体組織のセグメンテーションの自動化を困難としている．

8.5 臓器（大脳）のセグメンテーション

セグメンテーションアルゴリズムは，エネルギー最小化原理の観点から「与えられたデータに対して，対象の一般的な性質や状況を表す制約・拘束条件を最もよく満たす解釈を探す」ことを基本とした最適化手法と考えることができるため，大型の連立方程式を定式化し，そこから最適な解を求めるために反復法や弛緩法と呼ばれる方法が広く使用されている．弛緩法には決定論的弛緩法と統計的弛緩法の2つがある．それ以外にもクラスタリング，ニューラルネット，遺伝的アルゴリズムなどの機械学習技術を用いた方法などが報告されている．

ここでは，臓器のセグメンテーション法として大脳を例にそれぞれの代表的アルゴリズムを Suri らが報告した大脳皮質のセグメンテーションアルゴリズムの体系をもとに紹介する [Suri JS et al., 2002b]．Suri らは，大脳のセグメンテーションアルゴリズムを大きく領域を用いたもの，境界や表面形状を基本としたもの，両者を組み合わせたものに分類している．

8.5.1 領域を用いた方法

領域を用いたセグメンテーション法は，辺縁を用いたセグメンテーション法よりもエラーが少ないことや教師データを用いた学習でも可能で，境界や表面を用いたセグメンテーション法と組み合わせることで非常に良好な結果を得ることができる．しかし，パーシャルボリューム効果やノイズの影響で画素やボクセルのセグメンテーションのエラーを起こすことがある．特に，計算形態学手法を用いた場合には局所でのボリュームを平均化することでパーシャルボリューム効果が生じるため生体組織のセグメンテーションを誤ることがある．

1) アトラスを用いる方法

　脳の境界を推定する方法として有名なものに，Talairach の方法がある．Talairach とは，フランスの脳神経外科医であるが，ヒトの脳構造の位置を個人ごとの脳の大きさや形の違いに依存することなく表すことができる座標系（タライラッハ座標系）を開発した [Talairach J et al., 1973]．

　詳細なモントリオール神経学研究所の MNI アトラスなどの基礎となっている．座標系の原点を正中断面と前交連の交わる点とし，原点から正中断面と垂直に伸びる線を X 軸，正中断面と後交連の交わる点と原点をつなぐ線を Y 軸，この 2 直線と垂直に伸びる線を Z 軸として表している．また，サーフェスアトラスや非線形変換を用いてモデル画像と MRI でとられたボリュームデータ間の輝度値の特徴量をもとにしたアトラス，変形可能なアトラスが提案されている．

2) 画素・ボクセルの閾値を用いる方法

　画素・ボクセルの閾値を用いる方法は，多くは手動で行われてきた．しかし，作成者の主観などバイアスが多く，また，作成に非常に手間や時間がかかるので，現在では他の方法と組み合わせて使用されている．最も簡易な方法として閾値による 2 値化がある．これは，画素値が閾値よりも大きいあるいは小さい領域を抽出する方法である．閾値は経験などに基づいて任意の値を設定することも多いが，前述したように P タイル法，モード法あるいは k-mean 法などで設定する．P タイル法は，画像内で対象臓器の占める面積の割合 ($P\%$) が予めわかっているとき，画素値ヒストグラムにおける画素値の累積度数が全体の $P\%$ となる値を閾値とする方法である．モード法は，画素値ヒストグラムにおいて，モード（最頻値）とモードの間の谷を閾値とする方法である．モードに属する画素値の分布がある程度わかっている場合には，その分布関数（確率密度関数）を当てはめて，境界の尤度から閾値を求める場合もある．k-mean 法は，初期値となる閾値を与え，分割された 2 つの画素値集合の重心位置を計算し，その重心からの距離で境界線を更新していく方法である．

3) 確率を用いる方法
1. ベイズ法を用いた画素およびボクセル分類法

ベイズ法の場合，データは訓練用データから推定されたパラメータの平均と共分散を持った多変量正規分布を仮定する．ここで，サンプル画像 X を長さ N の観察ベクトルとし，c を画素あるいはボクセルが含まれているクラスとすると，ある画素あるいはボクセルが観察されたときその画素あるいはボクセルがあるクラスに含まれている確率は下式となる．

$$P(c|X) = \frac{P(X|c)P(c)}{P(X)} \quad (8.30)$$

$P(X|c)$ は下記の Gaussian 関数から計算することができる．

$$G_{Cm(X)} = \frac{1}{(2\pi)^{-\frac{N}{2}} Cm^{-\frac{1}{2}}} \exp\left(-\frac{1}{2} X^T Cm^{-1} X\right) \quad (8.31)$$

ただし，Cm は共分散行列，X^T はベクトル X の転置行列とする．

Shattuck と Leahy は，1) 頭蓋骨のストリッピング，2) 画像の均一化，3) ボクセルをもとにした組織の分類，4) トポロジカルな不整合部分の削除，5) テッセレーション処理とレンダリング，を提案している [Shattuck DW and Leahy RM, 2000]．

テッセレーション処理とは，2次元画像上で3次元の複雑な立体を表現するのために用いられる多数のポリゴンのポリゴンメッシュをさらに分割して表現することで画像をより滑らかで現実感のあるものにする CG の画像演算手法の1つである．具体的には第1は，Marr-Hildreth (MH) edge detector と形態学的手法を伴った異方性拡散法によって頭蓋領域を削除する．第2に，不均一な領域の補正を行う．基本的な考え方は，確率モデルの中の誤差項の混合モデルを用いて推定する．c をある S から分割された組織（クラス）とし，$p(x_k|b_k)$ を k 番目のボクセルが位置 x にある確率，ボクセル k のバイアス項を b_k とし，クラス c にボクセルがある確率を $p(c)$ とすると $p(x_k|b_k) = \sum_{c \in s} p(c)p(x_k|c, b_k)$ となる．バイアスの空間的変化をアルゴリズムが推定した場合，バイアスは近隣領域でほぼ一定となる．第3は，ベイズアプローチを用いた最大事後確率推定法 (Maximum A Posterior Probability: MAP) 分

類器を用いる．$p(X|c) = \frac{p(c|X)p(X)}{p(c)}$ の $p(X|c)$ を最大化することを最終的な目標とする．第4に，形態的不整合部分の削除を行う．この処理は Topological Constraint Algorithm (TCA) を用いたアルゴリズムを用いた．TCA はある範囲が同等であると決まった場合に対象となる領域を分割してグラフの木を作成する操作を繰り返すアルゴリズムであり，適切な木の決定には Spanning Tree Algorithm (STA) の最大化法を用いる．このセグメンテーション法は，強力で正確かつ対話的に処理でき，形状の個人差があっても精度の高いセグメンテーションを可能としている．

2. 期待値最大化法

Wells らは，分類 (c) とゲインフィールド (β) 推定をベイズ法を用いた非線形最適化問題として取り扱い，バイアス領域と観察される輝度値を下記のガウスモデルを用いて推定している [Wells III WM et al., 1992]．

$$G_{\psi_c(X)} = \frac{1}{(2\pi)^{-\frac{m}{2}} Cm^{-\frac{1}{2}}} \exp\left(-\frac{1}{2} X^T C m_c^{-1} X\right) \quad (8.32)$$

$$G_{\psi_\beta(X)} = \frac{1}{(2\pi)^{-\frac{n}{2}} Cm^{-\frac{1}{2}}} \exp\left(-\frac{1}{2} X^T C m_\beta^{-1} X\right) \quad (8.33)$$

ただし，$G_{\psi_c(X)}$, $G_{\psi_\beta(X)}$ は，それぞれクラス（組織）c とバイアスの Gaussian 分布を示し，$\psi_c(X)$ と $\psi_\beta(X)$ は，それぞれクラス c とバイアス β の共分散とする．分散は $\mu(c_i)$ を部位 i におけるクラス c の輝度値の平均とし，$p(Y_i|c_i,\beta_i)$ を部位 i における観察されるピクセルの確率として下式のようにモデル化した．

$$p(Y_i|c_i,\beta_i) = G_{\psi_{c_i}}(Y_i - \mu(c_i) - \beta_i) \quad (8.34)$$

これを，バイアスフィールド β を推定するため MAP を用いて方程式を解いている．

Joshi らは，脳のセグメンテーションを混合モデル問題として捉え，MRI のヒストグラムを計算し，混合モデルを作成し白質と灰白質のセグメンテーションを行った [Joshi M et al., 1999]．濃淡ヒストグラム

が M 荷重関数に一致すると仮定し下記の方程式を提案している．ただし，v は近接ボクセル，P_m は m 番目の荷重関数の確率濃度関数，α_m, μ_m, σ_m は，m 番目の荷重関数の領域，平均，標準偏差とする．

$$\sum_{m=0}^{M-1} \frac{\alpha_m}{\sigma_m} P_m \left(\frac{v - \mu_m}{\sigma_m} \right) \tag{8.35}$$

上記の方法の検証には，下式で定義された normalised variational distance が用いられている．M_i は手動でセグメンテーションした場合の位置 i，A_i は自動でセグメンテーションした場合の位置 i，L はすべての点の数とする．

$$d_{M,A} = \frac{1}{2} \frac{\sum_{i \in L} |f_i^M - f_i^A|}{\sum_{i \in L} P_i^M} \tag{8.36}$$

この Joshi らの方法は，事前確率の正確性やクラス数が既知である必要があり，計算量も膨大となってしまうという欠点をもつ．

3. マルコフ確率場を用いる方法

Kapur らは，期待値最大化法を拡張して，マルコフ確率場解法に Gibbs モデルを加えた EM-MF (Expectation Minimisation-Mean Field) 法を提案した [Kapur, 1999]．Gibbs の方程式は，下記となる．

$$P(f) = \frac{1}{Z} \exp\left(-\frac{1}{\kappa T} E(f) \right) \tag{8.37}$$

ただし，$Z = \sum_f \exp\left(\frac{-E(f')}{T} \right)$ で $P(f)$ は f の確率，T はシステムの温度，κ はボルツマン定数，Z は正規化定数とする．この EM-MF 法は，EM 法よりも一般的に使用されている．

4) クラスタリング法を用いる方法

一般に画像処理におけるクラスタリングアルゴリズムは，画像の中に何種類のクラスがあるかを知るために使用される機械学習の中の教師なし学習の1つである．生体構造をセグメンテーションする場合には，セグメンテーションの総数は，正常組織とがんなどの異常所見の数を合わせた数となる．画素あ

るいはボクセルは必ずしも1つのクラスに属しているとは限らないのでファジーメンバーシップ関数が用いられる．ファジーメンバーシップ関数にはいくつかの種類があるが最もよく使用されるのは FCM (Fuzzy C Mean) アルゴリズムであり，Pham は FCM を拡張させた AFCM を提案している [Pham DL and Prince JL, 1999]．標準的な FCM アルゴリズムを下記に示す．

$$J_{FCM} = \sum_{i,j} \sum_{k=1}^{C} u_k(i,j)^q \|y(i,j) - v_k\|^2 \quad (8.38)$$

ただし，u_k はメンバーシップ関数，v_k をセントロイドとし，$u_k(i,j)$ をクラス k に関する画素の位置 (i,j) におけるメンバーシップ値とする．この場合 $\sum_{k=1}^{C} u_k(i,j) = 1$．$y(i,j)$ は位置 (i,j) における画像の濃淡値，v_k をクラス k のセントロイド，q はクラスの曖昧さを決定するそれぞれのファジーメンバーシップの荷重指数とする．まず，$u_k(i,j), v_k$ と (i,j) に対応する J_{AFCM} の初項を得て，J_{AFCM} の結果が最小になるように J_{AFCM} の3条件下で結果が0になるように設定する．このような条件下で下記のアルゴリズムを走らせることになる．

① セントロイド $v_k, k = 1, \ldots, C$ を初期値として与え，すべての (i,j) と同じ複数の $m(i,j)$ を設定する．
② 最小二乗法の方程式によってファジーメンバーシップ関数を計算する．

$$u_k(i,j) = \frac{\| y(i,j) - m(i,j)v_k \|^{-2}}{\sum_{l=1}^{C} \| y(i,j) - m(i,j)v_l \|^{-2}} \quad (8.39)$$

③ 上の式を用いて新しいセントロイドを計算する．

$$v_k = \frac{\sum_{i,j} u_k(i,j)^2 m(i,j) y(i,j)}{\sum_{i,j} u_k(i,j)^2 m(i,j)^2} \quad (8.40)$$

$$(k = 1, \ldots, C.) \quad (8.41)$$

④ $m(i,j)$ について空間変化の微分方程式を解く．
⑤ 現在のセントロイドと1つ前のセントロイドの差を計算して収束を確認する．もし，収束しているなら終了し，収束していない場合には②にもどる．

5) 数理形態学を用いた方法

数理形態学 (mathematical morphology) とは，もともとは鉱石の幾何学的特性を評価する手法として考案されたもので，数学を基盤とした形態への作用を研究する学問とされる [Matheron G, 1975, Serra J, 1983]．特に，N 次元空間集合の中での Minkowski 演算 (addtion, subtraction) を基本とし，集合で表された物体形状に対して「膨張」と「収縮」という基本演算を定義して形状を定量的に扱うことを特徴としている．画像処理の場合には画像を集合として扱うことになる．

1. 3 次元境界検出を用いた形態学的手法

   Bomans らは，Marr-Hildreth (MH) operator に形態学フィルタを合わせて用いる方法を提案し，MRI データから脳質の 3 次元形状のセグメンテーションと再構成を報告した [Bomans et al., 1990]．

   ① 補間処理，② 3 次元の境界抽出（3-D Marr-Hildreth (MH) operator の利用），

$$C(x,y,z) = I(x,y,z,\sigma) \otimes \nabla^2 G(x,y,z,\sigma) \tag{8.42}$$

$\nabla^2 G(x,y,z,\sigma)$ を LoG 演算子とすると

$$\nabla^2 G(x,y,z,\sigma) = \frac{1}{\sqrt{(2\pi)^3 \sigma^5}} \exp^{-\frac{x^2+y^2+z^2}{2\sigma^2}} \left(3 - \frac{(x^2+y^2+z^2)}{\sigma^2}\right) \tag{8.43}$$

③ 2 値化，④ 分類とラベリング，⑤ ボクセルモデルを用いた 3 次元形状の作成とシェーディング．

   この方法は，非常に精度の高いセグメンテーション結果を得ることができるが，MH operator による操作時に誤差が生じたり，計算負荷が大きかったり，2 次元画像のラベリング操作に手動操作が必要となるなどの問題も指摘されている [Suri JS et al., 2002a]．

2. 対話型形態学的手法

   Höhne らは，ある組織は MRI 上均一な輝度値を持っていると仮定し，計算形態学手法を用いた下記の方法を提案した [Höhne KH and Hanson WA, 1992]．① 閾値の設定 (Thresholding)，② 連結している

要素の分析, ③ 膨張 (dilation): $M \oplus S = \cap_{x \in S} M_{+x}$, ④ 侵食 (Erosion): $M \ominus S = \cap_{x \in S} M_{+x}$, ⑤ 開放 (Opening): $M \bullet S = (M \oplus S) \ominus S$, ⑥ 閉鎖 (Closing): $M \circ S = (M \ominus S) \oplus S$, ⑦ 領域充填(Region fill), ⑧ ブール演算子 (AND, OR, NOT, XOR) の利用となる.

　この方法は, 画像撮影装置の種類や撮影条件に依存しないことや人の優れた視覚系と解剖学的知識を統合したアルゴリズムであり, 必要に応じて追加・削除操作しながらセグメンテーションができるという利点を有している. 一方, 空間の不均一な場合には不正確となり, セグメンテーションされたものの大きさが適切でない場合には専門家の確認を必要とした. このため, 操作する人間が持つ知識によってセグメンテーション結果が異なる可能性を有している.

3. 3次元数理形態学的手法を用いた領域拡張 (Region growing)

　この方法の特徴は, 閾値を最終的に推定することにある [Stokking R et al., 1988]. ① 初期閾値とシードポイントを設定し, 基本となる領域を抽出する. ② 6つのボクセル要素を用いて侵食処理を2段階連続して行う. ③ ボクセルを構成する1層ごとに領域拡張されてシードボリュームを得る. ④ 最大値の検出処理を行い終了する.

　領域拡長は, 通常セグメンテーションの1つの領域として考えられているが, 融合3次元画像処理では特に対話型セグメンテーションが必要な場合が多い.

　領域拡長は, 2次元画像の場合と3次元化した場合における領域拡長に分かれる. 対話型セグメンテーション法の場合多くは, 2次元画像で血管なら血管の領域を閾値を決めて抽出し, 自動的に3次元再構成された画像を確認しながら抽出範囲の解剖学的妥当性やノイズの出現を加味して閾値の範囲を調整して領域を抽出していく. 特に, 縦方向の領域分割が荒い場合には段差のある3次元形状となってしまうので注意を要する.

　融合3次元画像処理における領域分割の基本的考え方は, 現状では2次元の画像上で抽出したい対象物（たとえば血管）に対応する領域を専門家が指定し, その周囲の画素から性質の似ている画素が自動的に取捨

選択され，専門家が閾値の範囲を変えながら領域を拡張させ，目的とする領域を抽出する処理を行っている．基本的には，専門家による (1) 開始点の選択，コンピュータによる (2) 領域の拡張と表示（自動生成と表示），専門家による (3) 表示内容の判定，専門家による (4) 閾値の変更，(5) 終了判定となる．

ここでは，この中の現状のコンピュータによる基本的な「領域拡張」処理のアルゴリズムについて紹介する．第 n 回目の処理に入る時点で抽出されている領域を R_n とする．最初は $n=1$ であるから，そのときの領域は R_1 となる．

① R_n が別に定められた終了条件を満たせば終了．その他のときは，定められたルールに従って，R_n に取り込む候補画素集合 r_n を選ぶ．r_n が存在しなければ終了．② 候補画素 r_n に対応するテスト領域の画素集合 r_n を求め，その特徴量が定められた拡張基準を満たすかどうか判定する．③ 判定が満たされれば，r_n を R_n に加え，$R_n U_{rn}$ を新しい抽出領域 R_{n+1} とし，$n \leftarrow n+1$ として 1 に戻る．満たさなければ終了．
④ 開始点が複数個あればすべての開始点に対して上の処理を行う．

上記でわかるようにコンピュータで行っている処理とヒトが行っている処理は非常に似ている．これは最終的には適切な領域を抽出するという目的が同じであるからである．ただ，残念ながらコンピュータはヒトのように解剖学的知識を利用できるまでに至っていないため，ボクセルの輝度値やその構造配置パターンなどの特徴量，ボクセルの隣接性をもとにアルゴリズムが作られている．代表的なものとしては以下の方法がある．

(1) 前段階まで得られた領域 R_n の特徴量とよく似た性質の画素群を選択する方法

(2) 前段階まで得られた領域 R_n に隣接したり，定められた形で連結している画素群を選択する方法

上記を具体化するためには (1) の領域 R_n の特徴量を決める必要がある．医用画像の場合に，特徴量となるのは領域を構成するボクセルの輝度値なので，緻密骨を抽出する場合には緻密骨の CT のハンスフィールド値は 1000 前後なのでこれを平均としてある幅の輝度値をもつボクセ

ルを選択し，その選択領域に隣接する領域を最終的に抽出する．この場合，ある幅を決めるには抽出対象となる構造物の輝度値の幅に依存するので，撮影されたデータごとの輝度値の範囲の設定には専門家による解剖学的な知識が必要となる．

6) 事前知識を用いる方法

セグメンテーションに事前知識を用いる方法は数多く研究されている．その基本は，解剖学的知識を利用して組織をセグメンテーションすることにある．このためルールベースや知識ベースシステムが構築されてきた．

① CT や MRI 撮影装置からのボリュームデータの取得と専門家の知識を用いた3次元解剖計算モデルの構築（グローバル知識と呼ばれる），② 新しい画像を取得後正規化と補間処置の実施，③ 上記の画像にグローバル知識を当てはめてラベリング処理を行い3次元ラベルの空間・構造情報を作成，④ 3次元ラベルを PET データのような機能データとの3次元レジストレーションに用いる．

知識ベースシステムを用いたセグメンテーション法は，自動診断支援を行う場合の画像領域の特定とラベリングに有用であり，モデル化されたデータが知識ベースシステム内のデータから偏位していない限りかなり正確な結果を得ることができる．しかし，他の知識ベースシステムと同じように専門家の知識をシステムに実装するには膨大な時間と手間を要する．

7) テクスチャを用いる方法

Lohmann らは，Bayesian classification と texture と k-means clustering を合わせたセグメンテーション法を提案した [Lohmann G, 1998]．彼らは，セグメンテーションする上での特徴量のベクトルの構成要素としてテクスチャを用いた．均一性，コントラスト，逆差分モーメント，2次モーメント，最大濃度確率，フラクタル次元がテクスチャの特徴量として使用された．まず，k-means 法でクラスタリングし，その後ベイズ法を用いて識別する方法を用いた．特徴量で構成されたベクトル空間の中で均一な画素が得られるように分類した．k-means 法ではユークリッド距離を用い n 個の特徴量である属性があるとすると

クラスター k の平均ベクトルは $\bar{x} = \bar{x}_{1k}, \bar{x}_{2k}, \bar{x}_{3k}, \ldots, \bar{x}_{nk}$ となる．いま，P_k はクラスター k の集団個体数とし，x_{ik} を i 番目の属性における画素 j の輝度値とするとその平均値は $\bar{x}_{ik} = \frac{1}{P_k} \sum_{j=1}^{p_k} x_{ij}$ となり，画素 j とクラスター k のベクトルの平均との距離の差は $D_{kj} = \sqrt{\sum_{i=1}^{n} (\bar{x}_{ik} - x_{ij})^2}$ となる．k-means 法の分割エラーは $\epsilon = \sum_{j=1}^{M} [D_{k(j)j}]^2$．ただし M は総画素数，$k(j)$ は画素 j を有するクラスター k を示す．この方法は，灰白質と白質領域のセグメンテーション結果は良好であったが最初のテクスチャの選択に影響されやすいという欠点をもつ．

8) ニューラルネットワークを用いた方法

Reddick らは，ニューラルネットワークを用いた大脳のセグメンテーション法を報告した [Reddick WE et al., 1997]．第 1 のニューラルネットワークは，SOM (Self-Organization Map) で構成される．SOM は，3 つの入力である T1, T2, PD (Proton density-weighted) 画像データに対して 3 組（1 組は 3 つの神経単位から構成）の合計 9 つの神経単位で構成され，3 つの画像データをもとに組織（例：白質，灰白質，脳脊髄液など）の輝度値に応じて入力ベクトルを初期化する．その後学習を行い 3 つの種類の画像データの入力に対して 1 つの出力結果が出力されるようにそれぞれの入力データについての重み係数を求める．これにより 3 つの画像データから入力されたデータが類似する場合 1 つの神経単位 SOM Neuron i として出力される．第 2 のニューラルネットワークは組織分類を目的に構成されており，線形伝達関数による 3 つの入力層と中間層，7 つの出力層（白質，灰白質，脳脊髄液，背景，その他）の 3 つからなり，標準デルタ則を用いた誤差逆伝播法で学習が行われる．ただこの方法は，学習する際に組織の特性に大きく影響を受けるため実時間処理には向いていない．

9) 領域性ハイパースタック法：エッジ拡散と領域結合の融合

ハイパースタックとは，4 次元 (4D) または 5 次元 (5D) をもつ画像であり，通常，幅，高さ，チャンネル数（c 次元），スライス数（z 次元），タイムフレーム数（t 次元）をもつ．Vincken と Koster らは，このハイパース

タックを用いた領域結合アプローチ (Hyperstack-based linking approach) と勾配依存性拡散をもとにしたエッジ情報 (Gradient Dependent Diffusion (GDD)-based edge information) を統合した大脳のセグメンテーション法を提案している [Vincken KL et al., 1995]．GDD を下記の方程式で表している．ただし，$\partial L/\partial t$ は，スケールパラメータ σ で変化する時間 t での新しい画像を示し，∇ は勾配演算子，$L(\sigma)$ はスケール σ の時の画像，k は定数とする．

$$\frac{\partial L}{\partial t} = \nabla \cdot \left(\exp\left(-\frac{\|\nabla(L(\sigma))\|^2}{k^2}\right) \nabla L \right) \quad (8.44)$$

① 第1ステップでは異なるスケールでの画像のスタックを作成するために GDD 演算子を用いて画像をぼかす．② 第2ステップでは3つのハイパースタックセグメンテーションのサブステップ（結合，ルートラベリング，下方投影）を構成する．この処理を行うことで，ボクセル分類のようにボリュームを分割する．分割されたボリュームは，木構造のようになり，同じような構造をもつボクセルを探索し結合する．③ 第3ステップでは数理形態学による洗練に類似した領域解析を行う．④ 第4ステップでは利用者によるボリュームレンダリングで表示された結果をレタッチする．この方法は，非常に正確であり，頑健で，利用者の負担も少ないが，欠点として結合処理の速度が遅く時間がかかり，構造化される形状が曖昧であることが挙げられる．

8.5.2 エッジや表面形状を用いた方法
1) エッジをもとにした脳表境界の推定法

「エッジ（輪郭）」とは，一般化して考えると信号レベルにおける突然の大きな変化といえる．最適なエッジ検出器は，ノイズに強く (Good Detection)，真のエッジの所を検出できること (Good Localization)，各点に1本のエッジを検出できること (Single Response) が理想とされる．

2次元ディジタル画像の場合には，輝度値の大きく異なる画素領域間の境界であり，3次元ディジタル画像の場合には輝度値の異なるボクセル領域間の境界となる．3次元ディジタル画像の境界は，2次元の局面となる．

画像内に2つの領域があり，その領域を構成するボクセルの平均輝度値が異なっている場合，近傍の輝度値の大きな変化を捉えることでエッジを特定

することができる．この大きな変化（変化率）は，勾配によって判別できる．つまり，関数 $f: \mathbb{R}^n \to \mathbb{R}$ の勾配は下式と定義される [Lohmann G, 1998].

$$\nabla f(x_1, x_2, \cdots, x_n) = \left(\frac{\partial f}{\partial x_1}, \cdots, \frac{\partial f}{\partial x_1}\right) \quad (8.45)$$

ここで

$$\frac{\partial f}{\partial x_i} = \lim_{h \to 0} \frac{f(x_1, \cdots, x_i, \cdots, x_n) - f(x_1, \cdots, x_i + h, \cdots, x_n)}{h} \quad (8.46)$$

しかし，このままでは直接計算できないので離散近似が必要となる．2 次元の場合には関数 f の導関数は以下の式で近似できる．

$$\begin{aligned}\frac{\partial(x_1, x_2)}{\partial x_1} &\approx \frac{f(x_1 + \Delta x_1, x_2) - f(x_1 - \Delta x_1, x_2)}{2\Delta x_1} \\ \frac{\partial(x_1, x_2)}{\partial x_2} &\approx \frac{f(x_1, x_2 + \Delta x_2) - f(x_1, x_2 - \Delta x_2)}{2\Delta x_2}\end{aligned} \quad (8.47)$$

2 次元ディジタル画像のフィルタ演算子の 3 次元ディジタル画像への一般化は 6 近傍や 18 近傍，26 近傍のように複数の近傍系が存在するために複数存在する．勾配の大きさは，3 次元エッジフィルタを 3 つの主方向ごとに適用し，そのノルムを計算して求める．

$$\| \nabla f(x,y,z) \| = \sqrt{\frac{\partial f(x,y,z)^2}{\partial x} + \frac{\partial f(x,y,z)^2}{\partial y} + \frac{\partial f(x,y,z)^2}{\partial z}} \quad (8.48)$$

1. Canny フィルタ

    一般に Canny edge detector の処理手順は：

    ① Gaussian フィルタで画像を平滑化，② 平滑化された画像の微分を計算，③ 勾配の大きさと方向を求め，④ "Non-maximum Suppression" 処理し，⑤ エッジ連結のため "Hysteresis Threshold" 処理を行う．

    まず，2 次元画像の点 (x, y) における勾配方向 $r(x, y)$ を推定する場合を考える．ノイズがない場合には $r(x, y) = \nabla I(x, y)$ となる．ノイズがある場合には，2 次元 Gaussian 関数 $G(x, y)$ で畳み込むことで画像を平滑化する．

$$G(x,y) = e^{-\frac{x^2+y^2}{2\sigma^2}} \tag{8.49}$$

平滑化後の画像を使用して (x,y) における勾配方向を近似する．

$$r(x,y) \approx \frac{\nabla(G*I)(x,y)}{\|\nabla(G*I)(x,y)\|} \tag{8.50}$$

1次元Cannyフィルタ関数 $G_r = \partial G/\partial r$ を用いてエッジ方向 $r(x,y)$ を検出する．エッジ点は勾配が局所最大をとった場合と考えることができるので，G_r で畳み込んだ画像に局所最大が存在した場合となる．よって，

$$\frac{\partial}{\partial r}(G_r * I) = \frac{\partial^2}{\partial^2 r}(G*I) = 0 \tag{8.51}$$

局所最大点の勾配の大きさは $\|G_r * I\|$ となり，r における G の方向導関数は，

$$G_r = \frac{\partial G}{\partial r} = f\dot{\nabla} G \tag{8.52}$$

となる．上記よりエッジの強さは $\|G_r * I\| = \|r\|\|\nabla G * I\|$ である．

$$(\nabla G * I) = \left(\frac{\partial G}{\partial x} * I, \frac{\partial G}{\partial y} * I\right)$$

$$\begin{aligned}
\frac{\partial G}{\partial x} &= \frac{\partial}{\partial x} e^{-\frac{x^2+y^2}{2\sigma^2}} \\
&= -2x e^{-\frac{x^2+y^2}{2\sigma^2}} \\
&= -2x e^{-\frac{x^2}{2\sigma^2}} e^{-\frac{y^2}{2\sigma^2}} \\
&= \frac{d}{dx} G(x) G(y)
\end{aligned} \tag{8.53}$$

勾配の大きさは $\sqrt{G_x(x,y) + G_y(x,y)}$ となる．2次元画像の勾配の方向 α は，$\arctan \dfrac{G_x(x,y)}{G_y(x,y)}$ で算出される．

2. 3次元のCannyフィルタ

3次元画像の勾配の x 成分を求めるには，Gaussian関数の導関数を使用して1次元畳み込みを計算し，次に y 方向，z 方向で計算し，画像を平滑化する．

$$\begin{aligned}\frac{\partial G}{\partial x} &= \frac{\partial}{\partial x}e^{-\frac{x^2+y^2+z^2}{2\sigma^2}} \\ &= -2xe^{-\frac{x^2+y^2+z^2}{2\sigma^2}} \\ &= -2xe^{-\frac{x^2}{2\sigma^2}}e^{-\frac{y^2}{2\sigma^2}}e^{-\frac{z^2}{2\sigma^2}} \\ &= \frac{d}{dx}G(x)G(y)G(z)\end{aligned} \qquad (8.54)$$

3. Deriche フィルタ

Canny フィルタは分離性能が高いが，計算負荷も高く 3 次元データ処理には困難が伴う．そこで Monga と Deriche らは，Canny フィルタが有限幅 W の最適フィルタを求めたのに対して，同じ最適性基準を使用して，無限幅 W の最適フィルタを導関関数 $f(x)$ とした [Monga O et al., 1991]．

$$\begin{aligned}f(x) = &a_1 e^{\alpha x}\sin(\omega x) + a_2 e^{\alpha x}\cos(\omega x) \\ &+ a_3 e^{\alpha x}\sin(\omega x) + a_4 e^{\alpha x}\cos(\omega x) + C\end{aligned} \qquad (8.55)$$

最適演算子の形状がほぼ Gaussian 分布と等しい場合 $(\sin(\omega x) \approx \omega x)$ に下記から得ることができる．

$$h(x) = -ce^{-\alpha|x|}\sin(\omega x) = cxe^{-\alpha|x|} \qquad (8.56)$$

ただし，$f(x) = 0, f(+\infty) = 0, f'(0) = S, f'(+\infty) = 0$ とする．

ここで 2 次元画像データの 2 つの 1 次元配列を G^+ と G^- とすると，画像のある行の 1 次元配列の Deriche の方法での計算は，

$$\begin{aligned}G^+(m) &= x(m-1) - b_1 G^+(m-1) + b_2 G^+(m-2) \\ G^-(m) &= x(m+1) - b_1 G^-(m+1) + b_2 G^-(m+2) \\ G(m) &= -ce^{-\alpha}(G^+(m) + G^-(m))\end{aligned} \qquad (8.57)$$

となる．ただし，$b_1 = -2e^{-\alpha}, b_2 = e^{-2\alpha}$．

4. 3 次元の Deriche フィルタ

3 次元の Deriche オペレータをもとにしたセグメンテーションアルゴリズムは以下のステップで構成される．

① x, y, z の 3 つの勾配の計算，② 局所勾配が最大化する 2 次微分係数が 0 となる交差点を計算，③ ヒステリシス閾値を求め，2 次元の Deriche フィルタを 3 次元画像の場合に適用する．

　この場合，新しいエッジフィルタ関数は

$$f(t) = s(\alpha * \mid t \mid + 1)e^{(-\alpha|t|)} \tag{8.58}$$

いま，入力画像のある位置 m の輝度値を $v(m)$ とすると，

$$\begin{aligned}
f^+ &= a_0 v(m) + a_1 v(m-1) - b_1 f^+(m-1) - b_2^+(m-2) \\
f^- &= a_2 v(m+1) + a_3 v(m+2) - b_1 f^+(m+1) - b_2^+(m+2) \\
f(m) &= (f^+(m) + f^-(m)) \quad for\ m = 1, \ldots, M
\end{aligned} \tag{8.59}$$

ただし，

$$a_0 = \frac{(1-e^{-\alpha})^2}{1+2\alpha e^{-\alpha} - e^{-2\alpha}}$$

$$a_1 = a_0(\alpha-1)e^{-\alpha}, a_2 = a_1 - a_0 b_1, a_3 = -a_0 b_2$$

$$b_1 = -2e^{-\alpha}, b^2 = e^{-2\alpha}$$

　画像の偏導関数を計算するには 1 次元の再帰的フィルタとして平滑化フィルタの導関数を生成するフィルタと，導関数の方向に直交する 2 方向に平滑化する 2 つのフィルタを連続的に適用する必要がある．ただ，この方法は Canny フィルタよりも大幅な計算コストを減少させるが，生体組織の特性による勾配強度が均一ではないためにエッジの境界に局所的なギャップや不連続性が生じ，ノイズに弱いという欠点をもつ．

5. エッジ細線化

　Canny フィルタや Deriche フィルタは，セグメンテーションされる局面を形成する確率の高いボクセル領域を抽出する．そのため抽出されたボクセルは，2 つの領域を分ける局面を形成する真のボクセルの周囲に余分なボクセルがある．このため領域を局面で分けるためには，1 つのボクセル層のみからなるボクセル連結集合を作成する必要がある．このような手法をエッジ細線化という．

ある座標 (x, y, z) に位置するボクセルがエッジ上にある場合には勾配が局所最大となる．このため勾配が局所最大である場合には残し，局所最大でない場合にはそのボクセルを削除することを繰り返す．この場合，勾配方向のボクセルの識別が問題となる．代表的な識別法には，フィルタマスクを用いた識別法と補間法を用いた識別法の 2 つがある．

6. エッジ連結

エッジ細線化処理を行ってもノイズのために余分なボクセルが残っている場合が多い．このような場合には，ヒステリシス閾値処理が行われる．

まず，セグメンテーション局面を構成する真のボクセル（エッジ点）かどうかについて下記のような基準を定める．

① 各エッジ点の勾配の大きさが，特定の最小閾値 t_{low} よりも大きいこと．② 各エッジ点が，特定の最小サイズ $S_{\min}$ の 26 連結成分に連結されていること．③ このような各連結成分が，閾値 t_{high} よりも大きな勾配の大きさをもつエッジ点を少なくとも 1 つ持っていること．

上記を定めた後で，まず，すべてのエッジ点候補を勾配の大きさに応じて 3 つのクラス (b, r, c) に分類する．次に，すべてのエッジ点候補のリストを作成し，勾配の閾値によって下記の 3 段階の処理を行う．

- $||\nabla g(b, r, c)|| < t_{\text{low}}$ の場合には，(b, r, c) に位置する点（ボクセル）はリストに入れない．

- $t_{\text{low}} \leq ||\nabla g(b, r, c)|| < t_{\text{high}}$ の場合は，4 項組 $(b, r, c, t_{\text{low}})$ をリストに入れる．

- $||\nabla g(b, r, c)|| \geq t_{\text{high}}$ の場合には，$(b, r, c, t_{\text{high}})$ に位置する点（ボクセル）をリストに入れる．

これによって，真の各連結成分は t_{high} というラベルが最低 1 つ付いている点（ボクセル）を持っている必要がある．よって，t_{high} というラベルが最低 1 つ付いている点（ボクセル）を対象としてリスト内を探索し，あった場合にはリストから削除し第 1 エッジセットの中に格納する．次に，残ったリストの点（ボクセル）の 26 近接のエッジ候補がある場合にもリストから削除し，

第1エッジセットの中に格納する．第1エッジセットの中に格納された点の隣接点すべてにこの操作を繰り返す．終了した段階でエッジ点数が $S_{\min}$ より少ない場合には，そのエッジセットを破棄する．この処理を，すべての点がリストから削除されるか，または t_{low} ラベルが付けられ，新しく作成されたエッジセット内のどの点にも隣接していない状態になるまで繰り返す．

2) 2次元連続画像からの3次元大脳皮質の再構成法

2次元画像をセグメンテーションして3次元画像を構築する方法で，抽出された輪郭形状が重なり合って3次元のドローネ三角法によって三角メッシュに変換されサーフェスレンダリングされる．この方法は，脳表の入り込んだ形状を抽出できる可能性があるが，2次元画像でのセグメンテーションの精度に依存し，非常に不安定となる．

3) 2次元・3次元パラメトリック変形モデル法

1. 2次元古典的 Snakes モデル

輪郭線抽出 (Snakes) は，動的輪郭モデルを用い，エネルギー（評価関数）の導入とその最小化，輪郭線のパラメータ表現からなる．動的輪郭モデルは，下記のようなアルゴリズムである [Kass M et al., 1988]．

① 画像中の対象領域の境界近傍に輪郭線 C を設定，② C に対し評価関数（エネルギー）E_{ACM} を定義，③ E_{ACM} が小さくなるよう C の位置・形状を修正，④ E_{ACM} が最小（極小）となる C を対象領域の境界として抽出．

Snakes の総エネルギーは下式となる．

$$E_{\text{snake}} = \int E_{\text{internal}} + \int E_{\text{external}} \tag{8.60}$$

$$E_{\text{internal}} = \frac{\alpha(s) \mid v_s(s) \mid^2 + \beta(s) \mid v_{ss}(s) \mid^2}{2} \tag{8.61}$$

α, β は，形状エネルギー項（内部エネルギー項）E_{internal} と画像エネルギー項（外部エネルギー項）E_{external} のそれぞれに対する重みとなる．具体的には，境界線を u，その上の点を $u(s)$ とすると，

$$u = \{u(s)\} \tag{8.62}$$

$$u(s) = (x(s), y(s)), s \in [0,1], u(0) = u(1) \tag{8.63}$$

ここで，s は，境界線上における点の位置を表す．このとき，画素値を情報とする評価関数は以下となる．

$$E_{\text{external}}(u) = \int_0^1 \{P(u(s))\}ds \tag{8.64}$$

ここで，$P(u(s)) = P_I + P_G + P_E$, $P_I = \mp \gamma I(u(s))$, $P_G = -\zeta |\nabla G(u(s); \sigma) * I(u(s))|$, $P_E = -\eta e^{(-\text{Dist}(u(s)))}$ とする．$I(u(s))$ は点 $u(s)$ における画素値で，P_I は画素値が大きい（あるいは小さい）ほど好ましいとする評価関数．$G(u(s); \sigma)$ は Gaussian 関数で $\nabla G(u(s); \sigma)$ はその 1 次微分を表す．P_G は，画素値の変化が大きいほど好ましいとする評価関数．$\text{Dist}(u(s))$ はエッジからの距離であり，P_E は境界線がエッジに近いほど好ましいとする評価関数．γ, ζ および η は，各条件の重みとする．$E_{\text{external}}(u)$ は，画素値を情報とする境界線らしさを表しており，外部エネルギーと呼ばれる．また，境界線が滑らかである性質として，以下の評価関数が定義される．

$$E_{\text{external}}(u) = \int_0^1 (\alpha |u_s(s)|^2 + \beta |u_{ss}(s)|^2) ds \tag{8.65}$$

ここで，$u_s(s)$ は点 $u(s)$ における曲線上点座標の 1 次微分，$u_{ss}(s)$ は 2 次微分を表す．α および β は，それぞれの条件の重みである．$u_s(s)$ は境界線をなるべく直線的にする（極端に曲がらないようにする）ための条件であり，境界線の広がりを表す．$u_{ss}(s)$ は境界線の曲がり具合（曲率）が激しく変化しないようにするための条件．$E_{\text{internal}}(u)$ は，曲線自体の性質を表しており，内部エネルギーと呼ばれる．内部エネルギーと外部エネルギーの和を最小にする曲線を，境界線とすると

$$u = \arg \min(E_{\text{internal}}(u) + E_{\text{external}}(u)) \tag{8.66}$$

となる．

2. 3 次元パラメトリック変形モデル

超 2 次関数を用いた 3 次元画像データのセグメンテーション法が提案されている [Bardinet E et al., 1998, 堀越 他, 1993].

① データの抽出：まず，画像データの抽出を行う．② 超 2 次関数の定義：ここでの超 2 次関数とは，少ないパラメータで様々な 3 次元形状を表現できる関数とする．

$$\left(\left(\left(\frac{x}{a_1}\right)^{\frac{2}{\epsilon_2}} + \left(\frac{y}{a_2}\right)^{\frac{2}{\epsilon_2}}\right)^{\frac{\epsilon_2}{\epsilon_1}} + \left(\frac{z}{a_3}\right)^{\frac{2}{\epsilon_2}}\right)^{\frac{\epsilon_1}{2}} = 1 \quad (8.67)$$

ただし，a_1, a_2, a_3 はスケールパラメータと呼ばれ x, y, z 軸方向の関数の大きさを示す．

$$x(\eta, \omega) = \begin{bmatrix} a_1 \cos^{\epsilon_1} \eta \cos^{\epsilon_2} \omega \\ a_2 \cos^{\epsilon_1} \eta \sin^{\epsilon_2} \omega \\ a_3 \sin^{\epsilon_1} \eta \end{bmatrix}, \begin{cases} -\pi/2 \leq \eta \leq \pi/2 \\ -\pi \leq \omega < \pi \end{cases} \quad (8.68)$$

$$F(x, y, z) = \left(\left(\left(\frac{x}{a_1}\right)^{\frac{2}{\epsilon_2}} + \left(\frac{y}{a_2}\right)^{\frac{2}{\epsilon_2}}\right)^{\frac{\epsilon_2}{\epsilon_1}} + \left(\frac{z}{a_3}\right)^{\frac{2}{\epsilon_2}}\right)^{\frac{\epsilon_1}{2}}$$

if $F(x, y, z) = 1, (x, y, z)$ is on the surface,
if $F(x, y, z) > 1, (x, y, z)$ is outside,
if $F(x, y, z) < 1, (x, y, z)$ is inside.

③ refiment stage：3 次元データに近似させるために非線形最小 2 乗誤差を下記とする．

$$E(A) = \sum_{i=1}^{n} [1 - F(x_d, y_d, z_d, a_1, a_2, a_3, \epsilon_1, \epsilon_2)]^2 \quad (8.69)$$

ただし，n は 3 次元データの数．

④ 幾何学的解釈：このような Snakes 法は，対象境界線/サーフェスの正確な描写を維持する上で能動的輪郭の動的な再パラメータ化を必要とするためにアルゴリズムが複雑となり，計算オーバーヘッドを増加させる．また，構造のトポロジーへ適用できないために，形状の入り込んだ構造を追跡できず，分裂あるいは結合することができない．このようなモデルの分裂や結合には新しいトポロジーが必要となり，新しいパラメータの作成を必要とする．また，この方法は，ノイズが多い画像については不正確で，常に大域的最小化が技術上の問題となる．

3. 制約付き 3 次元パラメトリック変形モデル

MacDonald らは，サーフェス間の近接制約と自己交差を回避することで多数のサーフェスを同時に変形することができる反復型アルゴリズムを提案している [MacDonald D et al., 2000]．変形はコスト関数最小化問題として定式化される．基本的には，通常の多面体変形方法であり，アプリオリ画像データにモデルをフィットさせたものである．フィッティング・プロセスは，加重目的関数解析からなる．目的関数は，屈曲，ストレッチング，画像（従来の変形）と近接条件（与えられる）の加重から構成される．

$$O(S) = \sum_{k=1}^{N_a} w_k T_k \tag{8.70}$$

ここで w_k を加重係数，S は多面体サーフェスを変形させている N_s のセット，S を N_s モデルの多面体表面の推定セットとする．関数 Tk は基本的に理想値からの導出された加重されたスカラ計測で，$W(D_k(S))$ に等しい．このアルゴリズムの新しい因子は自動近接項とサーフェス間近接条件で，ポリゴンの間の距離の関数でもある．これは，自動近接によるエラー減少に加えて，3-D の目的関数が 1 および 2 微分 Snakes（2-D ものから）と等価であることを意味する．

$$T_{sp} = \sum_{i=1}^{n_{p-1}} \sum_{j=i+1}^{n_p} [d_{\min}(P_i, P_j) - j_{i,j}]^2 \tag{8.71}$$

ただし，$d_{\min}(Pi, Pj)$ が $d_{i,j}$ 未満である場合に限り，上記の方程式が有効となる．そうでない場合には，左辺は 0 となる．目的関数は，共役傾斜法を用いて解析される．この方法の特徴は，パラメトリックモデルに加重値ではなく距離を用いることで関心領域のサーフェス間の情報を利用できるという利点があるが，計算量が非常に多く，加重係数の調整が難しいという弱点をもつ．

4. パラメトリック 2 次元・3 次元リボンモデリング法

大脳皮質を深さと曲率のパラメータ化された中心層表面と対応するマップを通して表現したものである [Vaillant M et al., 1996]．この方法は，皮質中心層のための変形可能な表面の外部の影像力が引き出され

た大量の関数を決定することから始められる．これには，2つのステップが関与している．

　まず，非脳組織（皮質 GM を CSF と WM から引き離すためにマルコフランダムフィールド (Markov Random Field: MRF) に基づくセグメンテーションによって追跡される）から脳組織を分離する形態学的な演算を行う．それから，変形可能な表面が内的なおよび外部の力の影響を受けて変形し，平滑を維持しながら皮質灰白質の中心に適合していく．

　相対距離と角度を保存する皮質構造の表現をもたらすために，固定小数点アルゴリズムは，相対距離と角度を保存する皮質構造を表現するために，反復性で，ほとんど相似の変形可能な表面の再パラメータ付けするために用いられている．曲率マップと距離画像は皮質形状の詳細解析のために導出されている．

　このアルゴリズムの弱点は，深い脳溝の抽出が困難であることにある．これは，変形可能なモデルである従来の Snakes 型セグメンテーションに内在する問題でもある．それを補う上で重要なのが人のインターアクションとされる．

5. パラメトリック形態学的 Snakes 法・表面法

　McInerney と Terzopoulos は，位相的に適応可能な Snakes と表面を開発した [McInerney T and Terzopoulos D, 1996]．この位相的 (T)-表面アルゴリズムは，MR ボリュームから大脳皮質をセグメンテーションするために用いられた．これらのモデルは，古典的変形可能なサーフェス・モデルより先に報告されている．T-表面に関する基本モデルは，バネ項がある方程式を用いる．

$$\gamma_i \dot{X}_i + \alpha_i + \beta_i = \rho_i + f_i \tag{8.72}$$

ただし，$\dot{X}_i$ は，3次元ノードのバネの速度成分，α_i, β_i は，張力と剛性の力であり，ρ_i は膨張力と f_i は画像の力とする．McInerney によって提示された大脳皮質セグメンテーションのためのステップは，以下の通りである．

　① ノード位置を更新するための上記方程式の動作の力計算と集積化，② すべてのモデル三角形のための新しいグリッド交点の計算，③ 新し

い境界グリッド四面体と最新型の三角形の計算，④ 有効および無効な三角形の同定と①に戻る．

6. 3次元パラメトリック表面形状を用いたセグメンテーション法

Dale らは，脳の皮質灰白質が層流を持つという仮定を用いたセグメンテーション方法を提示した [Dale AM et al., 1999]．この仮定は灰白質が至るところで有限曲率をもっているという事実に基づいている．大脳皮質 GM を他の組織型（たとえば WM（脳白質）と CSF（脳脊髄液））を満たす局所平面の構造物と見なしている．この仮定は，皮質の GM の厚さが数ミリメートルのシートのようなもので，頭蓋骨の中に皮質接続を短縮するために包まれているということである．表面再構成のための Dale らのアルゴリズムは，以下に要約できる．

ステップ 1 は，MR ボリュームの RF 領域不均質補正から構成されている．ステップ 2 は，テンプレート変形を用いている MR ボリュームの外側の頭蓋骨（頭蓋骨ストリッピング）の除去から構成されている．ステップ 3 は，WM/GM セグメンテーションから構成されている．さらに以下のステップに分けられる．① ピクセル分類，② 閾値処理またはラベリング，③ ボクセル方向計算，④ 順序統計量フィルタリング，⑤ 連結成分分析，⑥ 最後は，皮質表面のモザイク加工と皮質表面スムージングである．頭蓋骨ストリッピング・ステップは，脳の形状に初期の楕円面を変形させて頭蓋骨域を除去した変形可能なテンプレートに基づいて行われる．形成プロセスは，ボクセルの強度と各ボクセルの法線成分に基づいている．

4) 2次元・3次元幾何学的変形モデル

1. 2次元幾何学表面形状を用いたセグメンテーション法

Osher と Sethian らはレベルセットの基本曲線展開方程式を下記とした [Osher S and Sethian JA, 1988]．

$$\frac{\partial \phi}{\partial t} = V(\kappa) \, | \, \nabla \phi \, | \qquad (8.73)$$

ただし ϕ はレベルセット関数とし $V(\kappa)$ は前方へ進む速度とする．この方程式は，レベルセット関数 ϕ が時間展開されることを示している．

この展開関数の0レベル曲線は進行しているインタフェースで常に特定されることになる．

CaselleとMalladiは，$\phi(x,t)$が0レベル曲線を生じる2次元のスカラ関数である場合に，幾何学的動的輪郭は下記の方程式によって解かれるとした [Malladi R et al., 1995].

$$\frac{\partial \phi}{\partial t} = c(x)(\kappa + V_0) \mid \nabla \phi \mid \tag{8.74}$$

ただし，κはレベルセットの曲率，V_0は定数または進行方向への力，$c(x)$は画像の勾配に基づく停止項とする．

$$c(X) = \frac{1}{1+ \mid \nabla[G_\sigma(x)^*I(x)] \mid} \tag{8.75}$$

この方法の弱点は停止項が頑健でないために境界が不明確になることや引き戻ることができないために最終目標を超えても引き返すことができないことにある．

8.6 血管のセグメンテーション

生体構造の中で臓器のような塊状の形状をもったものとは別に管状の構造をもった血管や腸管のセグメンテーションも生体モデルを作成する上では大変重要である．ここでは血管特に動脈系のセグメンテーション法について述べる．

血管のセグメンテーション技術は，① スケルトン（skeleton：骨格）を利用しない直接法と，② スケルトンを利用する間接法がある [Suri JS et al., 2002d]．直接法と間接法それぞれにマルチスケールである場合とそうでない場合があるため大きく4通りの方法に分けられる．

8.6.1 スケルトンを利用しないセグメンテーション法（直接法）
1) 閾値をもとにしたセグメンテーション技術
  1. MIP，Local MIP 法

      MIPは，2-D MIP画像の各ピクセルに対応するオプティカル・レイ

にそった最大の輝度値を選択することで生成される．血管の濃淡密度を計測することでかなり良好にセグメンテーションすることができる．また，静脈の流れも表示できる．

MIP の長所は，作成が簡単で，血管造影データの可視化が高速処理でき，交差する軸の如何なる方向からでも取得できることである．一方，短所は，3 次元情報を失うことである．このため，血管の狭窄の診断には不向きである．

LMIP は，佐藤らによって MIP の改良版として開発された血管の描出方法である [Sato Y et al., 1998]．基本原理は，表示方向の表示点から 3 次元データを横断しているオプティカル・レイを追跡し，MIP のような最大値ではなく，最初に閾値より大きい輝度値（最初の局所最大値）を用いて画像を作成するものである．

LMIP の大きな長所は，古典的 MIP と比較して設計が簡素で性能が高いことにある．LMIP の大きな不利な点は，方向に対する感度が悪いこと，閾値はユーザが選択するために客観性に乏しいこと，3 次元情報は生成されないことにある．

このため融合 3 次元画像処理では LMIP は通常用いられない．

2. 手動と半自動セグメンテーション法

手動操作によるボクセルの閾値を用いたセグメンテーションとは，人が 2 次元のスライス画像を見ながら繰り返し操作を行い 3 次元画像として出力表示されることである．

経験豊かな放射線科医によってセグメンテーション処理される場合，作成された画像は対象物を判読する場合に代表的な対象物データとみなせるという利点がある．しかし，医師自身の誤差や医師間の誤差が生じる問題もある．このように手動法を使用する場合の不利点は，画像のデータ・セットが非常に多く処理が冗長となったり，操作時間が非常にかかり，作成者の疲労により内部誤差が生じたり，スライスごとに適切な血管を手動で抽出していくために非常に手間がかかることである．また，血管経が非常に小さかったり分岐している場合には微小血管を追跡することが手動では困難であることや狭窄や動脈瘤の数量化方法としては扱いにくいことなどがある．

3. 閾値陰影法

閾値を用いたセグメンテーションの3つめは，血管領域の閾値化と表面描画技術を用いた方法である．基本的な原理は，ボリュームデータを閾値処理して血管領域を識別し特定する画像を得るというものである．最終的な描画はサーフェスシェーディング（勾配法）を用いて行われる．CT データの閾値処理と Surface Shaded Display (SSD) を用いた方法も報告されている [Halpern EJ et al., 1995]．この手法の大きな利点は，血管を視覚的に良好な3次元形状に表示する能力が高いことにあるが表示結果は閾値の選択次第となるために恣意的となる．臨床的には，大血管の抽出に非常に良好な結果を示している．一方，マーチングキューブアルゴリズムを使用するため閾値を調整することが難しく，実世界の3次元位置がわからないと本来隠れるべき位置に CG を重ねてしまうという occulsion 問題は解決されていない．

4. 期待値最大化法をもとにした自動閾値法

Wilson と Noble らは，EM アルゴリズムを用いた閾値処理によって動脈の形状を MRA ボリュームデータから自動的にセグメンテーションする方法を報告している [Wilson DL and Noble JA, 1999]．アルゴリズムは，次のステップから構成されている：

(1) Mixture Modeling：まず2つの組織型を混合した脳 MRA データ・セットを作成する．混合クラスは，動脈クラス（クラス0）と2つのガウス分布（クラス1と2）とする．このモデルは下式のように定式化されている．

$$p(x) = \frac{w_0}{I_{\max}} + \sum_{k=1}^{2} w_k \frac{1}{\sqrt{2\pi\sigma_k^2}} \exp\left[-\frac{1}{2}\left(\frac{x-\mu_k}{\sigma_k}\right)^2\right] \quad (8.76)$$

ただし，μ_k と σ_k はそれぞれ Gaussian 分布の平均と標準偏差とし，インデックス k は2つの Gaussian 分布を表す．w_k は，各クラス k のウェイトとする．

(2) EM アルゴリズム：このステップは，平均，分散とウェイトを推定するために反復的な EM アルゴリズムを解くことから成り立っている．EM アルゴリズムの詳細は成書を参照して頂きたい．(3) Threshold

Computation：EM アルゴリズムを用いて計算された閾値は，一定のクラスから求められる条件付き確率が他の 2 つのガウス分布から求められる条件付き確率よりも大きいということに基づいている．これにより，動脈クラスに属するボクセルの閾値を求めることができる．この技術の大きな長所は，使用中のその単純性と簡便さにあり，短所は，計算機性能が高い計算機が必要であることにある．

2) モーメント・スプラインモデル法

この方法で作成されるクラスは，血管軸と直角をなす血管の輪郭を推定することで作成され，血管の輪郭は一般的な円筒形や B-スプラインまたは三角形で構成されたサーフェスで表示される．

i) モーメントモデルを用いた方法

Reuzé らは，MRA データ・セットの中から血管の検出と定量化に関するアルゴリズムを開発した [Reuzé P et al., 1993]．アルゴリズムは，次のステップから成り立っている．① 3 次元血管系を追跡するための初期 seed の配置，② 幾何学的配置 (α_0, β_0) の計算による値の修正．円柱の投射軸は x 軸と z 軸で作成される．値はモーメントに基づいて計算される．③ 血管の直径の計算，④ 血管に次のボクセルが属しているかどうかを見いだす処理である．モーメントを用いる大きな長所は MRA データ・セットで血管のネットワークを検出する技術を提示したことや円柱の形状モデルに基づいた血管の正常あるいは異常な形状を特徴付ける局所変数を示したこと，アルゴリズムがウィンドウサイズとは独立していることにある．不利な点は，血管の分岐状態を理解することがモデルはできないこと，血管の分岐に沿ってすべての可能性がある 3 次元構成を作るのが非常に難しいことや少なくともモデルから血管の変位の検出と血管の分岐に沿って追跡の再初期化を行うことが困難であること，ウィンドウサイズへの対応を必要とし，追跡操作の間に少なくとも 1 つの血管を観察しなかればならないこと，モデルの基本的な前提条件がバックグラウンドと前景という 2 つのクラスのみから成り立つことである．この制限のため結果的にモーメント法は 2 つ以上クラスがある場合には機能せず，生体や病態には 2 つ以上のクラスが存在するためにモーメント法の適用

には限界がある．

ii) スプラインモデル法

Frangi らは TOF-MRA データ・セットから血管のセグメンテーションに関する適切なモデルベース手法を開発した [Frangi AF et al., 1999]．手法は「モデルベース・フィッティング」とも呼ばれている．血管のセグメンテーションのためにターゲットとなるスプラインの方へ初期スプラインをフィットさせるためにエネルギー最小化モデルを使用する．初期スプラインとは，人が 3D 空間で数点を選択して配置した最初のスプラインとする．最終スプラインとは，フィッティング後に推定されたスプラインで，最小エネルギーの状態で形成される．

アルゴリズムは，まず中心血管軸 (CVA) を見つけ，次に，Snakes モデルをエネルギー関数の最小化によって，血管（目標状態）の中央の方へ変形して作成するものである．

この方法の長所は，実装の単純性である．短所は，エネルギー定数のためエラーに影響されやすいことや基底関数は慎重に選択される必要があること，正確さが画像強度の外部エネルギー項に依存しているため，雑音が多いデータの場合にエラーに影響されやすいことである．

3) 尺度空間ファジー連結法

Saha らは，尺度空間ファジー連結性に基づいた 3 次元血管セグメンテーションに関するアルゴリズムを報告している [Saha PK et al., 2000]．3 次元血管セグメンテーションのためのアルゴリズムは，次のステップから成る．(1) κ-アフィニティ画像生成，(2) C_κ-接続性シーン生成である．

値 c をもつ均一な領域で占められた球体の境界成分を示す尺度は，次の方程式を解くことによって求められる．

$$FO_k(c) = \frac{\sum_{d \in R_k(c)} W_{\psi_k}(|f(c) - f(d)|)}{|R_k(c) - R_{k-1}(c)|} \quad (8.77)$$

ここで，$|R_k(c) - R_{k-1}(c)|$ は，$R_k(c) - R_{k-1}(c)$ の中のピクセルの数で，W_{ψ_k} は，ψ を定義するために使われる等質性関数である．

尺度空間手法は，非尺度空間手法より性能が良好である．尺度空間ファジー接続法は，尺度空間手法が非尺度空間法よりよく機能することを証明したこ

と，動脈を静脈から切り離すために利用できること，脳白質セグメンテーションのような異なるアプリケーションや乳房 X 線の線維腺タイプの組織セグメンテーションのような乳房 X 線像をディジタル画像に応用したことなどが挙げられる．短所は，ファジー接続性が CE-MRA データ・セットのみ使用されることやパラメータ推定にはユーザとのインターラクションが必要であることであり，ファジー連結法は結合状態を計算するためにユーザが選択した閾値を必要とするために恣意性も問題となる．

4) 幾何学変形モデル法

　Lorigo らは 3 次元で曲線展開に基づいた脳血管の再構成に関するアルゴリズムを示した [Lorigo LM et al., 2000]．この手法は，2 つのコンポーネントとして，i) 平均曲率流 (Mean Cuvature Flow: MCF) と ii) 血管の方向性を使用している．平均曲率流のコンポーネントは，レベルセット方程式の Euler 表現から導出されている．ここで ϕ を符号付距離変換 (SDT) とし $\lambda(\nabla\phi(x,t), \nabla^2\phi(x,t))$ を射影オペレータの固有値であり，$P = I - (qq^T/|q|^2)$ で q はゼロベクトルではないとする．これらの固有値を用いると，Lorigo らによって与えられた曲線展開の Euler 表現は，$\frac{\partial \phi}{\partial t} = \lambda(\nabla\phi(x,t), \nabla^2\phi(x,t))$ となる．第 2 のコンポーネントは平面に映される血管で正常なもので，射影ベクトル d の $\nabla\phi$ の結果として与えられる．この投影ベクトルは輝度画像の Hessian 行列を使用して計算されて，I は $(g'/g)(H(\nabla I/|\nabla I|))$ と与えられる．ここで，g はエッジ検出器演算子とする．2 つのコンポーネントを追加して，完全なレベル–集合方程式は下式となる．

$$\frac{\partial \phi}{\partial t} = \lambda(\nabla\phi(x,t), \nabla^2\phi(x,t)) + D \times S \times \frac{g'}{g}\left(H\frac{\nabla I}{|\nabla I|}\right) \quad (8.78)$$

　D は，2 つのベクトルからなる角 $\nabla\phi$ と ∇I の点からなる方向性項である．第 2 項目は変形における角拡張力のように作用する．この技術の大きな長所は，脳血管のセグメンテーションができること．捻れたり，折れ曲がったり，閉塞した血管をセグメンテーションに必要なレベルセット・フレームワークの中に方向性のコンポーネントを使用していることである．レベルセット・フレームワークに基づく幾何学的な変形可能なモデルの不利な点は，スケールファクター S の計算可能性について不明確であること．システムの出力が

MIPと閾値法と比較して比較的細い血管を表示した解析的モデルを示していないこと．セグメンテーション結果とグランドツルスの間の比較評価がなされていないことである．

5) 数理形態学法

増谷らは，MRAデータ・セットから血管推定のための数理形態学に基づいたアルゴリズムを提案している [Masutani Y et al., 1995]．これは，数理形態学の4つの基礎式に基づいている．その4つとは，拡張，侵食，クロージング，オープニングである．アルゴリズムは，① Thresholding Process：ユーザが設定した閾値に基づく入力画像のグレースケール・ボリュームの2値化，② Morphological Smoothing：同じ構成要素のボリュームを拡張させて球体のような構造要素を用いて2値化したボリュームの浸食，③ Mask Generation：マスクを生成する．前のステップから計算された平滑化されたボリュームの拡張，④ Subtraction：ボリュームのサブトラクションを行う．平滑化されたボリュームがマスクされたボリュームからのサブトラクション，⑤ Intersection：オリジナルボリュームと交差するサブトラクションボリュームによる計算，⑥ ConnectivityとDisplay：交差したボリューム上への結合アルゴリズムを稼働させ，最終的に3次元ディスプレイへMIPを表示させるものである．

数理形態学を用いた手法は，使用する上で単純で容易であるが，初期はユーザとの対話処理を必要とする．

6) マルチスケールの血管をもとにしたスケルトンモデル法

Krissianらは，MRAデータを使用した脳血管セグメンテーションのために3次元セグメンテーション手法を提案した [Krissian K et al., 2000]．アルゴリズムは，スケールスペース・フレームワークを用いたモデルベース技術として分類される．アルゴリズムは，以下のステップから成っている．

i) Framing Initial Model

使われるモデルは，z軸方向をもつ円柱であり，断面はGaussian関数としたものであり下記の方程式となる．

$$I_0 = (x, y, z) = CG_{\sigma_0}(x, y) = \frac{C}{2\pi\sigma_0^2} e^{-\frac{x^2+y^2}{2\sigma_0^2}} \quad (8.79)$$

ここで，C は，血管の大きさと位置を選択することに依存する定数で，$\frac{C}{2\pi\sigma_0^2}$ は，血管中心の輝度を示す．

ii) Multiscale Response Computation

このステップは，2つのパートに分かれている．パート1は，Hessian行列の固有値を使用した候補の事前選択，パート2は，ある尺度 s の尺度空間応答の計算からなる（下式）．

$$R_\sigma(x) = \frac{1}{N} \sum_{i-0}^{N-1} -\nabla_\sigma I(x + \sigma \vec{v}_\alpha) \cdot \vec{v}_\alpha \quad (8.80)$$

ただし，$\vec{v}_\alpha = \cos(\alpha)\vec{v}_1 + \sin(\alpha)\vec{v}_2$ であり，α の範囲は，0から2π．

iii) Local Extrema Computation

このステップはマルチスケール反応を見つけることである．

$$R_{\text{multi}}(x) = \max_s R_s(x), s \in [s_l, s_h] \quad (8.81)$$

$R_s(x)$ は，ある尺度に対する尺度空間の応答とする．

$$R_s(x) = \min\{|\nabla I_s(x + s\vec{v})\cdot\vec{v}|, \vec{v} \in \{\pm\vec{v_1}, \pm\vec{v_2}\} \quad (8.82)$$

$\vec{v_1}, \vec{v_2}$ は，Hessian行列の固有ベクトル．

iv) Skeletonization と Visualization

血管をスケルトン（骨格）で構成する．この手法を使用することの大きな長所はマルチスケール・アプローチを利用することにある．アルゴリズムは接合部と接触する血管の上で良好な振る舞いを示す．血管モデルによるマルチスケールの短所は初期様式が円柱形のためネットワークの複雑な血管の自然な形状を表現できないことにある．

7) 変形モデルを用いた2次元画像境界追跡法

Quek らは，X線血管撮影図の中で血管のセグメンテーションの技術を報告した [Quek FK and Kirbas C, 2001]．レベルセット・フレームワークでゼロ–レベルセット輪郭伝搬概念と類似している．

8) 微分幾何学を用いた非スケルトン法

Krissianらは，微分幾何学の概念に基づくアルゴリズムを示した [Krissian K et al., 2000]．このアルゴリズムの基本は，主曲率を計算し，隆起線を見つけることにある．湾曲変化が最低限であった血管の走行が主方向として決定される．この血管の主方向はWeingarten行列から推定される．Weingarten行列についての詳細は成書を参照．この方法の大きな長所は，システム処理が高速で，正弦と余弦に関して高次導関数を使用したということであり，短所は最小限の方向が血管の中心に推定されないことであり，血管の異なる直径を扱う上では強力でなく，尺度空間概念を使用しなかったことにある．

このように直接法は強力で，正確，非常に魅力的であるが，技術による大きな弱点があり，非常に計算機コストが高く，リアルタイム・データ解析に関しては向いていない．そのため，間接法に関する研究が盛んに行われるようになった．

8.6.2 スケルトンを用いた血管セグメンテーション法（間接法）

1) 尺度空間と辺縁を融合したスケルトン法

Winkらは，異なるモダリティ（たとえばコンピュータ断層撮影血管造影 (CTA)，位相差 (PC-MRA) と造影 (CE-MRA) から血管を再建する非線形の高速技術を開発した [Wink O et al., 2000]．アルゴリズムは，次のステップから成る．① 手動での初期化：中心血管軸の開始と終了点を手動で行うステップ，② 血管に沿った次候補点の計算，③ 対象点に対する垂直平面の生成：ステップ・ベクトルは，$\alpha \times d_{\min}$ で最初に計算される．ただし，α は予め定められた定数，$d_{\min}$ は血管の推定される最小限の直径とする．1つ前の血管中心を現在の血管中心に結合するためにベクトルの方向にステップ・ベクトルを延長する．この拡張ステップ・ベクトルに対して垂直なものは，検索領域 s と定義された垂直平面となる．④ 垂直平面上のある探索領域の中の血管中心の決定：血管中心は，中心の尤度計測から計算される．

$$CL_m = \frac{1}{n}\sum_{i=1}^{n}\frac{\min(|r_{1l_i}|, |r_{2l_i}|)}{\max(|r_{1l_i}|, |r_{2l_i}|)} \quad (8.83)$$

CL_m は，中心尤度量であり，n は探索領域の光線または線の総数とする．

$|r_{1l_i}|, |r_{2l_i}|$ は，線 i に対応する線 l_i に沿った血管の境界近くの中心から発せられる光線の絶対値であり，探索領域 s のすべての点で CL_m を定義すると，CL_m が最大値をとる位置が血管の中心位置となる．⑤ 血管中心軸の適応．⑥ Termination Conditions の確認：血管の中心軸の方向に適応しているかどうか確認し，合っていれば終了し，合っていなければ再処理される．⑦ 結果の表示からなる．この方法の大きな長所は，血管の中心の軸を高速に検出できること，血管の突然の湾曲を追跡する役割を果たす平滑条件を導入したことにある．

Wink らは検索領域の血管中央への行き方を計算するために，より強力な手法があることも示唆している [Wink O et al., 2000]．これは，探索木手法 (同時に，そして，より大きい深さで現在の中心血管軸に異なる拡張を調査した) に基づいた方法である．この探索木で位置ごとに，CL_m が計算されることを意味している．ツリーに沿った血管中心である可能性の最も高い値になる方向にトラッキングプロセスが継続する．この手法がより効率的であるが高い計算機性能を要する．システムの大きな不利な点は，調整するにはあまりに多くのパラメータがあること，血管のセグメンテーションのための事前知識を持っていないこと，血管がどのように分類されるかについて示さないこと，検索領域の血管中心から生じているレイの数に，計算時間が線形に比例していることにある．

2) パラメトリックモデルを用いたスケルトン法

変形モデルが 1988 年以降存在していたにもかかわらず，変形モデルの応用の多くは脳の内部構造や単体構造のセグメンテーションに利用され，血管系セグメンテーションに利用されることはほとんどなかった．Stein らは顎-頸部領域にある部分下歯槽神経 (NAI) のセグメンテーションに変形モデルを応用している [Stein W et al., 1998]．

このアルゴリズムは，以下のことから成り立っている．1) ROI Reduction：神経がセグメンテーションされる探索領域を削減するための CT 画像の前処理としての数理形態学オペレーション．2) Minimum Path Estimation (Wire Estimation の導出)：開始点 (ノード) と終点 (ノード) 間の最適な経路 (ガ

イドワイヤと呼ばれる）の探索．これには Dijikstra のアルゴリズムを用いている．3) Balloon Inflation：神経構造の推定にガイドワイヤを拡張させガイドワイヤ上にバルーン力を与えること．

　本手法の長所は，神経の推定のために正しいステップを論理的に使用していること（ROI 削減，ガイドワイヤー推定とバルーン拡張）であり，数学的形態論に基づいて領域削減されている場合でも高速処理されること，データが傾斜している場合でも補間できること，難しい分類とは異なる柔らかい分類の概念が使われること，自己の濃度レベルに基づいて神経を含む低い確率を示した小さい領域を経路が通過できることにある．不利な点は，数理形態学的手法に関する議論がなく，尺度が構造化要素の何であったかが明らかでなく，Snakes アルゴリズムに関係する値がエネルギーの最小化で使われる定数の何であるかについて明らかでないことにある．

3) 訓練モデルを用いたスケルトン法

　Toledo らは，血管撮影図の中で冠血管をセグメンテーションする技術を提案している．この技術は変形可能なモデルを使用した [Toledo R et al., 2000]．

$$E_{\text{snakes}} = \int_0^1 E_{\text{internal}}(v(s)) + E_{\text{external}}(v(s))ds \tag{8.84}$$

外部のエネルギーは訓練データ・セットに基づいて計算され，エネルギー最小化は，次の古典的方程式を使用している．

$$-\frac{\partial}{\partial s}(\alpha v_s) + \frac{\partial^2}{\partial s^2}(\beta v_{ss}) + \nabla E_{\text{external}}(v(s)) = 0 \tag{8.85}$$

ここで，第 1 項と第 2 項はスムージングと伸張エネルギーで，第 3 項は，訓練データ行列から作られる外部のエネルギー項である．訓練データ行列 $D(m \times n)$ の計算は，まず尺度空間を表現するために畳み込まれているエッジや隆起，谷を維持するために高次の Gaussian 微分係数が計算される．次に，テンソルが方向計算のために計算される．これは，尺度空間表現された画像の Hessian 行列を計算することに似かよっている．固有値は，血管の方向性を与えるテンソル行列から計算される．訓練データ行列 $D(m \times n)$ はすべてのスケール (n) でのすべての点 (m) について作られる．比率 $(\partial D/\partial e1)$ は方向性

にマハラノビス距離を用いて計算され,初期の血管輪郭のための引力になる.このように式 (8.60) は血管の新しい輪郭点を得るために最適化される.この方法は,変形可能なモデルと外部のエネルギー項計算で訓練モデルを統合した新しい考え方であるが,最終的な輪郭位置推定のために訓練データ収集や計算,テンソル計算,反復的な最適化される時点で計算コストが非常に高く,血管に集められる点に対して感受性が高く安定性に乏しい.

演習問題

[8.1] 画像のセグメンテーションにおける P タイル法とは何か説明せよ.
[8.2] 画像のセグメンテーションにおけるエネルギー最小化について説明せよ.
[8.3] Snakes 法について説明せよ.
[8.4] レベルセット法について説明せよ.
[8.5] グラフカット法について説明せよ.

参考文献

[Bardinet E et al., 1998] Bardinet, Eric, Laurent D. Cohen and Nicholas Ayache. "A parametric deformable model to fit unstructured 3D data." Computer vision and image understanding 71.1 (1998): 39–54.

[Bomans et al., 1990] Bomans, Michael, et al. "3-D segmentation of MR images of the head for 3-D display." Medical Imaging, IEEE Transactions on 9.2 (1990): 177–183.

[Boykov YY and Jolly MP, 2001] Boykov, Yuri Y. and M-P. Jolly. "Interactive graph cuts for optimal boundary & region segmentation of objects in ND images." Computer Vision, 2001. ICCV 2001. Proceedings. Eighth IEEE International Conference on Vol. 1. IEEE, 2001.

[Boykov YY et al., 2006] Boykov, Yuri and Gareth Funka-Lea. "Graph cuts and efficient ND image segmentation." International journal of computer vision 70.2 (2006): 109–131.

[Brummer ME et al., 1993] Brummer, Marijn E., et al. "Automatic detection of brain contours in MRI data sets." Medical Imaging, IEEE Transactions on 12.2 (1993): 153–166.

[Cabezas M et al., 2011] Cabezas, Mariano, et al. "A review of atlas-based segmentation for magnetic resonance brain images." Computer methods and programs in biomedicine 104.3 (2011): e158–e177.

[Catani M and de Schotten MT, 2008] Catani, Marco and Michel Thiebaut de Schotten. "A diffusion tensor imaging tractography atlas for virtual in vivo dissections." Cortex 44.8 (2008): 1105–1132.

[Clarke LP et al., 1995] Clarke, L. P., et al. "MRI segmentation: methods and applications." Magnetic resonance imaging 13.3 (1995): 343–368.

[Cline HE et al, 1991] Cline, Harvey E., et al. "3D surface rendered MR images of the brain and its vasculature." Journal of computer assisted tomography 15.2 (1991): 344–351.

[Dale AM et al., 1999] Dale, Anders M., Bruce Fischl and Martin I. Sereno. "Cortical surface-based analysis: I. Segmentation and surface reconstruction." Neuroimage 9.2 (1999): 179–194.

[David L et al., 2009] Lesage, David, et al. "A review of 3D vessel lumen segmentation techniques: Models, features and extraction schemes." Medical image analysis 13.6 (2009): 819–845.

[Delmarcelle T and Hesselink L, 1993] Delmarcelle, Thierry and Lambertus Hesselink. "Visualizing second-order tensor fields with hyperstreamlines." Computer Graphics and Applications, IEEE 13.4 (1993): 25–33.

[Dufour A et al., 2013] Dufour, Alice, et al. "Filtering and segmentation of 3D angiographic data: Advances based on mathematical morphology." Medical image analysis 17.2 (2013): 147–164.

[Duncan JS and Ayache N, 2000] Duncan, James S. and Nicholas Ayache. "Medical image analysis: Progress over two decades and the challenges ahead." Pattern Analysis and Machine Intelligence, IEEE Transactions on 22.1 (2000): 85–106.

[Frangi AF et al., 1999] Frangi, Alejandro F., et al. "Model-based quantitation of 3-D magnetic resonance angiographic images." Medical Imaging, IEEE Transactions on 18.10 (1999): 946–956.

[García-Lorenzo D et al., 2013] García-Lorenzo, Daniel, et al. "Review of automatic segmentation methods of multiple sclerosis white matter lesions on conventional magnetic resonance imaging." Medical image analysis 17.1 (2013): 1–18.

[Greenspan H et al., 2002] Greenspan, Hayit, et al. "MRI inter-slice reconstruction using super-resolution." Magnetic Resonance Imaging 20.5 (2002): 437–446.

[Halpern EJ et al., 1995] Halpern, Ethan J., Richard J. Wechsler and Dennis DiCampli. "Threshold selection for CT angiography shaded surface display of the renal arteries." Journal of digital imaging 8.3 (1995): 142–147.

[Heckel F et al., 2013] Heckel, Frank, et al. "Sketch-Based Editing Tools for Tumour Segmentation in 3D Medical Images." Computer Graphics Forum. Vol. 32. No. 8. 2013.

[Höhne KH and Hanson WA, 1992] Höhne, Karl Heinz and William A. Hanson. "Interactive 3D segmentation of MRI and CT volumes using morphological operations." Journal of Computer Assisted Tomography 16.2 (1992): 285–294.

[Huang B et al., 2008] Huang, Bo, et al. "Three-dimensional super-resolution imaging by stochastic optical reconstruction microscopy." Science 319.5864 (2008): 810–813.

[Joshi M et al., 1999] Joshi, Mukta, et al. "Brain segmentation and the generation of cortical surfaces." NeuroImage 9.5 (1999): 461–476.

[Kapur, 1999] Kapur T. Model based three dimensional Medical Image Segmentation. PhD Thesis, Artificial Intelligence Laboratory, Massachusetts Institute of Technology, Cambridge, MA, May 1999.

[Kass M et al., 1988] Kass, Michael, Andrew Witkin and Demetri Terzopoulos. "Snakes: Active contour models." International journal of computer vision 1.4 (1988): 321–331.

[Kunimatsu A et al., 2004] Kunimatsu, Akira, et al. "The optimal trackability threshold of fractional anisotropy for diffusion tensor tractography of the corticospinal tract." Magnetic Resonance in Medical Sciences 3.1 (2004): 11–17.

[Krissian K et al., 1998] Krissian, Karl, et al. "Model based multiscale detection of 3D vessels." Biomedical Image Analysis, 1998. Proceedings. Workshop on IEEE, 1998.

[Krissian K et al., 2000] Krissian, Karl, et al. "Model-based detection of tubular structures in 3D images." Computer vision and image understanding 80.2 (2000): 130–171.

[Laura G et al., 2012] Laura Gui et al. Morphology-driven automatic segmentation of MR images of the neonatal brain Original Research Article. Medical Image Analysis 16.8 (2012):1565–1579.

[Lohmann G, 1998] Lohmann, Gabriele. Volumetric image analysis. Wiley, 1998.

[Lorigo LM et al., 2000] Lorigo, Liana M., et al. "Codimension-two geodesic active contours for the segmentation of tubular structures." Computer Vision and Pattern Recognition, 2000. Proceedings. IEEE Conference on. Vol. 1. IEEE, 2000.

[MacDonald D et al., 2000] MacDonald, David, et al. "Automated 3-D extraction of inner and outer surfaces of cerebral cortex from MRI." NeuroImage 12.3 (2000): 340–356.

[Malladi R et al., 1995] Malladi, Ravi, James A. Sethian, and Baba C. Vemuri. "Shape modeling with front propagation: A level set approach." Pattern Analysis and Machine Intelligence, IEEE Transactions on 17.2 (1995): 158–175.

[Maintz JB and Viergever MA, 1998] Maintz, J. B. and Max A. Viergever. "A survey of medical image registration." Medical image analysis 2.1 (1998): 1–36.

[Manikandan S et al., 2014] Manikandan, S., et al. "Multilevel thresholding for segmentation of medical brain images using real coded genetic algorithm." Measurement 47 (2014): 558–568.

[Masutani Y et al., 1995] Masutani, Yoshitaka, et al. "Quantitative vascular shape analysis for 3D MR-angiography using mathematical morphology." Computer Vision, Virtual Reality and Robotics in Medicine. Springer Berlin Heidelberg, 1995.

[Masutani Y et al., 2003] Masutani, Yoshitaka, et al. "MR diffusion tensor imaging: recent advance and new techniques for diffusion tensor visualization." European journal of radiology 46.1 (2003): 53–66.

[Matheron G, 1975] Matheron, Georges. Random sets and integral geometry. Vol. 1. New York: Wiley, 1975.

[Monga O et al., 1991] Monga, Oliver, et al. "Recursive filtering and edge tracking: two primary tools for 3D edge detection." Image and vision computing 9.4 (1991): 203–214.

[Morita M et al., 2013] Morita, Masahiko, et al. "Biomedical Image Communication Platform." Computing and Networking (CANDAR), 2013 First International Symposium on IEEE, 2013.

[McInerney T and Terzopoulos D, 1996] McInerney, Tim and Demetri Terzopoulos. "Deformable models in medical image analysis: a survey." Medical image analysis 1.2 (1996): 91–108.

[Mukherjee P et al, 2008] Mukherjee, P., et al. "Diffusion tensor MR imaging and fiber tractography: technical considerations." American Journal of Neuroradiology 29.5 (2008): 843–852.

[Noble JH et al., 2008] Noble, Jack H., et al. "Automatic segmentation of the facial nerve and chorda tympani in CT images using spatially dependent feature values." Medical physics 35.12 (2008): 5375–5384.

[Osher S and Sethian JA, 1988] Osher, Stanley, and James A. Sethian. "Fronts propagating with curvature-dependent speed: algorithms based on Hamilton-Jacobi formulations." Journal of computational physics 79.1 (1988): 12–49.

[Pham DL and Prince JL, 1999] Pham, Dzung L., and Jerry L. Prince. "An adaptive fuzz C-means algorithm for image segmentation in the presence of intensity inhomogeneities." Pattern Recognition Letters 20.1 (1999): 57–68.

[Prinet V et al., 1995] Prinet, V., O. Mona and J. Rocchisani. "Multi-dimensional vessels extraction using crest lines." Engineering in Medicine and Biology Society, 1995., IEEE 17th Annual Conference. Vol. 1. IEEE, 1995.

[Quek FK and Kirbas C, 2001] Quek, Francis KH and Cemil Kirbas. "Vessel extraction in medical images by wave-propagation and traceback." Medical Imaging, IEEE Transactions on 20.2 (2001): 117–131.

[Reddick WE et al., 1997] Reddick, Wilburn E., et al. "Automated segmentation and classification of multispectral magnetic resonance images of brain using artificial neural networks." Medical Imaging, IEEE Transactions on 16.6 (1997): 911–918.

[Reuzé P et al., 1993] Reuzé, Patrick, et al. "A 3-D moment based approach for blood vessel detection and quantification in MRA." Technology and health care: official journal of the European Society for Engineering and Medicine. 1.2 (1993): 181–188.

[Saha PK et al., 2000] Saha, Punam K., Jayaram K. Udupa and Dewey Odhner. "Scale-based fuzzy connected image segmentation: theory, algorithms, and validation." Computer Vision and Image Understanding 77.2 (2000): 145–174.

[Sato Y et al., 1998] Sato, Yoshinobu, et al. "Local Maximum Intensity Projection (LMIP: A New Rendering Method for Vascular Visualization." Journal of computer assisted tomography 22.6 (1998): 912–917.

[Serra J, 1983] Serra, Jean. Image analysis and mathematical morphology. Academic Press, Inc., 1983.

[Schiemann T, 1992] Schiemann, Thomas, et al. "Interactive 3-D segmentation." Visualization in Biomedical computing. International Society for Optics and Photonics, 1992.

[Shattuck DW and Leahy RM, 2000] Shattuck, David W. and Richard M. Leahy. "BrainSuite: An automated cortical surface identification tool." Medical Image Computing and Computer-Assisted Intervention- MICCAI 2000. Springer Berlin Heidelberg, 2000.

[Stein W et al., 1998] Stein, W., S. Hassfeld and J. Muhling. "Tracing of thin tubular structures in computer tomographic data." Computer Aided Surgery 3.2 (1998): 83–88.

[Stokking R et al., 1988] Stokking, Rik, I. G. Zubal and M. A. Viergever. Integrated visualization of functional and anatomical brain images. Universiteit Utrecht, 1998.

[Suri JS et al., 2002a] Suri, Jasjit S., S. Kamaledin Setarehdan and Sameer Singh, eds. Advanced algorithmic approaches to medical image segmentation: state-of-the-art applications in cardiology, neurology, mammography and pathology. Springer, 2002.

[Suri JS et al., 2002b] Suri, Jasjit S., Sameer Singh and Laura Reden. "Computer vision and pattern recognition techniques for 2-D and 3-D MR cerebral cortical segmentation (part I): A state-of-the-art review." Pattern Analysis & Applications 5.1 (2002): 46–76.

[Suri JS et al., 2002c] Suri, Jasjit S., Sameer Singh and Laura Reden. "Fusion of region and boundary/surface-based computer vision and pattern recognition techniques for 2-D and 3-D MR cerebral cortical segmentation (part-II): a state-of-the-art review." Pattern Analysis & Applications 5.1 (2002): 77–98.

[Suri JS et al., 2002d] Suri, Jasjit S. "A review on MR vascular image processing algorithms: acquisition and prefiltering: part I." IEEE transactions on information technology in biomedicine: a publication of the IEEE Engineering in Medicine and Biology Society 6.4 (2002): 324.

[Suri JS, 2002e] Suri, Jasjit S. "A review on MR vascular image processing algorithms: acquisition and prefiltering: part II." IEEE transactions on information technology in biomedicine: a publication of the IEEE Engineering in Medicine and Biology Society 6.4 (2002): 338–350.

[Talairach J et al., 1973] Talairach, J., et al. "The cingulate gyrus and human behaviour." Electroencephalography and clinical neurophysiology 34.1 (1973): 45–52.

[Tobias H and Meinzer HP, 2009] Heimann, Tobias and Hans-Peter Meinzer. "Statistical shape models for 3D medical image segmentation: A review." Medical image analysis 13.4 (2009): 543–563.

[Toledo R et al., 2000] Toledo, Ricardo, et al. "Eigensnakes for vessel segmentation in angiography." Pattern Recognition, 2000. Proceedings. 15th International Conference on. Vol. 4. IEEE, 2000.

[Tremeau A, 1997] Tremeau, Alain and Nathalie Borel. "A region growing and merging algorithm to color segmentation." Pattern recognition 30.7 (1997): 1191–1203.

[Vaillant M et al., 1996] Vaillant, Marc, Christos Davatzikos, and R. Nick Bryan. "Finding 3D parametric representations of the deep cortical folds." Mathematical Methods in Biomedical Image Analysis, 1996., Proceedings of the Workshop on. IEEE, 1996.

[Vincken KL et al., 1995] Vincken, Koen L., André SE Koster, and Max A. Viergever. "Probabilistic hyperstack segmentation of MR brain data." Computer Vision, Virtual Reality and Robotics in Medicine. Springer Berlin Heidelberg, 1995.

[Wang S and Summers RM, 2012] Wang, Shijun and Ronald M. Summers. "Machine learning and radiology." Medical image analysis 16.5 (2012): 933–951.

[Wells III WM et al., 1992] Wells III WM, Grimson WEL, Kikinis R, Jolesz FA. "Adaptive segmentation of MRI data." IEEE Trans Medical Imaging 15.4 (1992): 429–442.

[Wilson DL and Noble JA, 1999] Wilson, Dale L., and J. Alison Noble. "An adaptive segmentation algorithm for time-of-flight MRA data." Medical Imaging, IEEE Transactions on 18.10 (1999): 938–945.

[Wink O et al., 2000] Wink, Onno, Wiro J. Niessen and Max A. Viergever. "Fast delineation and visualization of vessels in 3-D angiographic images." Medical Imaging, IEEE Transactions on 19.4 (2000): 337–346.

[井尻, 2013] 井尻敬. インタラクティブな三次元画像領域分割 (特集 デザインインタフェースの最先端). 精密工学会誌 79.6 (2013): 493–496.

[高木・下田, 2004] 高木幹雄, 下田陽久（監修). 新編 画像解析ハンドブック. 東京大学出版会, 2004.

[鳥脇, 2002] 鳥脇純一郎. 3次元ディジタル画像処理. 昭晃堂, 2002.

[堀越 他, 1993] 堀越力, 浜野輝夫, 石井健一郎. 超2次関数による3次元物体の基本要素分割. 電子情報通信学会論文誌. D-II, 情報・システム, II-情報処理 76.1 (1993): 30–39.

演習問題解答例

[8.1] 画像のセグメンテーションにおける P タイル法とは何か説明せよ．

　同じ臓器を撮影した医用画像の画素値の頻度は画像間で類似している．つまり，そのような画像を 2 値化する場合，ヒストグラム上での閾値の上下に存在する画素分布の面積比率はほぼ一定である．すなわち，比率 p が次式で得られる．

$$p = \frac{A_{\text{low}}}{A}$$

ここで A はヒストグラムの全体の頻度分布の面積，A_{low} は閾値よりも下の部分の面積である．今，新たな画像が得られた場合，全体の画素数を N とすると，閾値以下に存在する画素数 N_{low} は，$N_{\text{low}} = pN$ で得られる．そこで，輝度値が低い方から順に画素数を合計し，N_{low} に達した時点の輝度値を閾値とすることで，前回までと同様の閾値設定ができる．これを用いてセグメンテーションを行う方法．

[8.2] 画像のセグメンテーションにおけるエネルギー最小化について説明せよ．

　エネルギー最小化問題とは，数学における最適化問題特定の 1 つで集合上で定義された実数値関数または整数値関数をモデル化されたエネルギーと表すものと見なすことでその値が最小となる状態を解析する問題である．

$$\mathbf{X} = \arg\min_{X} E(\mathbf{X})$$
$$E(\mathbf{X}) = E_{\text{external}}(\mathbf{X}) + E_{\text{internal}}(\mathbf{X})$$

ここで $E(\mathbf{X})$ はエネルギーを表し，$E_{\text{external}}(\mathbf{X})$ は推定観測画像 $\mathbf{Y}'$ と実際の観測画像 $\mathbf{Y}$ の差を指し外部エネルギー，$E_{\text{internal}}(\mathbf{X})$ は理想画像のデータ構造との差であり内部エネルギーと呼ぶ．エネルギー最小化に基づく手法によるセグメンテーションとは，この外部エネルギーと内部エネルギーをそれぞれ定義し，その合計を最小化する領域を得ることである．

[8.3] Snakes 法について説明せよ．

　Snakes 法とは，動的輪郭モデルを用いたセグメンテーションで，画像内に変形可能な境界線（2 次元）もしくは境界面（3 次元）を定義し，それのエネルギーが最小となる状態にモデルを変形させる方法．

$$\mathbf{u} = \arg\min(E_{\text{internal}}(\mathbf{u}) + E_{\text{external}}(\mathbf{u}))$$

2 次元画像を対象とした解説を行うが，3 次元以上の次元においても基本的には同じである．内部エネルギーと外部エネルギーの和を最小にする曲線を，境界線とする．

[8.4] レベルセット法について説明せよ．

　検出する境界を 1 次元高い補助関数のゼロ等高面 (zero levelset) と見なし，境界の進行条件である偏微分方程式 (Partial Differencial Equation: PDE) を数値的に解いて補助関数の形状を変更し，そのゼロ等高面を次々に検出することで境界形状を動的に制御する手法である．

[8.5] グラフカット法について説明せよ．

　グラフカットとは，画像の前景と背景の制約画素をもとに画像を 2 値化することを基本とする．画像の 2 値化は，エネルギー最小化問題として定式化し，フォローネットワークのエネルギーを最小化する場合にカット（最小カット）することで最適解を求める方法である．フローネットワークとは，グラフ理論の有向グラフの一種で，パイプ中の水流や運送経路のような状態をモデル化したものである．画像への応用は，まず入力を画像とし，出力を 2 値化画像とする（2 つにセグメンテーションされる），制約画素 p は必ず制約を満たす．次に，非制約画素 p は，その特徴が前景画素 F に近ければ前景に，B に近ければ背景になる．最後に境界は特徴の異なる画素間を通ることで前景と背景に 2 値化される．

第9章

生体の3次元形状モデル

学習の目的
 1. 生体モデルについて説明できること．
 2. 多面体の3つのモデルとその特徴について理解すること．
 3. ポリゴン曲面について説明できること．
 4. タイリングについて理解すること．
 5. 弾性変形モデルとは何か説明できること．

要旨
　一般にCGでは，計算機で物体の形状や性質を生成することをモデリングといい，生成されたものをモデルという．CGの形状モデルでは，一般にモデリングソフトウェアで多面体をレタッチしたモデルが用いられているが，医用画像の多くはCTやMRIのように3次元空間の各画素の輝度値をもとにセグメンテーションや領域拡張処理などを行って形状を作成していく．3次元医用画像表示においてはボクセルモデルによる描画が一般的であるが，融合3次元画像では，ポリゴンを用いた形状モデル（ポリゴンモデル）を用いたり，ボクセルモデルなど異なる生体モデルとの融合モデルを作成・描画することが大きな特徴となっている．特に，血液などの流体解析用の流体モデルや生体組織を用いた動的シミュレーションを行う場合の臓器の変形モデル (deformarale models) や形状の触覚を操作者に伝える触覚モデル（ハプティックモデル）との融合は重要である．
　生体モデルの分類を図9.1に示す．生体の構造や機能の計算機モデル化はいろいろな分野で行われている．生体の計算機モデルは，大きく形状モデルと機能モデルに分けることができる．融合3次元生体モデルの形状モデルは主に剛体や弾性体を表すポリゴンモデルと流体を表す流体モデルを用いるこ

とが多い．生体機能の計算機モデルはホメオスタシスや循環器モデル，心臓運動モデル，神経活動モデル，薬物動態解析モデルなど多くの生体モデルが提案されている．

本章では，主に生体の3次元形状に関するモデルについて紹介する．

9.1 多面体

多面体とは，頂点と稜線，面の3つの基本要素で構成された形状のことである．多面体には，ワイヤフレームモデル，サーフェスモデル，ソリッドモデルがあり，通常モデリング用のソフトウェアを用いて作成される．ソリッドモデルは，さらにCSG (Constructive Solid Geometry)，スティーブ表現，境界表現 (Boundary representation: B-rep) の3つがある（図9.1）．

9.1.1 ワイヤフレームモデル

表示する物体の形状を，物体の特徴点（例：コーナーの点）とその間を結ぶ線分の集合として表すモデルのことである．点自体は表現せず，線分のみの集合で表す．

図9.2左のように物体の定義（例：立方体）は，部分物体を定義し，線分を定義し，点を定義することで階層的に表現することができる．利点は，物体の形状を簡単に表示できることである．欠点は面の概念がないために，物

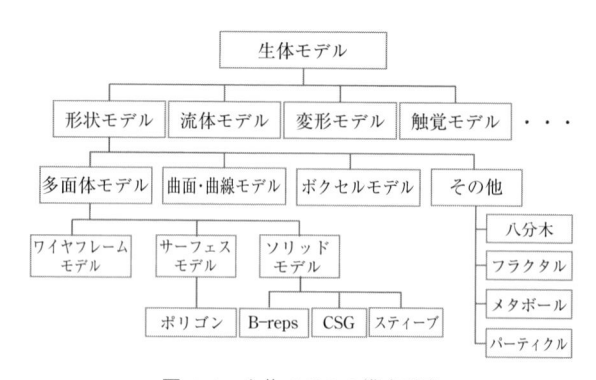

図 **9.1** 生体モデルの構成要素

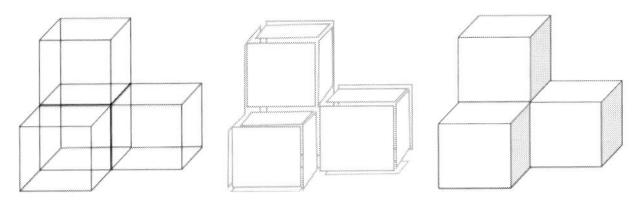

図 **9.2** ワイヤフレームモデル（左），サーフェスモデル（中央），ソリッドモデル（右）

体表面の色や陰影を表現することができない．また，線分のみの表現なので，前後方向がわからない場合もある．このため前後関係から隠れた線を描かず，可視部の線分のみを描くことも行われている．

9.1.2 サーフェスモデル

表示する物体の外郭形状を面（サーフェス）で表示するモデルのことである（図 9.2 中央）．サーフェスは，平面や曲面の他，小平面の集合である平面パッチや小曲面の集合である曲面パッチで構成される．物体の定義は，物体を構成する部分物体の定義，部分物体を構成する面の定義（曲面式も含む），面を構成する点で構成される．

サーフェスモデルの利点は，比較的簡単な処理で物体の形状を表示できることや面が定義されているので色や明るさを表現することができることにある．欠点は，物体の内部構造や切り口の画素を表示することができないことである．また，面の前後関係がわからなくなることがあり，前後を判定して可視化部分のみを表示する処理を必要とする．

9.1.3 ソリッドモデル

基本となる直方体，立方体，球，円柱，円錐，角錐などの 3 次元の基本物体を組み合わせて対象物を表現したモデルである（図 9.2 右）．対象に合わせて 3 次元の基本物体の縦幅，横幅，高さなどのパラメータを変えたり，集合演算を用いて対象物体を表現する．ソリッドモデルのデータ構造には，境界表現，CSG (Constructive Solid Geometry)，スティーブ表現がある．

利点は，隠線消去表示やシェーディング表示，体積や重さなどを求めるこ

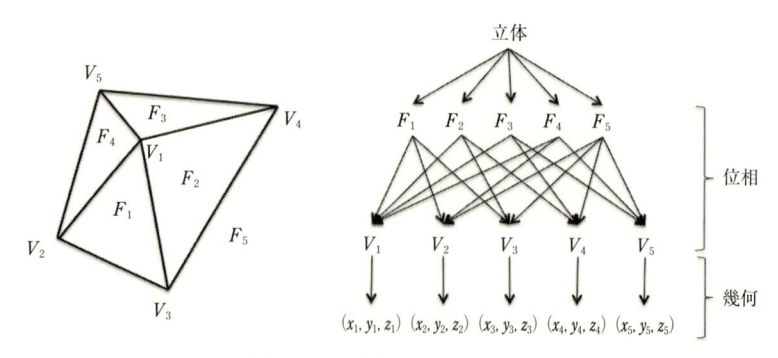

図 9.3 四角錐の境界表現の例

とができることや少ないパラメータやコマンドで物体形状を記述することができることにある．欠点は，形状表現能力に乏しく，基本物体の形状を高速に生成できる高性能の演算装置が必要となることである．

1) 境界表現

3次元形状を頂点，稜線（直線/曲線），面分（平面/曲面）の幾何情報とそれらの接続情報で表現する方式を B-reps 表現と呼ぶ．幾何情報は，頂点の座標値 (x, y, z) と稜線を表す数式，面分を表す数式で表現され，接続情報（位相情報）は，稜線と頂点の接続情報と面分と稜線の接続情報で表される（図9.3）．Watertight なサーフェスとなる．そのため常に内外判定や論理演算，体積計算も可能となる．また，面に裏表の概念あり，CAD システムで主流の形状モデル表現となっている．

データ構造（プログラム内のデータのもち方）は頂点 V を 3 次元ベクトルの配列をもつ $(V_1, V_2, V_3, \cdots, V_n)$ とし，面 S を各面を構成する頂点番号をもち，辺 E は各辺を 2 つの有向辺に分けた辺をもつとして表現される（図9.3）．

面の数 F，稜線の数 E，頂点の数 V の間には Euler の公式が成り立つ場合，これらの関係を保持するように変形する操作を Euler 操作という．

境界表現が対象とする立体は，空間の一部を覆う閉じた多面体であると仮定され，立体の位相を変更する基本操作として，MEV (Make Edge Vertex)：新しい頂点と稜線を追加することで頂点を分割する方法，MEF (Make Edge Face)：新しい稜線と面を追加することで面を分割する方法，KEV (Kill Edge

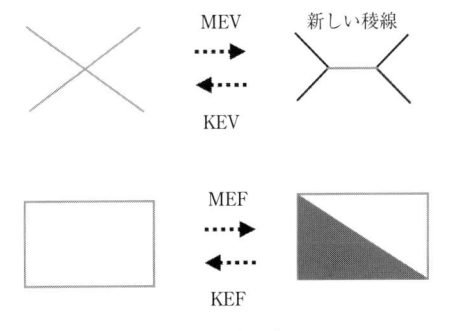

図 9.4 境界表現

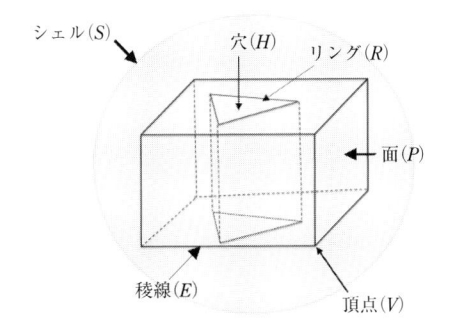

図 9.5 Euler 操作

Vertex)：頂点と稜線を削除，KEF (Kill Edge Face)：稜線と面の削除，がある．Euler の公式の関係を保持するように操作する Euler 操作は局所変形 (Local transformation) とも呼ぶ（図 9.4）．

$$\text{Euler の公式}: V - E + F = 2$$

図のように物体を囲む領域をシェル S とし，物体を貫通する穴を H，面に含まれる穴をリング R とすると面の数 $F = 9$，稜線の数 $E = 21$，頂点の数 $V = 14$, $R = 2$, $H = 1$, $S = 1$ なので $V - E + F - R = 2(S - H)$ となる（図 9.5）．

2) CSG

基本立体の集合演算によるモデリングである．単純な立体形状を組み合わせて複雑な立体形状を表現する方法で，もとになる単純形状のことを「基本立体」と呼ぶ．基本立体には直方体，多角体，多角錐，円柱，球などがある．立体を組み合わす方法として，2つの形状を足し合わせる「和集合」，2つの形状が交わった部分を表す「積集合」，一方の形状から他方の形状に含まれる部分を取り除く「差集合」などの集合演算を用いる．実際に立体をディスプレイに描画する際には，集合演算の結果として最終的に得られる立体の境界データを求め，直接表現（境界表現）する必要がある．

3) スティーブ表現

ある平面図形を定められた軌道に沿って移動させたときにできる軌跡として，立体形状を表現する手法である．平面図形を並行移動させる場合と回転させる場合がある．生体は非対称である場合がほとんどであるので生体構造のモデリングに使用されることは少ない．

9.2 曲面・曲線モデル

9.2.1 代数表現

代数表現で表される重要な曲線の1つに2次曲線がある．楕円（円を含む），放物線，双曲線の3種類に分類できる．すべての2次曲線は，x, yの2次式として陰関数で表現することができ，円錐面と平面との交線としても定義できることから円錐曲線とも呼ばれる．

$$ax^2 + bxy + cy^2 + dx + ey + f = 0$$

9.2.2 パラメトリック表現

1) パラメトリック曲線

パラメトリック曲線の2次元の一般式は，$c(t) = (x(t), y(t))$となる．同様に3次元の場合には$c(t) = (x(t), y(t), z(t))$．ベジェ曲線とは制御点と呼ばれる点の位置で形状を設計することができるパラメトリック曲線であり，B-

スプライン曲面は，多項式で表される複数のパラメトリック曲線部分を滑らかに接続したものである．NURBUS 曲線は，B-スプライン曲線の制御点ごとに重みを割り当てて作成した曲線となる．

2) パラメトリック曲面

曲面のパラメトリック表現は，3 次元空間の中の曲面上の点の座標の値 (x, y, z) のそれぞれを，2 つのパラメータ u, v の関数として表現するものである．例として半径 1 の球状の点の座標の値は下記の式として表すことができる．このような曲面領域のことを曲面パッチと呼ぶ．

$$x = \cos u \cos v$$
$$y = \sin u \cos v$$
$$z = \sin v$$
$$\left(-\pi \leq u \leq \pi, -\frac{\pi}{2} \leq \frac{\pi}{2}\right)$$

9.3 ポリゴン曲面

9.3.1 ポリゴン曲面

数式で表した曲面ではなく，多数の細かいポリゴンの集合として表現された曲面をポリゴン曲面という．穴の開いた構造物や凹凸の多い構造物の場合にはパラメトリック表現を用いることは難しい．生体の組織構造は，人工物と比べて極めて複雑な形状を持っているためにポリゴンで構成された形状モデルを作成する場合が多い（図 9.6）．

9.3.2 ポリゴン曲面の細分割

ある多面体からそれぞれの面を再帰的に分割して形状を滑らかにすることで得られる曲面を再分割曲面という．初期ポリゴンがあれば複雑な形状であっても各面の再帰的な分割によって滑らかな曲面を一意に得ることができるため，一般の CG では頻用される．

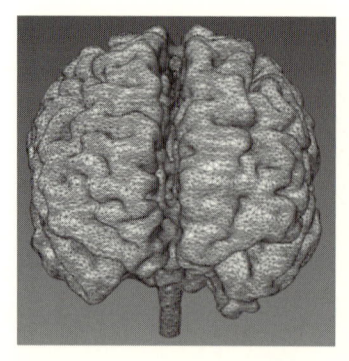

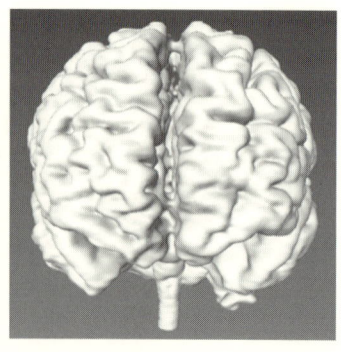

図 **9.6** 脳のポリゴンメッシュ表現

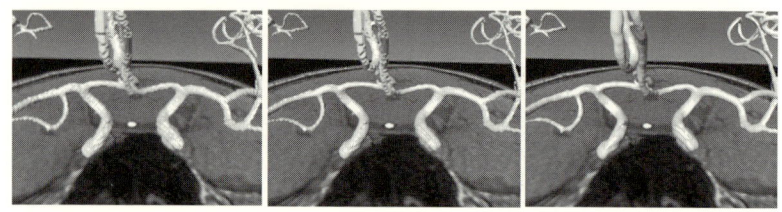

図 **9.7** 脳動脈モデル（26 万ポリゴン）．左：平滑化なし，中央：平滑化処理 10 回，右：平滑化処理 100 回．

9.3.3 ポリゴン曲面の平滑化処理

　生体組織モデルの多くは，CT や MRI のようなモダリティのデータからセグメンテーションして作成される．そのため，領域抽出する段階で，血管や臓器や疾患（がんなど）の形状が複雑な場合や画像にノイズやアーチファクトが生じていたり，撮影条件により組織間の境界が不鮮明であったりすることが少なくない．このため，一般に生体のポリゴン曲面をモデリングする際には平滑化処理が必要となる．図 9.7 のように特に血管や神経のような微細な管状構造の組織の場合には平滑化処理を行わないと多面体メッシュの凹凸が目立ち，現実感の乏しいモデルとなってしまう．一方，平滑化の回数が多ければ多いほど滑らかな表面形状となるが，穿通枝のような非常に微細な血管がある場合には，平滑化の回数を上げすぎると平滑化されて形状自体が消失する場合があるので注意が必要となる．

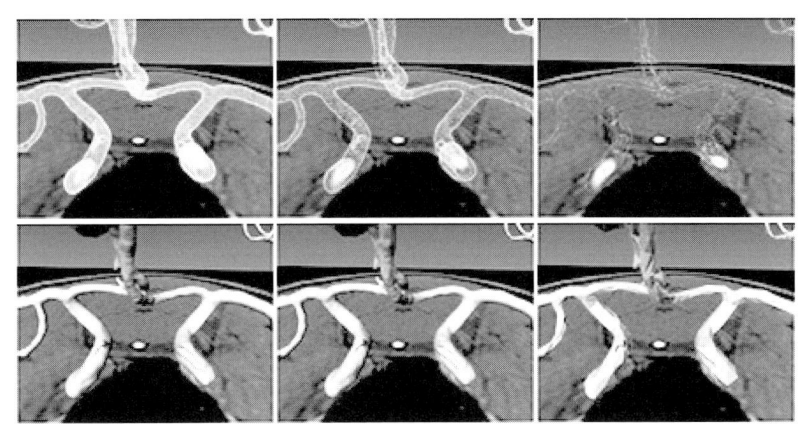

図 9.8 脳動脈モデル．左：26万ポリゴン，中央：10万ポリゴン，右：1万ポリゴン．

9.3.4 ポリゴン曲面の詳細度制御
視点からの距離に応じた影響を観察者に与えないようにポリゴン数を減らして簡単化する方法をポリゴン曲面の詳細度調整と呼ぶ（図 9.8）．視点の位置の移動に伴いポリゴンの削減も連続的に変化させることで，常に視点に近いところに細かいポリゴンを配置して，効率的なレンダリング処理が行われる．

9.3.5 ポリゴン曲面のパラメータ化
ポリゴン曲面はパラメトリック曲線のようなパラメータ座標からの写像が存在しないために煩わしいパラメータ操作が不要である．しかし，その反面，2次元画像の適切な貼り付けは難しい．ポリゴン曲面にパラメータ座標系からの写像を構築することをパラメータ化と呼ぶ．

9.4 格子点モデルとボクセルモデル

空間分割によるモデリングの1つである．対象物体を構成する各格子点の画素の座標位置とそれに割り当てられた輝度値や色を示す属性データで構成されたモデルを格子点モデルという．各格子点ではなく，対象物体を構成する各ボクセルの座標位置とそれに割り当てられた輝度値や色を示す属性デー

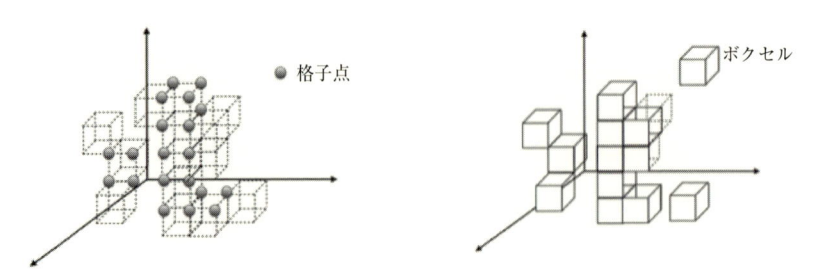

図 9.9 格子点モデルとボクセルモデル

タで構成されたモデルをボクセルモデルという（図 9.9）．

9.4.1 八分木構造

これも空間分割によるモデリングの1つである．CG 画像の一般的なラスタ型画像の表現には，配列型データ表現と木構造による表現（ツリー型表現）の2つがある．ベクトル型画像のツリー表現では，点や線や面の管理が必要となるために医用画像ではなく地理情報システムの分野で研究が行われている [Morton GM, 1996, Shaffer CA and Samet H, 1987, Shu R and Kankanhalli MS, 1994]．ここでは，医用画像で主に利用されているラスタ型の木構造について考える．

木構造とはデータの表現として機械学習の決定木や分類木などのように様々な分野で用いられている．木構造とは1本の木がもつ構造のように，根（ルート）と呼ばれるノード（節点）から次々に枝分かれをして最後に葉（リーフ）と呼ばれるノードまで枝（ブランチあるいはアーク）によって連結され，閉じたループをもたない構造である．図 9.10 は，八分木でのデータ構造の図である．

このように画像のある領域を木構造で対応付けることができる．どうして木構造はデータ構造として有用なのであろうか．画像には解像度があるが，この木構造を用いれば上位レベル（概略画像）から下位レベル（詳細画像）へと階層化することで，元画像がもっている必要十分な解像度で表現することができる．また，肺がんや乳がんのような異常陰影を抽出したり，動脈などの血管を注目領域として輝度値を設定することで領域を抽出することも容易となる．ある分割された領域が一様な輝度値となったところで止まるアルゴ

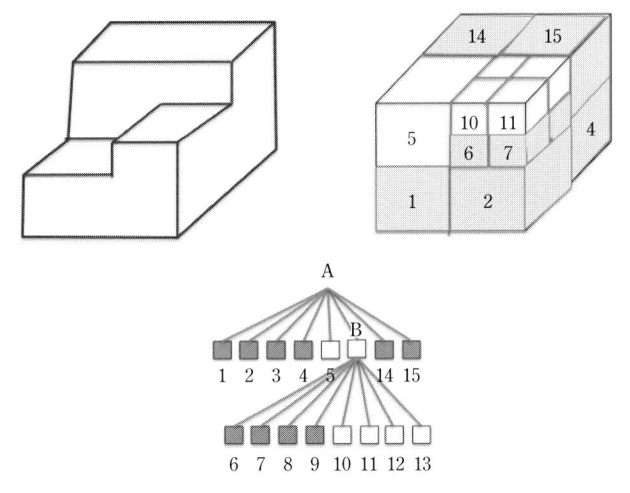

図 **9.10** 八分木でのデータ構造

リズムであるが，領域が 1 画素に対応するまで続ける場合もあり，ピラミッド構造のようになるので，これをピラミッド表現ともいわれる [高木・下田, 2004]．木構造以外にも生体のような柔軟体のデータ構造に関するデータ構造に関する研究もある [Wyvill G et al., 1986]．

9.4.2 タイリング

ボクセルモデルは，対象物体の表面などの構造は特に定義されているわけではないので，このモデルが持つ表面形状などの構造を表示するには，同一の輝度値や色を持つ格子点やボクセルからなる領域を抽出して，その領域の表面を小平面や曲面を用いて近似させて表示させる必要がある．このように物体を表す特定のボリュームデータから多角形メッシュ（頂点，エッジ，面で構成される多角形の図形の集合）を作成することを q 曲面の「タイリング」という．

曲面のタイリングには様々な方法が提案されているが，代表的なものとしては「境界追跡」「マーチングキューブアルゴリズム」「ラッパアルゴリズム」などがある．

1) 境界追跡

指定されたボクセルの任意の可視化面である「seed」ノードの近傍を調べて，最初の面に隣接する可視化面がある場合には出力リストに書き込まれ表示される方法である [Artzy E et al., 1981]．ボクセル画像の可視化によく用いられるが，特にボクセルが大きい場合には物体の曲面に段差が目立つことになる．この段差によるギザギザを少なくし，より自然に見える曲面を生成するために考案されたのがマーチングキューブアルゴリズムである．

2) マーチングキューブアルゴリズム

3次元空間で分布している輝度値の等濃度面をポリゴンモデルで近似的に表現する方法である（図9.11）．マーチングキューブ法では$2 \times 2 \times 2$の8個のボクセルにおいて，ボクセルに与えられたある輝度値よりも大きい輝度値であるボクセル群と小さい値であるボクセル群に分けて，その間に等濃度面（境界面）があるとして，その等濃度面を抽出する．$2 \times 2 \times 2$画素と等濃度

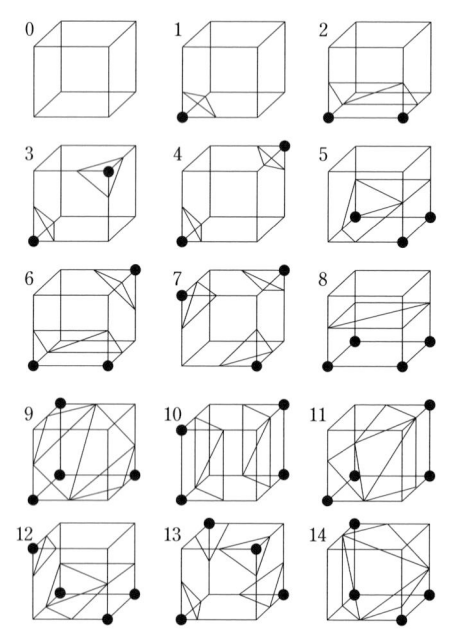

図 **9.11** マーチングキューブアルゴリズム [Lorensen WE and Cline HE, 1987]

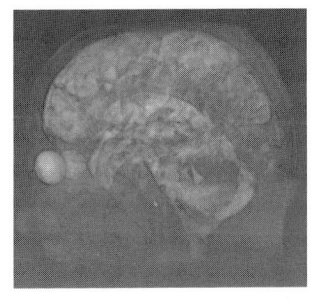

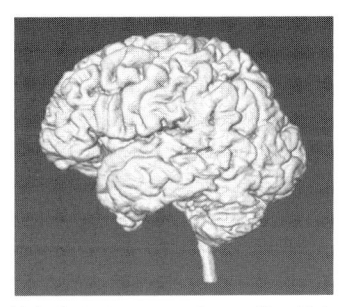

図 **9.12** ボリュームレンダリング表示（左）とセグメンテーション後のボリュームレンダリング表示（右）

面の配置パターンは15パターンあることがわかっているので，ラスタスキャンすると図のように輝度値の分布のパターンが15パターンのどれかを選ぶことで等濃度面を表示できることになる．

具体的には，まず画像データの最初のスライスの左上隅からスキャンをはじめて，前景ボクセルにあたるたびに，現在のボクセルが属している8ボクセルの立方体を調べ，その配置をルックアップテーブルで検索して，対応する三角形分割を最後のスライスまで行うことになる．

医用3次元画像処理では，CTやMRIなどのボクセルデータから等濃度面を表示させ臓器の外壁を抽出する際によく使われる方法である．撮影装置や撮影条件ごとの医用画像データの輝度値が生体組織との対応関係が明瞭であればよいのであるが，臓器周囲の組織との輝度値に差がない場合には脳だけを抽出することが難しい場合も少なくない．サーフェスモデルよりも脳表面構造を明瞭に表現したい場合には，脳をあらかじめセグメンテーションした後にボリュームレンダリングすると図9.12のようなモデルも作成できる．

3) ラッパアルゴリズム

マーチングキューブアルゴリズムの欠点には曲面の正確な位置を立方体内のボクセル配置から常に明確に判別できないことがある．そのため，マーチングキューブアルゴリズムでは閉じた曲面の生成が保証されているわけではないという欠点がある．この欠点を解決するために考えられたものがラッパアルゴリズムである [Gueziec A and Hummel R, 1994]．

ラッパアルゴリズムは，デジタル化されたボリュームデータの中のアイソ

サーフェスを抽出し表現するための高速および効率的なアルゴリズムである．マーチングキューブアルゴリズムとは異なり，Payne-Toga アルゴリズムに従い標本データに関連したメッシュを四面体のセルまたはそれ以上のセルに分解する．分解の結果として生じた曲面表現は閉じたものとなっており，正しい位置に置かれる．サーフェスは三角形分割によって定義され，部分的に補充された四面体の集合として示されることになる．つまり，サーフェスは閉じた三角形の集合として抽出され，各三角形は単一の四面体の中で含まれる正しい位置に置かれた閉曲線となる．簡略化アルゴリズムにより，サーフェスの詳細度の目立った低下なしに，サーフェスの抽出プロセスが行われるという利点を有する．

9.5 流体モデル

9.5.1 格子法

代表点の位置を固定して流体が存在する空間に整然と配置する方法である．代表点が移動せず整然と並んでいるので，相互作用の計算を整然と効率よく行うことができる．水しぶきのように細かな境界がある場合には，格子を水しぶきに対して十分小さくする必要があり，流体の体積が小さい場合には無駄が多くなってしまうという欠点を持つ．

9.5.2 粒子法

流体とともに移動する代表点を考え，粒子のように一定の質量をもち，位置と速度を持って運動すると考えてモデリングする手法のこと．近傍粒子を探し出す必要があり，粒子同士の相互作用の計算に手間がかかるが，数値拡散により境界がぼやける問題は起こらない．流体の体積が小さければ粒子数も少なくてよいので，水しぶきなどの少量の流体が広い空間を動きまわる場合には効率がよい．代表的な方法に，SPH (Smoothed Particle Hydrodynamics) 法や MPS (Moving Particle Semi-implicit) 法がある．

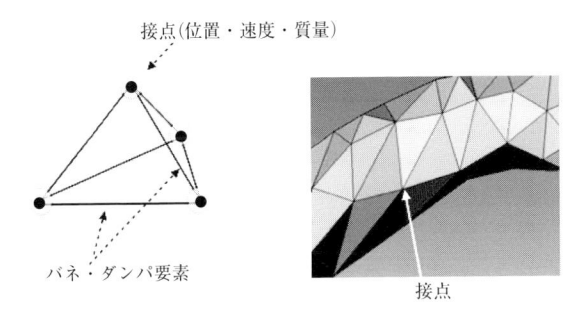

図 **9.13** 有限要素の基本要素と形状モデルとの関係 [Cohen LD et al., 1993]

9.6 弾性変形モデル

物体の変形をシミュレーションするためには，物体をより細かな有限個の要素に分割し，各要素の運動をシミュレーションする有限要素法がしばしば用いられる（図9.13）．各接点の位置を並べたベクトルを **r**，各接点にかかる外力を並べたベクトルを **f** とすると下式となり，これを差分化して速度の更新式とすれば変形のシミュレーションを行うことができる．ただし，**M** は質量，**B** は粘性，**K** は弾性とする．

$$\mathbf{f} = \mathbf{M}\ddot{\mathbf{r}} + \mathbf{B}\dot{\mathbf{r}} + \mathbf{K}\mathbf{r} \tag{9.1}$$

有限要素法を用いた生体の弾性モデルの他には，表面形状マッチング法 [Staib LH et al., 1992] や機械学習の中の自己組織化した指向性小粒子を用いた方法が報告されている．

9.7 触覚モデル

融合3次元画像の応用分野の1つに手術計画や訓練用シミュレーションがある．これらを開発する場合には，利用者に触覚を双方向性に実時間で提示する必要がある．脳や肝臓，胃，血管などの生体組織に触れたときに，それに対応する反力を生成し，利用者側の操作用デバイスに返すものである．このためには，融合3次元画像処理でモデリングした形状データに弾性情報を付

加したモデルが必要となる．ここでは，この形状データに弾性情報を付加したものを触覚モデル (Haptic model) とする．実際の手術に近いシミュレーションを構築するために実際の組織の特性を測定されたりしている [Brouwer I et al., 2001]．

通常弾性体は，応力と歪み（変形）との間に線形の関係があるとして下記のように定式化されている [巽, 1995]．ただし，応力を P，歪み（変形）を E，弾性定数を C とする．

$$P_{ij} = \sum_k \sum_j C_{ijkl} E_{kl} (i,j,k,l=1,2,3) \tag{9.2}$$

測定されたデータは，弾性定数に変換され対応するボクセルデータに 1 対 1 対応させることになるが，空間分解能を低くした場合には複数のボクセルに対応することになる．心理実験で，この生体弾性情報を用いた触覚データの提示には，伝送時間が 30 ms 以内，シミュレーション計算による無応答時間については 5 ms 以内に遅延を収めなければ不自然な触感として認知されるとされている [小森, 2000]．また，単体の触覚シミュレーションだけでなく，実際の生体組織と同じような複数の生体組織間の弾性変形とその触力覚モデルについても研究が進められている [黒田, 2001]．

演習問題

[9.1] モデルとモデリングとは何か説明せよ．
[9.2] 多面体モデルとは何か説明せよ．
[9.3] ポリゴン曲面とは何か説明せよ．
[9.4] マーチングキューブ法とは何か説明せよ．
[9.5] 弾性モデルの種類について説明せよ．

参考文献

[Artzy E et al., 1981] Artzy, Ehud, Gideon Frieder, and Gabor T. Herman. "The theory, design, implementation and evaluation of a three-dimensional surface detection algorithm." Computer graphics and image processing 15.1 (1981): 1–24.

[Avila RS et al., 1996] Avila, Ricardo S., and Lisa M. Sobierajski. "A haptic interaction method for volume visualization." Visualization'96. Proceedings IEEE, 1996.

[Brouwer I et al., 2001] Brouwer, Iman, et al. "Measuring in vivo animal soft tissue properties for haptic modeling in surgical." Medicine meets virtual reality. Vol. 81. 2001.

[Cohen LD et al., 1993] Cohen, Laurent D., and Isaac Cohen. "Finite-element methods for active contour models and balloons for 2-D and 3-D images." Pattern Analysis and Machine Intelligence, IEEE Transactions on 15.11 (1993): 1131–1147.

[Doi A and Koide A, 1991] Akio, Doi, and Akio Koide. "An efficient method of triangulating equivalued surfaces by using tetrahedral cells." IEICE TRANSACTIONS on Information and Systems 74.1 (1991): 214–224.

[Gueziec A and Hummel R, 1994] Gueziec, Andre, and Robert Hummel. "The wrapper algorithm: Surface extraction and simplification." Biomedical Image Analysis 1994, Proceedings of the IEEE Workshop on. IEEE, (1994): 204–213.

[Jingya Z, 2014] Zhang, Jingya, et al. "The adaptive FEM elastic model for medical image registration." Physics in medicine and biology 59.1 (2014): 97.

[Lorensen WE and Cline HE, 1987] Lorensen, William E., and Harvey E. Cline. "Marching cubes: A high resolution 3D surface construction algorithm." ACM Siggraph Computer Graphics 21.4 (1987): 163–169.

[Morton GM, 1996] Morton, Guy M. "A computer oriented geodetic data base and a new technique in file sequencing." International Business Machines Company, 1966.

[Pentland A and Sclaroff S,1991] Pentland, Alex, and Stan Sclaroff. "Closed-form solutions for physically based shape modeling and recognition." IEEE Transactions on Pattern Analysis and Machine Intelligence 13.7 (1991): 715–729.

[Pourhosseini M et al.,2014] Pourhosseini, Mobin, Vahid Azimirad, and Mostafa Kazemi. "A new fast nonlinear modeling of soft tissue for surgical simulation." Journal of Robotic Surgery (2014): 141–148.

[Requicha AG,1980] Requicha, Aristides G. "Representations for rigid solids: Theory, methods, and systems." ACM Computing Surveys (CSUR) 12.4 (1980): 437–464.

[Shaffer CA and Samet H, 1987] Shaffer, Clifford A., and Hanan Samet. "Optimal quadtree construction algorithms." Computer Vision, Graphics, and Image Processing 37.3 (1987): 402–419.

[Staib LH et al., 1992] Staib, Lawrence H., and James S. Duncan. "Deformable Fourier models for surface finding in 3-D images." Visualization in biomedical computing. International Society for Optics and Photonics (1992): 90–104.

[Shu R and Kankanhalli MS, 1994] Shu, Renben, and Mohan S. Kankanhalli. "Efficient linear octree generation from voxels." Image and vision computing 12.5 (1994): 297–303.

[Sun Z et al., 2013] Sun, Zhenglong, Zheng Wang, and Soo Jay Phee. "Haptic modeling of stomach for real-time property and force estimation." Journal of Mechanics in Medicine and Biology 13.03 (2013).

[Sun W and Lal P, 2002] Sun, Wei, and Pallavi Lal. "Recent development on computer aided tissue engineering—a review." Computer methods and programs in biomedicine 67.2 (2002): 85–103.

[Szeliski R and Tonnesen D, 1992] Szeliski, Richard, and David Tonnesen. "Surface modeling with oriented particle systems." ACM 26.2 (1992): 185–194.

[Van DA et al., 1994] Van Dam, Andries, et al. "Introduction to computer graphics." Vol. 55. Reading: Addison-Wesley, 1994.

[Wyvill G et al., 1986] Wyvill, Geoff, Craig McPheeters, and Brian Wyvill. "Data structure forsoft objects." The visual computer 2.4 (1986): 227–234.

[高木・下田, 2004] 高木幹雄, 下田陽久（監修）. 新編 画像解析ハンドブック. 東京大学出版会, 2004.

[巽, 1995] 巽友正. 連続体の力学. 岩波書店, 1995: 48–52.

[鳥脇, 2003] 鳥脇純一郎. 3次元ディジタル画像処理. 昭晃堂, 2003.

[長谷川, 2007] 長谷川晶一. バーチャルリアリティのためのモデリング. 知能と情報（日本知能情報ファジィ学会誌）19.4 (2007): 340–347.

[小森, 2000] 小森優. 医用アプリケーションにおける生体弾性情報の伝送. Medical Imageing Technology 18.6 (2000): 783–788.

[黒田, 2001] 黒田嘉宏 他. 異なる物理モデルで構成された軟性組織におけるインタラクションのモデル化手法を用いた反力生成変形シミュレーション. 日本バーチャルリアリティ学会大会論文集= Proceedings of the Virtual Reality Society of Japan annual conference. Vol. 6. 日本バーチャルリアリティ学会, 2001.

[中尾, 2001] 中尾恵 他. ActiveHeart System: 心臓の視覚・触覚シミュレーション環境の提案と構築. インタラクション (2001): 97–104.

演習問題解答例

[9.1] モデルとモデリングとは何か説明せよ.

　一般にCGでは，計算機で物体の形状や性質を生成することをモデリングといい，生成されたものをモデルという．CGの形状モデルでは，一般にモデリングソフトウェアで多面体を編集してモデルが用いられているが，医用画像の多くはCTやMRIのように3次元空間の各画素の輝度値をもとにセグメンテーションや領域拡張処理などを行い形状を作成していく．3次元医用画像表示の

多くはボクセルモデルと呼ばれるモデルの描画が一般的であるが，融合3次元画像では，ポリゴンを用いた形状モデルを用いたり，ボクセルモデルなどの異なる生体モデルとの融合モデルを作成することが大きな特徴となっている．

[9.2] 多面体モデルとは何か説明せよ．

多面体とは，頂点と稜線，面の3つの基本要素で構成された形状のことである．多面体には，ワイヤフレームモデル，サーフェスモデル，ソリッドモデルがあり，通常モデリング用のソフトウェアを用いて作成される．ソリッドモデルは，さらに CSG (Constructive Solid Geometry)，スィープ表現，境界表現の3つがある．

[9.3] ポリゴン曲面とは何か説明せよ．

数式で表した曲面ではなく，多数の細かいポリゴンの集合として表現された曲面をポリゴン曲面という．穴の空いた構造物や凹凸の多い構造物の場合にはパラメトリック表現を用いることは難しい．生体の組織構造は，人工物と比べて極めて複雑な形状を持っているためにポリゴンで構成された形状モデルを作成する場合が多い．

[9.4] マーチングキューブ法とは何か説明せよ．

3次元空間で分布している輝度値の等濃度面をポリゴンモデルで近似的に表現する方法である．マーチングキューブ法では $2 \times 2 \times 2$ の8個のボクセルにおいて，ボクセルに与えられたある輝度値よりも大きい輝度値であるボクセル群と小さい値であるボクセル群に分けて，その間に等濃度面（境界面）があるとして，その等濃度面を抽出する．

[9.5] 弾性変形モデルの種類について説明せよ．

融合3次元画像の応用分野の1つに手術計画や訓練用シミュレーションがあり，利用者に触覚を双方向性に実時間で提示する必要がある．脳や肝臓，胃，血管などの生体組織に触れたときに，それに対応する反力を生成し，利用者側の操作用デバイスに返す形状データに弾性情報を付加したモデルのこと．

通常弾性モデルは，応力と歪み（変形）との間に線形の関係があるとして下記のように定式化されている．ただし，応力を P，歪み（変形）を E，弾性定数を C とする．

$$P_{ij} = \sum_k \sum_j C_{ijkl} E_{kl} (i,j,k,l = 1,2,3)$$

測定されたデータは，弾性定数に変換され対応するボクセルデータに1対1対応させることになるが，空間分解能を低くした場合には複数のボクセルに対応することになる．

第10章 レンダリング

学習の目的
1. レンダリングを構成する処理について理解すること．
2. 座標変換の目的と種類について理解すること．
3. 隠面消去について理解すること．
4. サーフェスレンダリングとボリュームレンダリングについて理解すること．
5. シェーディングの種類とその特徴について理解すること．

要旨

一般にレンダリング (rendering) とは描画のための処理のことであり，画像や画面の内容を指示するデータの集まり（数値や数式のパラメータ，描画ルールを記述したものなど）をコンピュータプログラムで処理して，具体的な画素の集合を得ることである．3次元グラフィックスの場合には数値データとして与えられた物体や図形に関する情報を画像表示する．視点の位置や光源の数や位置，種類，物体の形状や頂点の座標，材質を考慮して隠面消去や陰影付けなどを行う．図 10.1 のようにレンダリングは，投影（透視投影，平行投影），座標変換，ラスタ化，隠面消去，シェーディング，マッピングなどの効果付加技術で構成される．

一般的なレンダリングには実際のカメラで撮った画像と区別がつかないよ

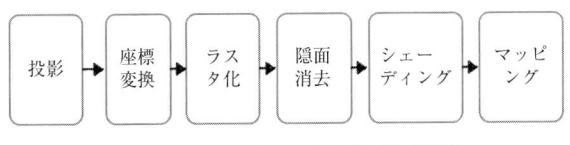

図 10.1 レンダリング処理の構成要素

うな写実的な画像を生成するフォトリアリスティック・レンダリング (photo-realistic rendering) と非写実的な画像を生成するノンフォトリアリスティック・レンダリング (non-photorealistic rendering) がある．フォトリアリスティック・レンダリングには実写データをもとに立体的なシーンを作成するイメージベースドレンダリング (image based rendering) や実写画像の中の対象物を擬似的な3次元形状モデルで表現するイメージベースドモデリング (image based modeling)，証明情報をもとにレンダリングする手法であるイメージベースドライティング (image based lighting) がある．

融合3次元画像処理の場合には，既述したようなレンダリング法ではなく多くはモダリティから得られた画像データをもとにしたボリューム可視化技術を用いる．ボリューム可視化技術には，等値線・等値面を可視化する方法（サーフェスレンダリング），ボリュームのサンプリング点の位置とスカラ値（医用画像の場合には輝度値）を用いて直接レンダリングする方法（ボリュームレンダリング），血流のような流体のベクトル可視化法の3つがある．

本章では，まず生体モデルの表示や移動などに必要な投影と座標変換について紹介し，次に立体感を出すための視線方向から見えない線や面を隠す隠線処理と隠面処理，質感を向上させるシェーディングとテクスチャマッピング，最後にサーフェスレンダリングとボリュームレンダリングについて述べる．

10.1 投影 (projection)

物体を如何にわかりやすく画面上表示するかは重要である．計算機内に作成した3次元図形をディスプレイモニタの画面などの2次元平面上に表示する処理のことを投影という [高木・下田, 2007]．

10.1.1 ディジタルカメラモデル

CGの画像情報処理で仮想のディジタルカメラの撮影を仮定したモデルをディジタルカメラモデルという．レンダリングする上では，まず被写体の形状をモデリングし，カメラの位置の方向から被写体の像の形を決定する（幾何学的モデル）．次に，周囲からの光と被写体の反射の割合から光の反射量を求める（光学的モデル）．画像をディジタル画像として記録し（ディジタル画

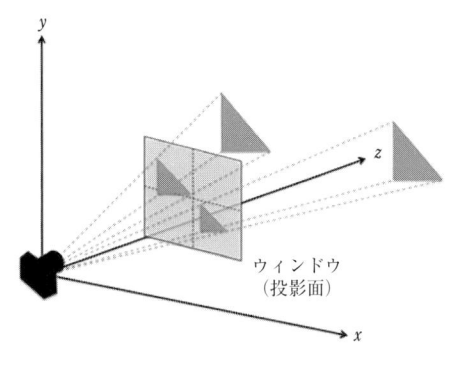

図 10.2　透視投影

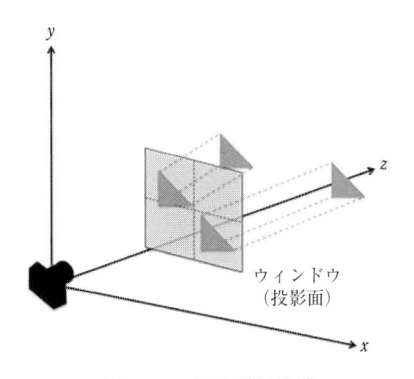

図 10.3　平行透視投影

像の性質)，最後に画像処理を行う．

10.1.2　透視投影 (perspective projection)

透視投影とは，人間が目で見たりカメラで撮影した画像のように，近くのものが大きく，遠くのものが小さく見えるようにする投影法である（図 10.2)．写実的な画像の表示に適しており，医用 3 次元画像処理でも用いられる．ただ，平行線が歪むなど，形状表示の正確性は劣る．

10.1.3　平行投影 (parallel projection)

3 次元空間内の図形が同じ大きさであれば，遠くのものも近くのものも同じ大きさとして描かれる投影法である（図 10.3)．視点を無限遠点に置いた

投影法ともいえる．遠近感が乏しいために写実的な画像の描画には適していない．しかし，平行線の歪みがない投影法なので設計などで使用される．

10.1.4 画角

視点から，ウィンドウをカバーする角度を画角と呼ぶ．画角が大きいと物体が小さく描画される（広角レンズ効果）．逆に画角が小さいと物体が大きく描画される（望遠レンズ効果）．

10.2 座標変換 (projection transformation)

形状をモデリングする場合の座標系をモデリング座標系あるいは個別座標系という．モデリングソフトが異なると，このモデリング座標も異なる場合がある．世界全体を扱う際の座標系をワールド座標系という．モデリング座標系でモデリングされたモデルをワールド座標に変換することをモデリング変換という．ワールド座標系をディジタルカメラで撮影する上では，世界すべてを撮影できるわけではないので，カメラ座標系に合わせた視野変換が必要となる．このカメラ座標系で撮影された画像をウィンドウに表示する際の変換を投影変換という．最終的にスクリール（ウィンドウ）座標変換（ビューポート変換）されて画面に描画されることになる．このようにモデルから表示までの変換をビューイング変換 (viewing transformation) といい，そのプロセスをビューイングパイプライン (viewing pipeline) という．

10.2.1 デカルト座標系

CG 上最もよく使用されるディジタル座標系はデカルト座標系である（図 10.4）．デカルト座標系の場合には図のように「右手の法則」を満たさなければならない．

デカルト座標系以外にも極座標系や円柱座標系，球座標系があるが，CG ではこのような座標系で表現していても，最終的にはデカルト座標系に変換することになるので各座標系からデカルト座標系への変換関係を理解しておくことは重要である（図 10.5）．

図 10.4　デカルト座標系

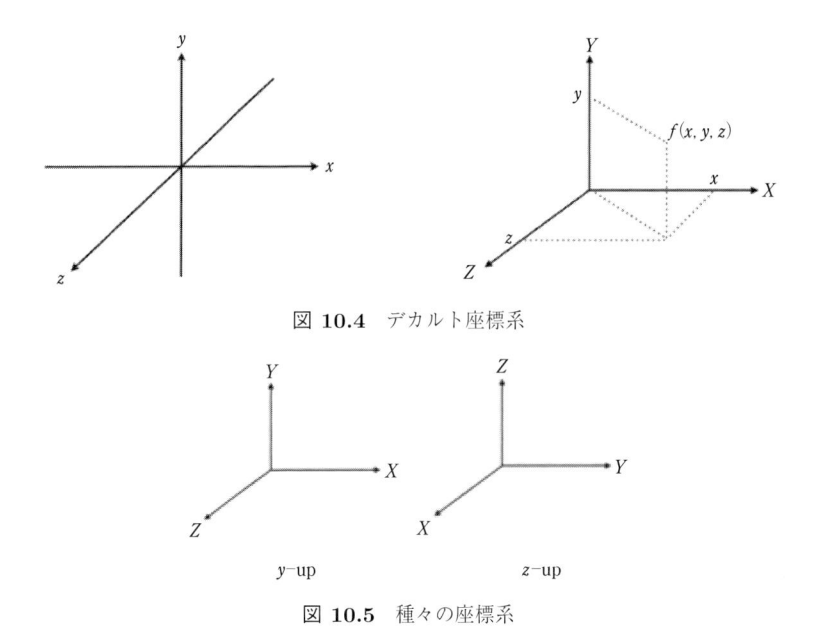

図 10.5　種々の座標系

10.2.2　チャンネル

2次元のディジタル画像をL (i, j) とすると，Lが濃淡を意味する場合，白黒の濃淡やある1色の濃淡を意味することになるから，画像L (i, j) はシングルチャンネル画像となり，モノクローム画像（通称モノクロ画像）といわれる．カラー画像の場合には，光の3原色といわれる赤色 (R)，緑色 (G)，青色 (B) の濃淡で各画素が構成されているので，カラー画像は光の3原色に相当する3枚のモノクローム画像から構成されていることになる．カラー画像のような画像を2次元マルチチャンネル画像（多重画像）という．また，可視光以外の赤外域なども含めた複数の波長域で撮影した画像を特にマルチスペクトル画像という．

チャンネルの格納形式は，チャンネルの並びの違いで CIP (Channel Interleaved by Pixel), CIL (Channel Interleaved by Line), CSQ (Channel Sequential) の3つの種類がある．計算機側にメモリ制限があり画素単位に各チャンネルの濃淡レベルを操作するような処理を行わせる場合には CIP，各チャンネル単位にアクセスするような場合には CIL，その中間の場合には

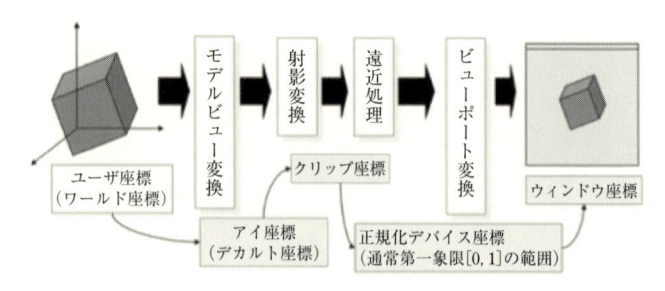

図 10.6 OpenGL によるグラフィックパイプラインの例

CSQ が有用とされている．

10.2.3 座標変換 (projection transformation)

CG の座標系では通常直交座標系が用いられている．異なるモダリティから作成される物体は，各々個別座標系を有し，そのスケールが同じでなければ正確な融合3次元画像を作成することはできない．つまり，各個別座標系をワールド座標系に変換する．さらに，3次元 CG の特徴は，物体の移動や変形のためだけでなく，視点の移動のためにも一連の座標変換が行われる．3次元画像処理用ライブラリの1つである OpenGL によるグラフィックパイプラインの例を示す（図 10.6）．ワールド座標系からアイ座標系，クリップ座標系，正規化デバイス座標系，ウィンドウ座標系に描画されるまでモデルビュー変換，射影変換，遠近処理，ビューポート変換という順に行われる．

アフィン変換

ここでは図形の平行移動，拡大，縮小，回転などの座標変換に対応した代表的な座標変換としてアフィン変換について紹介する．

変換前の座標を (x, y, z)，変換後の座標を (x', y', z') とすると下記のように表現される．

$$\begin{bmatrix} x' \\ y' \\ z' \end{bmatrix} = \begin{bmatrix} a_{11} & a_{12} & a_{13} \\ a_{21} & a_{22} & a_{23} \\ a_{31} & a_{32} & a_{33} \end{bmatrix} \begin{bmatrix} x \\ y \\ z \end{bmatrix} + \begin{bmatrix} b_z \\ b_y \\ b_z \end{bmatrix} \qquad (10.1)$$

ただし，

10.2 座標変換 (projection transformation)

$$\begin{vmatrix} a_{11} & a_{12} & a_{13} \\ a_{21} & a_{22} & a_{23} \\ a_{31} & a_{32} & a_{33} \end{vmatrix} \neq 0 \tag{10.2}$$

上記のアフィン変換の次元を1つ挙げた同次座標を用いると同次座標と変換係数行列 T の積だけで表すことができる．

$$\begin{bmatrix} x' \\ y' \\ z' \\ 1 \end{bmatrix} = T \begin{bmatrix} x \\ y \\ z \\ 1 \end{bmatrix} \tag{10.3}$$

ただし，

$$T = \begin{vmatrix} a_{11} & a_{12} & a_{13} & b_x \\ a_{21} & a_{22} & a_{23} & b_y \\ a_{31} & a_{32} & a_{33} & b_z \\ 0 & 0 & 0 & 1 \end{vmatrix} \tag{10.4}$$

これによって，異なる複数の座標系を変換して行う場合でも，それぞれの係数行列の積を前もって計算して1つの係数行列にまとめることができるので処理そのものを非常に単純に行うことができる．以下平行移動，スケーリング・反転，せん断，回転について考える．

1) 平行移動

物体を (b_x, b_y, b_z) だけ平行移動させる場合の変換係数行列は下記のようになる．

$$T = \begin{vmatrix} 1 & 0 & 0 & b_x \\ 0 & 1 & 0 & b_y \\ 0 & 0 & 1 & b_z \\ 0 & 0 & 0 & 1 \end{vmatrix} \tag{10.5}$$

2) スケーリング（拡大・縮小）と反転

物体をスケーリングしたり xy, yz, zx 平面で反転する変換係数行列は以下のようになる．ただし，a_{11}, a_{22}, a_{33} はそれぞれ x, y, z 軸方向の倍率

を示す比例定数である．任意の平面での反転は，回転のところで紹介する任意の軸回りの回転と組み合わせることで可能となる．

$$T = \begin{vmatrix} a_{11} & 0 & 0 & 0 \\ 0 & a_{22} & 0 & 0 \\ 0 & 0 & a_{33} & 0 \\ 0 & 0 & 0 & 1 \end{vmatrix} \quad (10.6)$$

3) せん断

せん断とは，x, y, z 軸のうちの 2 軸で構成させる平面への物体の射影像を変形させることなく，その平面に垂直な方向に物体の形状にずれを生じさせるような変形のことである．ここで，a_{ij} は比例定数とするとせん断の変換係数行列は以下となる．たとえば $a_{12} \neq 0$ で他の $a_{ij} \neq 0$ であれば，3 つの軸が x, y, z 軸にそれぞれ平行な直方体の場合，x 座標が y 座標に比例してずれるようなせん断が生じる．

$$T = \begin{vmatrix} 1 & a_{12} & a_{13} & 0 \\ a_{21} & 1 & a_{23} & 0 \\ a_{31} & a_{32} & 1 & 0 \\ 0 & 0 & 0 & 1 \end{vmatrix} \quad (10.7)$$

4) 回転

まず座標軸を回転軸とした場合の変換は x, y, z 軸それぞれに下記のようになる．

4.1) x 軸回りの回転

x 軸回りに θ_x だけ回転した場合の変換係数行列は下記のように表すことができる．

$$T = \begin{vmatrix} 1 & 0 & 0 & 0 \\ 0 & \cos\theta_x & -\sin\theta_x & 0 \\ 0 & \sin\theta_x & \cos\theta_x & 0 \\ 0 & 0 & 0 & 1 \end{vmatrix} \quad (10.8)$$

4.2) y 軸回りの回転

y 軸回りに θ_y だけ回転した場合の変換係数行列は下記のように表すことができる．

$$T = \begin{vmatrix} \cos\theta_y & 0 & \sin\theta_y & 0 \\ 0 & 1 & 0 & 0 \\ -\sin\theta_y & 0 & \cos\theta_y & 0 \\ 0 & 0 & 0 & 1 \end{vmatrix} \tag{10.9}$$

4.3) z 軸回りの回転

z 軸回りに θ_z だけ回転した場合の変換係数行列は下記のように表すことができる．

$$T = \begin{vmatrix} \cos\theta_z & -\sin\theta_z & 0 & 0 \\ \sin\theta_z & \cos\theta_z & 0 & 0 \\ 0 & 0 & 1 & 0 \\ 0 & 0 & 0 & 1 \end{vmatrix} \tag{10.10}$$

4.4) 任意の軸回りの回転

実際に応用される場合には，必要に応じて任意の軸の周りに物体を回転して観察することが求められる．特に，手術などの場合には術者の視線の方向に合った表示が求められ，それに応じた任意の軸での物体の回転ができる必要がある．これには上記の各軸の回転変換行列を組み合わせて実現することができる．

10.2.4 射影変換 (projection transform)

射影変換とは，描画対象の3次元図形をディスプレイなどの2次元平面に，投影するための座標変換のことである．投影変換ともいう．ここで，視点 e から3次元図形を投影面に投影することを考える．投影平面が視点と3次元図形の間の有限の距離にある場合には，視点から3次元図形上の任意の点に向かう直線（視線）と投影面との交点を求めることになるので，このような投影を透視投影または中心投影という．特別な場合として，視点が無限遠にある場合には視線は互いに平行となるため，このような投影法を平行投影という．透視投影の座標変換について説明する．

$$x_p = \frac{d_x}{z+d},\ y_p = \frac{d_y}{z+d}, z_P = 0 \tag{10.11}$$

ここで

$$w = \frac{z+d}{d}$$

$$x' = wx_p,\ y' = wy_p,\ z' = z_p$$

と定義すると x', y', z' と x, y, z の間の関係は同次座標を用いて以下のように表すことができる．

$$\begin{bmatrix} x' \\ y' \\ z' \\ 1 \end{bmatrix} = \begin{bmatrix} 1 & 0 & 0 & 0 \\ 0 & 1 & 0 & 0 \\ 0 & 0 & 0 & 0 \\ 0 & 0 & \frac{1}{d} & 1 \end{bmatrix} \begin{bmatrix} x \\ y \\ z \\ 1 \end{bmatrix} = \begin{bmatrix} x \\ y \\ 0 \\ \frac{1}{d}+1 \end{bmatrix} \quad (10.12)$$

(x', y', z') は点 P (x, y, z) と視点 $e(0, 0, -d)$ を結ぶ直線上の点を示し，$w = 1$ のときに x_p, y_p, z_p に一致することになる．また，d を無限大にすると $\frac{1}{d+1}$ は 1 となるから $x_p = 1$, $y_p = 1$, $z_p = 1$ となり，平行投影を表すことになる．また，上記の式では z 座標によって視点から図形上の各頂点への奥行きが求まり，射影変換では直線が直線，平面が平面に変換される性質があるために，頂点以外の部分の奥行きを拡張点の z 値から内挿で求めることができる．

10.2.5 ビューボリューム (view volume) とクリッピング (clipping)

画面上に描画するために 2 次元座標に変換された図形の描画範囲を示す矩形をウィンドウ (window) という．視点の裏側にあって見えない部分もあるし，図形が複雑である場合には他の図形に隠れている場合もある．クリッピング (clipping) とはこのようにウィンドウに描画されない余分な図形を取り除く操作のことをいう．特に医用 3 次元画像の場合には，複雑な形状を表す必要がある場合には大容量の描画を必要とするためにクリッピング処理はレンダリング上重要な処理となる．一般的に使用されているクリッピングアルゴリズムは，Sutherland-Hodgerman の多角形に関するものと，Cohen-Sutherland の線分に関するものがある [Sutherland IE et al., 1974]．

3 次元の場合には上記の 2 次元の場合を拡張させることになる．各境界線が平面となり，これらの平面で囲まれた立体空間をビューボリューム (view

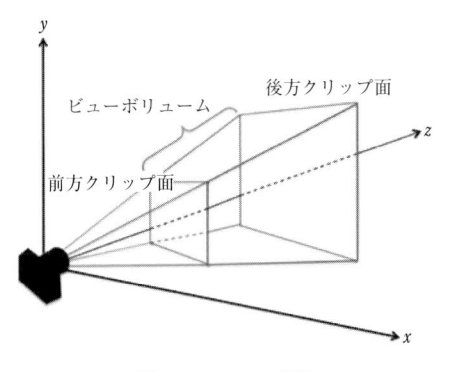

10.2 座標変換 (projection transformation)

図 10.7 xyz 空間

volume) といい，このビューボリュームに含まれていない図形部分がクリッピングの対象となる．透視投影の場合，視点に近い方のクリップ面を前方クリップ面とし，視点から遠い方のクリップ面を後方クリップ面という．つまり，ビューボリュームとは，前方と後方のクリップ面で切り取った角錐台の空間となる（図 10.7）．

ビューボリュームの投影は，1) 視点から遠いほど奥の値を大きくするため，もとの座標系（カメラ座標系）を右系から左系に変換，2) ビューボリュームを正規化ボリュームに変換，3) 正規化ビューボリュームを透視投影，の順となる．

面に対する内外判定や交点の算出以外は 2 次元の場合と同じである．

$$x = -a_x z, \ x = a_x z, \ y = -a_y z, \ y = a_y z, \ z = e_a, \ z = e_b$$

ただし a_x, a_y, e_a, e_b は定数で $a_x > 0$, $a_y > 0$, $e_i > 0$, $e_a > e_b$．各クリップ面を上記のように定義すると内側面は次のように表すことができる．

$$-a_x z \le a_x z, \ -a_y z \le a_y z, \ e_a \le e_b \tag{10.13}$$

辺 $p_i p_{i+1}$ と $x = a_z z$ で規定されるクリップ面との交点を求める場合には p_i 座標を (x_i, y_i, z_i), p_{i+1} 座標を $(x_{i+1}, y_{i+1}, z_{i+1})$ とすると以下の式となる．

$$x = a_{xz} \tag{10.14}$$

$$y = y_i + (y_{i+1} - y_i) \frac{a_x z - x_i}{x_{i+1} - x_i} \tag{10.15}$$

$$z = z_i + (z_{i+1} - z_i)\frac{a_x z - x_i}{x_{i+1} - x_i} \tag{10.16}$$

$$x_{i+1} \neq x_i \tag{10.17}$$

10.3 走査変換（スキャンコンバージョン）

10.3.1 理論

図形を画面上に表示するために図形のベクトルデータをラスタデータにすることを走査変換という．この処理は大量の演算を必要とするのでシステム全体の描画性能に大きく影響を及ぼす．線分の描画では，DDA (Digital Differential Analyzier) や Bresnham のアルゴリズム，円の描画では Michener のアルゴリズムがあるが，ここでは多角形図形のアルゴリズムについてのみ紹介する．

10.3.2 多角形図形の走査変換のアルゴリズム

任意の多角形の描画を考える．まず，① 各頂点 P_i の座標 (x_i, y_i) を整数に丸め，以後，整数に丸めた座標をあらためて (x_i, y_i) とする．また，4つの変数を1セットとして頂点の数だけ書き込める領域を2つ用意しておく．一方の領域を ET (Edge Table)，他方を AET (Active Edge Table) とよび，初期化しておく．② 次に，各頂点 $p_i(x_i, y_i)$ の前の頂点を $p_{i-1}(x_{i-1}, y_{i-1})$ とし後の頂点を $p_{i+1}(x_{i+1}, y_{i+1})$ とする場合，$y_i > y_{i-1}$ かつ $y_i > y_{i+1}$ を満たす頂点 p_i についてはラベル $L_i = 1$ とし，そうでない場合には $L_i = 0$ としておく．③ 次に，全頂点の y 座標の最小 $y_{\min}$ と最大 $y_{\max}$ を求める．④ さらに，各辺（水平な辺は除く）の両端 p_i, p_j のうち y 座標の小さい方の点の座標 $(x_{ij\min}, y_{ij\min})$，他端の y 座標 $y_{ij\max}$ およびその辺の傾き $d_{ij} = (x_j - x_i)/(y_j - y_i)$ をセットとし，$y_{ih\min}$ の小さい順，同じ $y_{ij\min}$ では $x_{ij\min}$ の小さい順，同じ $x_{ij\min}$ なら d_{ij} の小さい順にソートして ET に書き込む．⑤ 最後に y を $y_{\min}$ から $y_{\max}$ まで1ずつ増加させながら以下を繰り返す．

1) AET に $y_{ij\max} = y$ かつ $L_i = 0$ または $L_j = 0$ の辺があればそれらの辺を AET から取り除く．

2) ET に $y_{ij\min} = y$ の辺があれば，その辺の $y_{ij\min}, x_{ij\min}, y_{ij\max}, d_{ij}$ を AET に加える．

3) AET の内容を各辺の現在の x の値でソートする.
4) AET から x の小さい順にペアを取り出し，それらの座標間の画素を塗りつぶす.
5) AET の各辺の x の値に d_{ij} を加え，新しい x とする.

10.4 隠面消去 (hidden surface removal: HSR)

10.4.1 理論

物体を表示する際に，視点から見えない面や線などの部分を識別し，表示の対象から面や線を除外する処理のことを隠面処理また隠線処理という（図 10.8）．レンダリングの重要な処理の 1 つである．隠面処理では透視投影によって，視点から物体が他の物体と重なり合って見えるかどうかを投影面上の x, y 座標から判断でき，どちらの物体が視点に近い側にあるかは奥行きを示す z 値から判断することができる．これによって立体感のある画像を 2 次元平面に描画することができる．代表的な隠面消去法として Z ソート法と Z バッファ法がある [Sutherland IE et al., 1974].

面の法線

物体は多面体で近似する場合が多く，多面体の隠面処理を行う場合には多面体の表裏で可視か不可視かが決まる．この表か裏かを決めるには多面体の各面の法線の向きが利用されている．面の法線ベクトルの各成分は，面を構成する多面体の yz, zx, xy それぞれの平面への投影面積に比例するので，m 角形の場合，各頂点を $(x_1, y_1, z_1) \sim (x_m, y_m, z_m)$, 法線ベクトルを $[n_x, n_y, n_z]t$ とし，投影面の表から見て時計回りに頂点を定義（左手系）すると下記の式

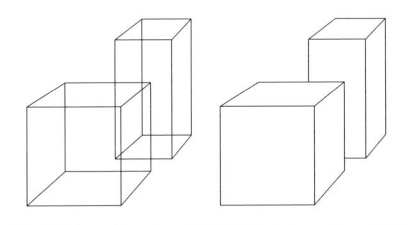

図 **10.8** 隠面消去の例．左：隠面消去なし，右：隠面消去あり．

で法線を求めることができる．

$$n_x = \sum_{i=1}^{m}(y_i - y_{i+1})(z_i + z_{i+1}) \qquad (10.18)$$

$$n_y = \sum_{i=1}^{m}(z_i - z_{i+1})(x_i + x_{i+1}) \qquad (10.19)$$

$$n_z = \sum_{i=1}^{m}(x_i - x_{i+1})(y_i + y_{i+1}) \qquad (10.20)$$

$$(x_{m+1}, y_{m+1}, z_{m+1}) = (x, y, z) \qquad (10.21)$$

10.4.2 種類

1) Z ソート法

多面体の奥行きに応じて優先順位をつけて，奥の方から表示していく方法をZソート法という．奥の方から順に表示されて視点に近いものほど後に塗りつぶされるため最終的に隠面消去された画像が表示される．塗りつぶし自体は単純な走査変換（スキャンコンバージョン）であるために高速な描画が可能である [Warnock JE, 1968]．簡略化した方法としてNewellらの方法とBSP (Binary Space Partitioning) 法がある．

2) Z バッファ (Z-buffer) 法

視点からの奥行き情報である z 値をバッファに記憶して処理する隠面処理の代表的な方法であり，具体的な処理は以下の通り．

- ステップ1：投影面の画素値を格納するフレームバッファと各画素のZ値を格納するZバッファを用意し，フレームバッファ全体を背景色，Zバッファ全体を最大値に初期化する．
- ステップ2：各多角形について以下の処理を行う．
- ステップ2.1：投影変換，スキャンコンバージョンを行う．
- ステップ2.2：もし，投影面に投影された各画素のZ値がZバッファの値よりも小さければ，その画素をフレームバッファの対応する画素に書き込み，Zバッファ値を更新する．

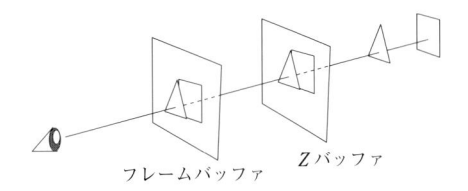

図 10.9　フレームバッファと Z バッファの関係

上記の処理を繰り返すことで，視点から近い多角形が遠くの多角形の上に上書きされ隠面消去される（図 10.9）．

10.5　シェーディング (shading)

10.5.1　理論

シェーディングとは，物体に当たる光線の種類や物体の材質によって物体表面の明るさや影などを計算して表現する処理のことである．実際には隠面消去で多面体が描画処理される際，実際の色や明るさはシェーディングによって決定される．現実世界での光学現象を正確に再現すると膨大な計算量が生じてしまうので多くの近似法が開発されてきた．ここではその中でもユタ大学で開発された Uta 近似について紹介する [Blinn JF and Newell ME, 1976]．

1) Uta 近似によるシェーディング

Uta 近似は，反射面の反射光強度 I を 3 つの成分である環境光 I_a，拡散反射光強度 I_d，鏡面反射光強度 I_s の和として計算する方法である．

$$I = I_a + I_d + I_s \tag{10.22}$$

1. 環境光 (ambient light)

物体は直接光源からくる光とは別に，他の物体の間で何度か反射したような光（間接光）も受けている．このような間接光を環境光という．環境光の強度は，間接光に対する反射率を k_a，一定値の環境光強度を I_c とすると

$$I_a = k_a I_c \tag{10.23}$$

となる．

2. 拡散反射光

次に拡散反射光とは，光が物体の表面に入射した際，反射する光が等方向に広がる反射 (diffuse reflection) のことである．Lambert によって定式化され，現実世界での太陽のようにほぼ無限遠にある光源の場合には光は平行光線とみなすことができる (Lambert's cosine law)．その際の拡散反射光強度 I_d は，拡散反射光に対する反射率を k_d とし入射光強度を I_t，光源の方向と表面の法線がなす角度を θ とすると以下となる．

$$I_d = k_d I_i \cos\theta \tag{10.24}$$

次に有限の距離にある光度の点源の場合には，その光の強さは距離の2乗に反比例して減弱するので式は下記となる．

$$I_d = k_d \left(\frac{I_l}{r^2}\right)\cos\theta \tag{10.25}$$

3. 鏡面反射光

鏡面反射光であるが，拡散反射が等方向に光を反射するのに対して，入射方向に依存して，その反対側へ広がるような反射 (specular reflection) のことである．一般には，鏡面反射は入射角と反射角が等しい方向に最も強く光を反射する．一般に用いられている Phong のモデル (Phong model) について紹介する．$W(\theta)$ を鏡面反射率（通常は一定値 k_s とする），θ を入射角，α を視点と表面を結ぶベクトルと正反射方向のベクトルとの角度，n をハイライトの大きさを調整する定数，I_e を入射光強度とすると下記の式となる．

$$I_s = I_l \cdot W(\theta) \cos^n \alpha \tag{10.26}$$

反射方向のベクトルは以下のようになる．

$$r = n\cos\theta + s = n\cos\theta + (n\cos\theta - l) = 2n(n \cdot l) - l,$$
$$(|n| = 1,\ |l| = 1) \tag{10.27}$$

ただし，n を物体表面の法線ベクトル，l を入射方向の入射光ベクトル，r を反射光ベクトルとし，n, l は正規化されているものとする．

2) 屈折反射

屈折率 n_1 の媒体から屈折率 n_2 の媒体に光が入射したときの屈折光のベクトル **p** を求める．屈折現象は Snell の法則に支配され，入射光の法線に対する角度を θ，屈折光は

$$n_1 \sin \theta_1 = n_2 \sin \theta_2 \tag{10.28}$$

$$\mathbf{p} = k_f(n+l) - n \tag{10.29}$$

$$\sin \theta_1 = \frac{|n+l|}{|l|} \tag{10.30}$$

$$\sin \theta_2 = \frac{k_f(n+l)}{|p|} \tag{10.31}$$

$$n_{21} = n_2/n_1 \text{ とすると,} \tag{10.32}$$

$$n_{21} = \frac{|k_f(n+l) - n|}{k_f|l|} = \frac{\sqrt{k_f^2|n+l|^2 + |n|^2}}{k_f|n|} \tag{10.33}$$

$|n| = 1$ なので

$$k_f = \frac{1}{\sqrt{n_{21}^2|l|^2 - |n+l|^2}} \tag{10.34}$$

よって屈折光のベクトルは

$$\mathbf{p} = \frac{(n+l)}{\sqrt{n_{21}^2|l|^2 - |n+l|^2}} - n \tag{10.35}$$

透明な物体の反射率 k_r は Fresnel の式で表される [高木・下田, 2007]．

10.5.2 シェーディングの種類

シェーディングの種類には，大きく照明モデルとスムースシェーディング (smooth shading) がある．医用画像からセグメンテーションされた生体形状モデルは凹凸の多いモデルが多く，特にポリゴン数を減少させた場合に顕著になるためにスムースシェーディングは有用となる．

1) 照明モデル

照明モデルには，拡散反射だけでシェーディングを行う Lambert シェーディング，拡散反射と鏡面反射（ハイライト）を考慮した Phong シェーディン

グ (Phong shading)，面を微小な面の集まりと仮定して計算する Binn シェーディングがある．

2) スムースシェーディング (smooth shading)

それぞれの法線から明るさを求める場合にはどの照明モデルを用いてもいいので，ポリゴンの各頂点の色から補間（線形補間）によって明るさを求める方法を Gourand シェーディング (Gouraud shading) という．また，前述したようにポリゴンの各頂点の色ではなく法線を線形補間して明るさを求める方法を Phong シェーディングという．融合 3 次元画像処理のサーフェスレンダリングを用いた場合には頂点の集合に対してのみ作用し，位置，色，テクスチャマッピング座標といった頂点の属性だけを参照したり変更可能な vertex shader (VS)（頂点シェーダ）を用いると平滑化表現が向上する場合が多い（図 10.10）．

図 10.10 はシェーディングの違いによる大脳表面のサーフェスレンダリングでの描画の違いである．triangle shading（左図）よりも vertex shading（右図）がやや滑らかな大脳表面として描出されているのがわかる．拡大するとさらに顕著となる．ポリゴン数の少ないモデルの表面を滑らかに描出したい場合に有用となる．

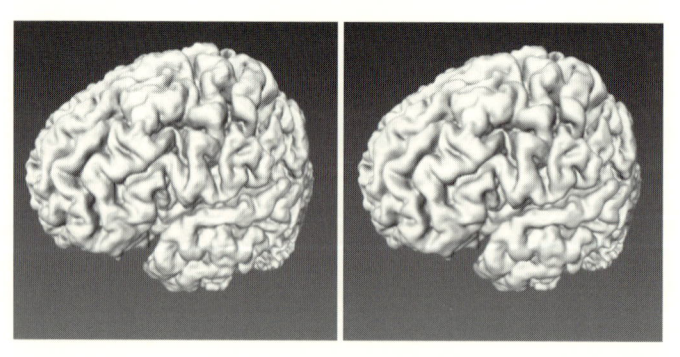

図 10.10 シェーディングの違い．triangle shading（左），vertex shading（右）．

10.6 テクスチャマッピング (texture mapping)

写真や模様などをテクスチャという．2次元のテクスチャを3次元図形に貼り付ける処理をテクスチャマッピングという．テクスチャマッピングは，通常，貼り付けるテクスチャの2次元座標と3次元図形上の曲面の座標を対応づける座標変換によって実現されている．対応付けの方法には，投影変換や極座標変換，マッピング関数を用いた変換がある．医用3D画像処理では，手術シミュレーションの現実感を向上させるために，手術シミュレーションを構成する空間（仮想術野）そのものや血管や脳などの臓器形状の表面に実際の写真を貼り付ける場合に使用される．

2次元画像データであるテクスチャデータの座標を (u, v) とし，3次元CG上の曲面の座標を (x, y, z) とすると下記のようなマッピング関数ができれば，曲面の任意の点にテクスチャを貼り付けることが可能となる．

$$u = f(x, y, z), \quad v = g(x, y, z) \tag{10.36}$$

1. 貼り付ける2次元画像の各座標について，その画素に投影される3次元物体の物体座標系での座標値 (x, y, z) を計算する．
2. 座標値 (x, y, z) から上式を用いて2次元画像データの座標値 (u, v) を算出する．
3. 座標値 (u, v) における2次元データの値を用いて，当該画素値を算出する．

テクスチャマッピング以外にもバンプマッピングやディスプレースメントマッピングの様な凹凸を表現するマッピング技術や影を貼り付けるシャドウマッピング，水面や鏡に反射した映像をあらかじめCG画像として作成して貼り付けるリフレクションマッピング，透明体の奥から透視してみえるようにCG画像をあらかじめ計算して作成して貼り付けるリフレクションマッピング，3次元テクスチャを用いるソリッドテクスチャ (solid texture) 技術もある．

10.7 サーフェスレンダリング (surface rendering)

血管や臓器の表面などを多面体（ポリゴン）やベジェ曲面などの組み合わせで近似したサーフェスモデルを作成し，これにシェーディングして，陰影をつける表示法のことである．

視点から見た各物体の前後関係を判定し，物体の見える部分（可視部）を求め，物体の可視部の表面形状を投影面に投影する．物体表面の可視部の輝度値（色や明るさ）を求めて，投影面上の対応する画素にその色を割り当てたり，テクスチャマッピングで実写真をモデルに貼り付けて現実感の高い表示も行われる．代表的な方法には，既述した Z バッファ法や光線追跡法（ray tracing 法）などがある．光線追跡法は，現実的な画像を写真のように表示するフォトリアリスティックレンダリングを可能としたが実時間処理が中心の医学分野で利用されることは少ない．

サーフェスレンダリングの場合には，ポリゴン数が少なく辺の両側で法線ベクトルが急激に変化する場合には，明るさも急激に変化するために，描画された画像上で隣接する面と面の間の辺が目立つことがある．

10.8 ボリュームレンダリング (volume rendering)

ボリュームデータをもとに，たとえば骨格を表示するとき，従来の CG の技法では，まず骨の表面の形状を決定してから，現実世界における光線の軌跡をシミュレートすることでシーン画像を計算するレンダリングテクニックである光線追跡法などを適用する必要があった．しかし，場所によっては骨は極めて複雑な形をしており，また骨とそれに隣接する組織で，X 線の吸収率が滑らかに変化することもあり，骨，筋肉，内臓などを明確に分離することは困難である．このようなとき，骨の表面の形などを決定することなく，ボリュームデータから直接に組織を描画する方法をボリュームレンダリングという（図 10.11）．

この格子の中に入射する輝度値を I_{in}，格子空間内の輝度値を $I(x)$，不透明度を $\alpha(x)$，格子を通過後の輝度値 I_{out} とすると，

10.8 ボリュームレンダリング (volume rendering)

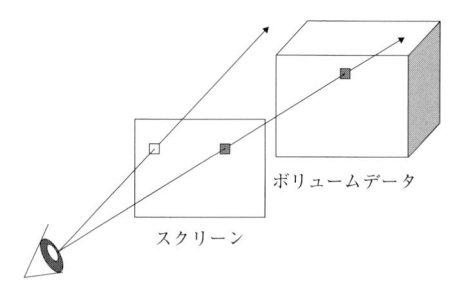

図 **10.11** ボリュームレンダリングの原理

$$I_\text{out} = I_\text{in}(1-\alpha(x)) + I(x)\alpha(x) \tag{10.37}$$

ランバーおよび Phong シェーディングモデルから

$$I_r(t) = \rho(t)(I(t) \cdot (k_d \cdot \cos\theta + k_s \cdot \cos\alpha) + I_\alpha \cdot k_d) \tag{10.38}$$

となる [千葉・土井, 2004].

X 線 CT (Computed Tomography) 断層像は，断層面上の各点での X 線吸収量を表している．断層面を少しずつ移動させて得られた断層像を積み上げることにより，人体を上下，左右，前後にそれぞれ一定間隔で分割してできる各ボクセルに対する X 線吸収量を 3 次元配列に格納したようなデータが得られる．このようなデータをボリュームデータと呼び，測定方法によっては，ある空間（ボリューム）内に分布する特定の物質の濃度や密度などを表すことができる．現在では MDCT が登場し，アイソトロピックボクセルの高精度の画像データを得ることも可能となっている．

処理手順は，ボリュームデータの前処理，色テーブルと不透明度テーブルの設定，ボクセル値に対する輝度値と不透明度の決定，サンプリング（レイ・キャスティング），画像生成（各画素の決定）となる．仮想的な視点から表面対象に向けて直線（ray，視線）を発生させ，濃淡レベルの情報をその直線上に存在する画像上の 1 点に投影する方法をレイ・キャスティング (ray-casting) と呼ぶ．

図 10.12 は頭蓋底部分の冠状断面のボリュームレンダリング画像である．骨の輝度値を白色，血管の輝度値を薄赤色とした場合の描画像である．頭蓋底の骨の内腔の形状と両側の椎骨動脈から脳底動脈へ流入する形状がよくわ

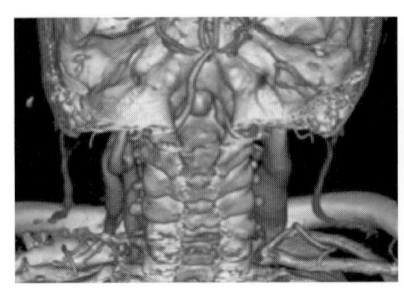

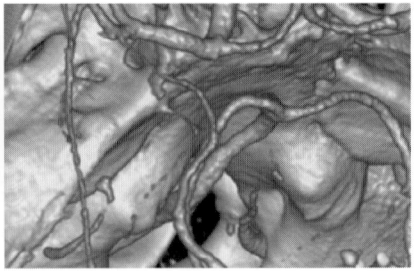

図 10.12　ボリュームレンダリングの例

かる．脳底動脈から左右の上小脳動脈への分枝部 (basilar top) の部位が描画されている．他の血管との位置関係も把握できるが，脳幹部や静脈との関係に関する情報が不足しているために，これだけでは手術計画を立てる情報としては十分とはいえない．

演習問題

[10.1] レンダリングを構成する処理技術とは何か説明せよ．
[10.2] ディジタルカメラモデルとは何か説明せよ．
[10.3] 座標変換の種類について説明せよ．
[10.4] サーフェスレンダリングとは何か説明せよ．
[10.5] ボリュームレンダリングとは何か説明せよ．

参考文献

[Blinn JF and Newell ME, 1976] Blinn, James F. and Martin E. Newell. "Texture and reflection in computer generated images." Communications of the ACM 19.10 (1976): 542–547.

[Blinn JF, 1977] Blinn, James F. "Models of light reflection for computer synthesized pictures." ACM SIGGRAPH Computer Graphics 11.2(1977): 192–198.

[CatmuU Ed, 1975] CatmuU, Ed. "Computer display of curved surfaces." Proc. IEEE Conference on Computer Graphics, Pattern Recognition and Data Structure. 1975.

[Lehmann TM et al., 1999] Lehmann, Thomas Martin, Claudia Gonner, and Klaus Spitzer. "Survey: Interpolation methods in medical image processing." Medical Imaging, IEEE Transactions on 18.11 (1999): 1049–1075.

[Lohmann G, 1998] Lohmann, Gabriele. Volumetric image analysis. Wiley, 1998.

[Morton GM, 1996] Morton, Guy M. "A computer oriented geodetic data base and a new technique in file sequencing." International Business Machines Company, 1966.

[Phong BT, 1975] Phong, Bui Tuong. "Illumination for computer generated pictures." Communications of the ACM 18.6 (1975): 311–317.

[Shaffer CA et al., 1987] Shaffer, Clifford A. and Hanan Samet. "Optimal quadtree construction algorithms." Computer Vision, Graphics, and Image Processing 37.3 (1987): 402–419.

[Shu, R. et al., 1994] Shu, Renben, and Mohan S. Kankanhalli. "Efficient linear octree generation from voxels." Image and vision computing 12.5(1994): 297–303.

[Sutherland IE et al., 1974] Sutherland, Ivan E., Robert F. Sproull, and Robert A. Schumacker. "A characterization of ten hidden-surface algorithms." ACM Computing Surveys (CSUR) 6.1 (1974): 1–55.

[Warnock JE, 1968] Warnock, John E. "A hidden line algorithm for halftone picture representation." No.TR-4-5. UTAH UNIV SALT LAKE CITY SCHOOL OF COMPUTING, 1968.

[高木・下田, 2007] 高木幹雄・下田陽久 (監修). 新編 画像解析ハンドブック. 東京大学出版会, 2007.

[村上・鳥脇, 2010] 村上伸一著, 鳥脇純一郎 (監修). 3次元画像処理入門. 東京電機大学出版局, 2010.

[伊藤, 2006] 伊藤貴之. CGとビジュアルコンピューティング入門. サイエンス社, 2006.

[千葉・土井, 2004] 千葉則茂, 土井章男. 3次元CGの基礎と応用. サイエンス社, 2004.

演習問題解答例

[10.1] レンダリングを構成する処理技術とは何か説明せよ．

　　　レンダリング (rendering) とは描画のための処理のことである．3 次元 CG の場合には数値データとして与えられた物体や図形に関する情報を画像表示することであり，視点の位置や光源の数や位置，種類，物体の形状や頂点の座標，材質を考慮して隠面消去や陰影付けなどを行って画像を表示する処理．投影（透視投影，平行投影），座標変換，ラスタ化，隠面消去，シェーディング，マッピングなどの効果付加技術で構成されている．

[10.2] ディジタルカメラモデルとは何か説明せよ．

　　　CG の画像情報処理は，仮想のディジタルカメラの撮影を仮定したモデルのこと．レンダリングする上では，まず被写体の形状データをモデリングし，次にカメラの位置を方向から被写体の像の形を決定する（幾何学的モデル）．次に，周囲からの光と被写体の反射の割合から光の反射量を求める（光学的モデル）．画像をディジタル画像として記録し（ディジタル画像の性質），最後に画像処理を行うことになる．

[10.3] 座標変換の種類について説明せよ．

　　　CG の座標系では通常直交座標系が用いられている．3 次元空間全体に共通して設定される座標をワールド座標系（ユーザ座標），その中に存在する個々の物体に固定して設定される座標系を個別座標系という．異なるモダリティから作成される物体は，各々個別座標系を有し，そのスケールが同じでなければ正確な融合 3 次元画像を作成することはできない．つまり，各個別座標系をワールド座標系に変換する．さらに，3 次元 CG の特徴は，物体の移動や変形のためだけでなく，視点の移動のためにも一連の座標変換が行われる．ワールド座標系からアイ座標系，クリップ座標系，正規化デバイス座標系，ウィンドウ座標系に描画されるまでモデルビュー変換，射影変換，遠近処理，ビューポート変換が順に行われる．

[10.4] サーフェスレンダリングとは何か説明せよ．

　　　血管や臓器の表面などを多面体（ポリゴン）やベジェ曲面などの組み合わせで近似したサーフェスモデルを作成し，これにシェーディングして，陰影をつける表示法のことである．視点から見た各物体の前後関係を判定し，物体の見える部分（可視部）を求め，物体の可視部の表面形状を投影面に投影する．物体表面の可視部の輝度値（色や明るさ）を求めて，投影面上の対応する画素にその色を割り当てたり，テクスチャマッピングで実写真をモデルに貼り付けて現実感の高い表示が行われることもある．代表的な方法には，既述した Z-buffer 法や光線追跡法（ray tracing 法）などがある．光線追跡法は，現実的な画像を

写真のように表示するフォトリアリスティックレンダリングを可能としたが実時間処理が中心の医学分野で利用されることは少ない．

[10.5] ボリュームレンダリングとは何か説明せよ．

　ボリュームデータから直接に組織を描画する方法をボリュームレンダリング (volume rendering) という．仮想的な視点から表面対象に向けて直線（ray：視線）を発生させ，その直線上の濃淡レベルの情報を画像上の1点に投影する方法をレイ・キャスティング (ray-casting) と呼ぶ．ボリュームレンダリング処理は，ボリュームデータの前処理，色テーブルと不透明度テーブルの設定，ボクセル値に対する輝度値と不透明度の決定，サンプリング（レイ・キャスティング），画像生成（各画素の決定）から構成されている．

第11章

融合3次元生体モデルのレタッチ

学習の目的
1. 融合3次元画像処理におけるレタッチの目的について理解すること．
2. ポリゴン削減の目的と方法について説明できること．
3. スムージング処理技術について理解すること．
4. テクスチャマッピングとは何か理解すること．
5. 流体の可視化手法について説明できること．

要旨
　一般に，画像のレタッチとは画像データ，特に写真を取り込んだデータを加工・修整する編集作業のことである．融合3次元画像処理の場合には，作成され表示された3Dモデルを目的に合った表現になるように加工・修整していく処理のこととなる．レタッチはアニメーション作成やICG表示の最終段階である．特に重要なことは，1) 異なる医用画像データの座標系が同じになっているかどうか，2) 目的に応じたレンダリング法の選択（セグメンテーションが難しい組織の場合にはボリュームレンダリングを併用），3) 生体形状をできるだけ保ったままでのポリゴン削減，4) 形状自体の平滑化（スムージング），5) 臓器ごとの配色あるいはテクスチャマッピング，6) 各種シェーディングの利用によるリアリティの向上，7) 臓器や血管などの透過度の調整による立体表現の強調，8) 流体や神経束や機能画像データとの融合処理，である．本章では，一連の融合3次元画像処理法を用いて作成した生体可視化モデルのレタッチ法について述べる．

11.1 異なる画像データのレジストレーション

MRA 画像と FIESTA 画像データを相互情報量法でレジストレーションする場合を考える．両者は同一被験者の画像であるとする．まず，撮像範囲が同じかどうかを確認する．TOF と FIESTA 画像データの解像度は同じであるが，拡大率や脳槽の輝度値がまったく異なることがある．同じ撮像範囲で，拡大率も同じで，輝度値が同じ場合には両者のボクセル数を同じにすると相互情報量法などではほぼ自動的にレジストレーションできることが多いが，実際の臨床で用いられている医用画像の場合にはそう簡単にレジストレーションできるわけではない．そのため，複数の画像データのレジストレーションを行う場合には，CT, MRI, MRA, PET, MEG, Tractography を作成する拡散強調画像データなどからどの画像データの性質に応じた画像データの組み合わせとその順番が重要になる．

一部の生体構造の輝度値が逆転している場合には，レジストレーションが困難なことも少なくない．図 11.1 は，2 つの画像の撮像範囲（バウンダリーボックス）はほぼ合っているが，脳槽の輝度値が逆であることなどの影響で完全にはレジストレーションができていない．このような場合には両者の画像で抽出しやすい血管や副鼻腔などの形状をセグメンテーションした後，レジストレーションを行うような方法もある．相互情報量を用いるよりもセグメ

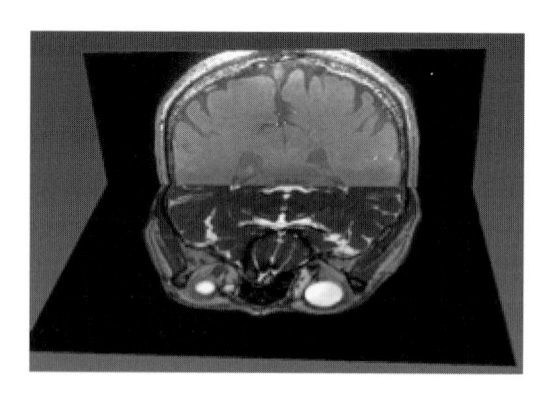

図 11.1 相互情報量法を用いた 2 次元画像のレジストレーション

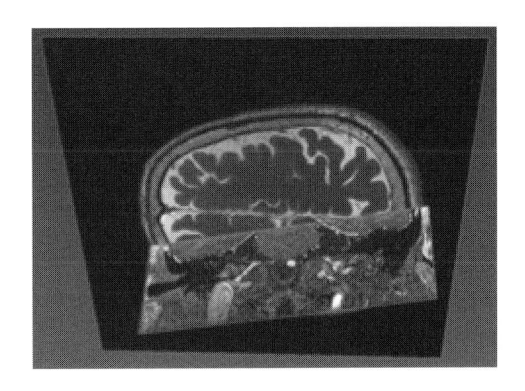

図 11.2 レジストレーションがうまくいかない場合

ンテーションした形状の差を最小化する方法が有用な場合もあるので，融合された両者の画像を比較してスケールや構造物（脳室や脳溝の形状など）を比較しながら適切なレジストレーション法を選択する．

図 11.2 は，2 つの画像データの撮影範囲が大きく異なり，水成分を多く含む脳室や脳槽の領域の輝度の逆転などのために相互情報量法を用いてもレジストレーションが失敗している場合である．既述したようにレジストレーションを成功させるためには，2 つの画像データがもつ特徴の類似度が高くなる必要がある．相互情報量法の場合には，2 つの画像データの平均情報量が最大となる場合の変換パラメータを決定して実行する．このため，抽出対象が含まれる領域を全体のデータからレジストレーションする前にクリッピングして，類似度の低い領域をできるだけ含めないことが肝要である．

トラクトグラフィーモデルとの融合では，トラクトグラフィーモデルのもとになる拡散強調画像データと MRA や FIESTA 画像データとのレジストレーション時の座標系のパラメータをもとに融合させることができる．ただ，PET-CT や PET-MRI 装置の登場により，このような複数の画像データのレジストレーションも容易となり，精度も高くなる．

11.2　レンダリング法の選択

融合 3 次元画像処理では，必要とする生体組織を描出したり変形させたり，

計測することを主とするためにサーフェスレンダリングを用いているが，ボリュームレンダリングと併用する場合もある．現状では3次元医用画像表示ソフトウェアの多くはボリュームレンダリング法による表示法が用いられている．これは DICOM データをモダリティから直接読み込み輝度値マップに従って臓器や血管，筋肉，神経などの生体組織を直感的に表示できる利点があるためである．

しかし，注目したい病巣の周囲のノイズが生じて描画が困難であったり，PET や DTI 画像など他のモダリティから生じた画像との融合表示が必要である場合には困難となる．特に手術計画のような場合には，手術に必要な臓器や血管，神経の走行，腫瘍の広がりなどに注目して位置関係を把握することが重要であり，直視下手術などで非常に細かい生体組織を表示しすぎると全体の立体的構造を直感的に把握しにくくなる場合も少なくない．このような場合にはサーフェスレンダリング法，あるいはボリュームレンダリング法と合わせた表示が有用である．

11.3 ポリゴン削減

融合3次元生体モデルの場合には，MRI や CT などの医用画像データからセグメンテーションして臓器や血管などの対象物を抽出するため莫大なポリゴン量（ハイポリ）になる．特に計算機の描画性能に依存するが実時間表示を行う場合には，生体モデルを形成しているポリゴン数を可能な限り削減してローポリ化する．現在では，ゲーム用の高速のGPU が安価になったり，すでに PC に実装されている場合が少なくないので医用画像専用のワークステーションを利用する機会は少なくなった．大脳全体は CT や MRI 特に FIESTAで作成する場合が多い．図 11.3 は 94 万ポリゴン（左上），40 万ポリゴン（右上），10 万ポリゴン（左下），5 万ポリゴン（右下）で構成された脳の形状モデルを上方から見た図である．

脳全体をサーフェスレンダリングして表示する場合にはこの場合5万ポリゴン程度はないとポリゴンが粗くなり脳回や脳溝の表示がシェーディングを工夫しても粗くリアリティの乏しいものとなってしまう．

次に脳血管である．図 11.4 は，56 万ポリゴン（左上），30 万ポリゴン（右

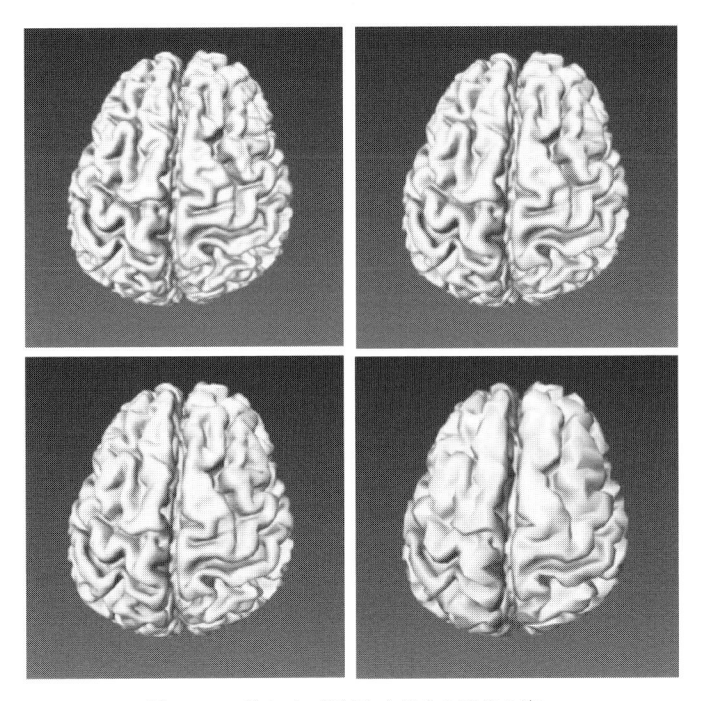

図 11.3 ポリゴン削減した場合の形状の違い

上)，5万ポリゴン（左下），1万ポリゴン（右下）の脳動脈の形状モデルである．

5万ポリゴンになると末梢の動脈が切れたように描画されるようになり，1万ポリゴンではメッシュ構造が明らかになってしまっている．描画対象にもよるがサーフェスレンダリングの場合には，メッシュ構造を作成者が視覚的に知覚し違和感が生じる直前のポリゴン数が最適な形状モデルといえる．しかし，これは色調やポリゴン削減のアルゴリズムシューティング法によっても大きく異なるので計算機の性能上可能な限り精密な形状モデルを作成し，描出したい血管や脳回などの生体組織の位置などに応じてポリゴン数を適宜削減することが重要である．特に手術のような場合には，すべての生体組織をモデル化する必要はないので事前に手術に必要な領域をクリッピングした後，形状モデルを作成し，必要に応じてボリュームレンダリングとの併用表示を行い目的にあった最適な生体モデルを構成する．

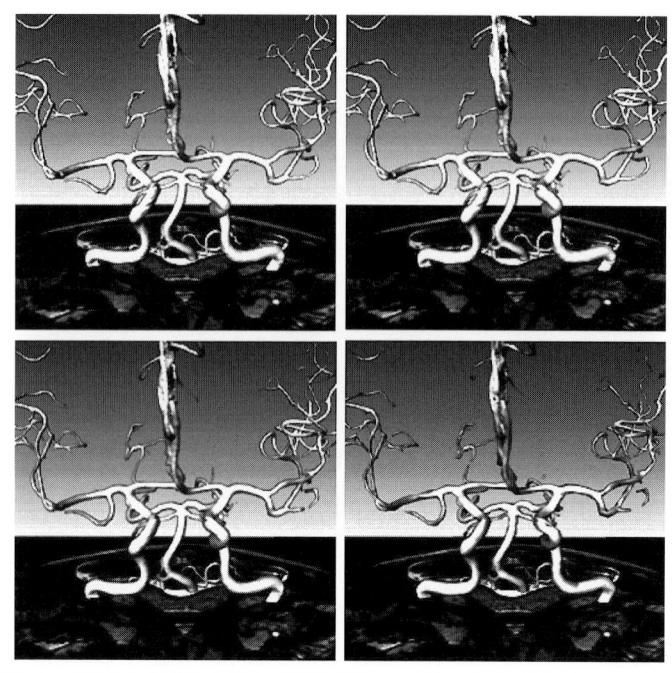

図 11.4 ポリゴン削減した場合の形状の違い．左上：56 万ポリゴン．右上：30 万ポリゴン．左下：5 万ポリゴン．右下：1 万ポリゴン．

医用画像データの場合，膨大なデータ量からデータ量を削減し目的にあった形状を得ることが最も重要となる．ポリゴン数を削減して目的にあった形状を作成する方法には，今まで Coplanar facets merging, controlled vertex/edge/face decimation, Re-tiling, energy function optimization, vertex clustering, wavelet-based approaches, simplification via intermediate hierarchical representation などが 1990 年代まで提案されていた [Cignoni P et al., 2009]．さらに，LOD (level of detail)，エネルギー最小化法，非三角形領域の再配分法など多くの研究があったが，これらの方法は，計算コストが高かったり，目的にあった形状特徴が失われやすかったりするという欠点があった．高速で目的にあった対象物の形状の特徴を残す簡単化手法の研究開発が必要とされる．近年では，GPU を用いた実時間でのデータからの表面形状推定も可能となり [Griffin W et al., 2012]，目的に応じたポリゴン削減がハードウェアでも可能となった．

11.4 スムージング

　医用画像からモデリングした 3 次元生体モデルは，多くの場合既述のように膨大なデータ量になるために実時間描画を行うためにはポリゴン削減を行う．モデルのポリゴン数が少なくなれば，当然計算機の性能にもよるが描画速度は向上する．しかし，その一方で血管や脳表のメッシュ形状が肉眼でも認識できるようになりリアリティは減少してしまう．実時間での描画速度を 20 フレーム/秒で保ちつつリアリティを確保するためには，モデルの形状を生体組織の特徴に合わせて滑らかに表現する必要がある．この滑らかな形状が生体組織モデルの大きな特徴であり，モデリング上の大きな課題となっている．

　融合 3 次元画像処理でのスムージング処理には 2 つの場合がある．1 つめは，医用画像データから目的とする血管や臓器等の生体組織を抽出する際に，ラベル付けした画像領域の境界領域の輪郭の凹凸を平滑化する．2 つめは，領域分割してラベル付けされた画像データからポリゴンモデルを作成する際に重み付けや制約条件を付けてポリゴンで構築された形状自体を平滑化する．

　このように精細な 3 次元形状をモデリングする上では，適切な平滑化処理法の選択とその実施タイミングを血管や臓器などの生体組織に合わせて行うことが重要である．セグメンテーションと平滑化処理の自動化は，目的とする対象組織の 3 次元形状のモデリングの自動化につながるが，現状では専門家が何度も処理後の結果を確認しながら対話的に処理する場合が多い．

　平滑化処理アルゴリズムには，大きく OpenGL-Based Mesh Smoothing, Visual Feedback, 感度分析 (Sensitivity Analysis) の 3 つがある [Mönch T et al., 2013].

　1) OpenGL-Based Mesh Smoothing とは，双方向的にスムージングフィルタを用いてスムージングを行い，その結果を実時間で描画しながらスムージング処理していく方法である．スムージングアルゴリズムは下式が提案されている．標準的な Laplace 変換（Low pass フィルタ）を用いるが，この方法の大きな特徴はポリゴン頂点移動処理について重み付けが行われていることにある．

$$\frac{\partial x}{\partial t} \cdot \alpha \cdot \Delta x = 0 \qquad (11.1)$$

$$\frac{\partial x}{\partial t} + w_i H(x_i) n_i = 0 \qquad (11.2)$$

2) Visual Feedback とは，双方向性処理に加えて Real-time mesh smoothing による実時間で成果物の可視化を行いながら処理していく方法である．まず，局所で生じたノイズやホールなどのエラーを近似する．次に，その平均値を用いた曲線を生成する．最後に作成した曲線の容量計算を行いモデリングする方法である．

3) Sensitivity Analysis 法とは，まずセグメンテーションした対象物の Model Quality Graphs をモデリングし，その Graphs のパラメータの感度分析を行いながら，最適なサーフェスモデルを作成する方法である．

11.5 配色（カラーリング）

融合 3 次元画像処理において配色は人が立体的生体組織の構造を理解する上では極めて重要な要素である．各臓器や血管（動脈，静脈），骨，皮膚（手術時の切開位置の決定等に必要）などの配色を決めていく．色彩は透過度により設定された配色の感じが微妙に異なるため後の透過度の設定上も重要である．脳と血管を表現する場合には，脳を薄い黄色，血管（動脈）を紅色，静脈をやや濃いめの青色，骨を薄い灰白色，皮膚を薄い橙色に設定すると比較的自然な表示ができる．

多くの 3 次医用画像の描出では，できるだけ現実世界の生体組織に近い配色や形状が求められ実際の生体組織の写真を形状モデルに貼り付けて現実感を増す試みが行われてきた．しかし，人間の知覚器が外界の様々な刺激をフィルタリングして脳内に伝達し，その刺激の中から必要な情報を取り出し意思決定に用いていることを考えると，提示される情報は複雑なものよりも意思決定に必要な最小限の抽象化されたもの（情報アブストラクション）である方が望ましいともいえる．そのため，融合 3 次元画像でも図 11.5 のように臓器そのものが呈する色彩よりも，より人間に立体的位置関係が直感的に把握しやすいような配色を用いる．

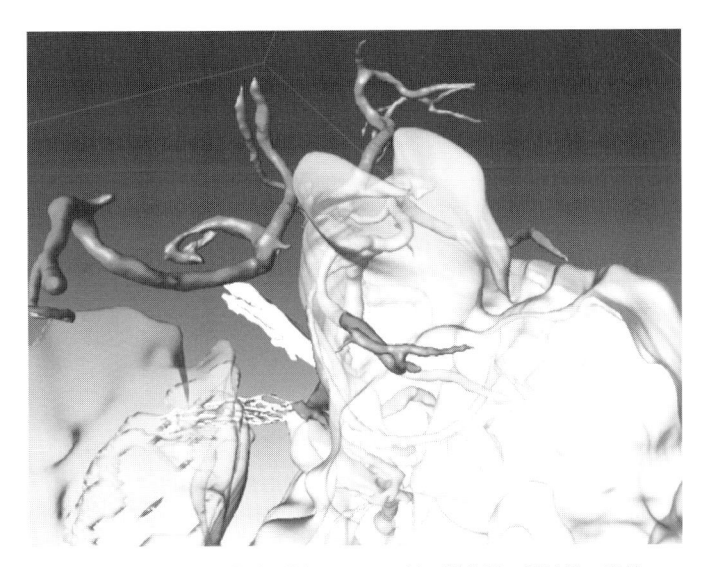

図 11.5 生体組織（脳幹）モデルの例：脳動脈，脳神経，脳幹

11.6 シェーディング法の選択

サーフェスレンダリングの場合には，シェーディングの選択によりリアリティが格段に向上する．前述したが特に血管などの細い構造物はポリゴン数が少ない場合には凹凸が目立ちやすいので vertex shader などを用いる．

11.7 ライティング

ライティングも CG 画像やアニメーションを作成する上では重要である．通常は 3 灯照明が基本的なライティングセットである．キーライト（主光源，メインライト），フィルライト（補助光源，押さえ，レフ），バックライト（逆光源，タッチライト）の 3 つのライトが 1 セットとなっている．キーライトは被写体を照らすメインのライトで被写体を思った通りの明るさに見せることができる．フィルライトは，カメラ方向から被写体全体に光を当てキーライトによって被写体にできた暗すぎる影を弱める．バックライトはキーライトによって被写体にできた影を背景に溶け込ませないように，被写体の背後

から強い光を当て輪郭を浮き上がらせる．このようなライティングに関する研究は医用 CG ではまだ少なく目的に応じたライティングの方法については照明の数や方向など目的に応じて適宜設定する必要がある．

11.8 テクスチャマッピング

テクスチャマッピングとは，3次元形状モデルの表面に質感を与えるためのマッピング手法の1つである．テクスチャには実画像データなどが用いられる．特にシーンの背景のように構造が単純なポリゴンに実画像をテクスチャマッピングするとシーンとして非常に現実感の高いものが得られる．また，肝臓や脳など比較的表面が単調な場合には実画写真をマッピングすることが行われる．通常はテクスチャとなる2次元画像を3次元形状にマッピングするが，テクスチャを2次元データとしてでなく，3次元的な関数として貼り付けるソリッドテクスチャリングも用いる．

11.9 透過度の設定

透過度の設定は，生体組織のリアリティを向上させる上で極めて重要な要件である．図 11.6 は透過度アルファー 0 の場合，右図は 0.4 の場合である．左図よりも右図の方が実際の脳動脈のような表現になっている．生体形状モデルを融合させて描画する場合にも各臓器ごとに透過度を変更させることは必須である．特に臓器の裏側に隠れている血管や神経を確認するために上層の臓器の透過度を高めて裏側の生体組織の位置を確認できるようにする．

11.10 3次元生体モデルの融合表示

複数の臓器の立体画像を1つの画像として表示するには MRI など1種類のシークエンスで撮影された画像データからも作成可能であるが，拡散テンソル画像や 3D-DSA など異なるモダリティからや異なる撮影シークエンスで撮影された画像データをもとに作成されることが増えてきた．なぜ複数の医用画像を融合させて表示する必要があるのか．それは，臓器や血管，神経，骨

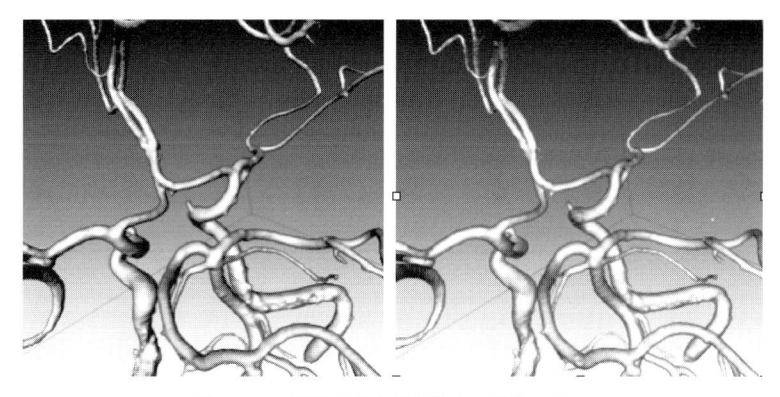

図 11.6　透過度を変えた場合の形状の違い

などの正常組織や腫瘍などの病変を可視化する上で，それぞれ描出精度の高いモダリティが選択されるためである．たとえば，脳腫瘍切除術の実施前に脳外科医に必要なことは正確かつ安全に腫瘍を切除することであり，そのために脳腫瘍の大きさや脳実質の形状や機能（運動野，感覚野，脳神経，神経路など），血管との位置関係や頭蓋骨，皮膚との相互の位置関係を把握する必要がある．画像処理が既存の画像を強調したり変換して何らかの情報を抽出するのに対して，CG は形状や映像を用いて情報を表現し，生体組織の相互の立体的構造関係を人に直感的に理解させることを主眼としている（図 11.6）．

11.11　流体の可視化手法と融合

血管内の血液の流れの解析する流体力学に基づく計算結果の画像表示も融合 3 次元画像処理では重要な融合要素である．いろいろな手法が既に報告されているが，代表的なものには，矢印表示手法，流線法，粒子追跡法，LIC (Line Integral Convolution) 法の 4 つがある．

11.11.1　矢印表示手法

ボリュームデータ内の各点におけるベクトル値を矢印で表現する方法である．ボリュームデータの各接点あるいは境界面や任意の点におけるベクトル値を矢印化するのが一般的である．血流のベクトル値を矢印化する場合，ど

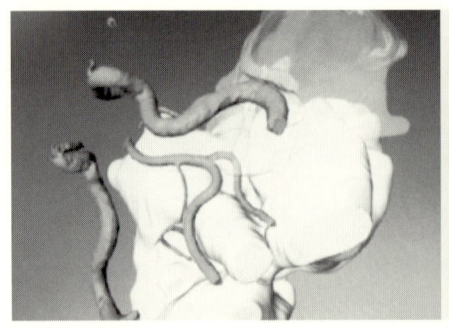

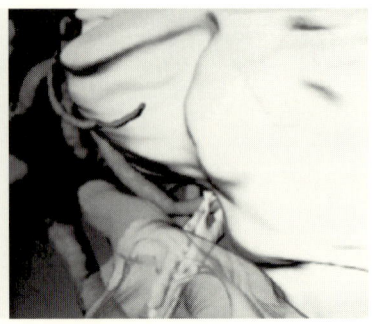

図 11.7　融合 3 次元画像処理法を用いた小脳橋角部の解剖モデル

のような間隔で矢印を置くかが問題となる．少なすぎても多すぎても，矢印の方向が意味するものを理解することが困難となる．また，時間的変化も捉えることが難しい．

11.11.2　流線法

ボリューム内のある 1 つの点から始まって，ベクトル場に沿って少しずつ距離を進めて軌跡を描くことでベクトル場の中に流線を表現する手法である．この場合も矢印表示法と同じように，どの程度の数を設置するかが問題となる．また，流線は面積をもたないのでシェーディングでの表示が難しく，3 次元表示は困難となる．

11.11.3　粒子追跡法

ボリューム内のいくつかの点を出発した粒子をベクトル場に沿って移動する状態をアニメーション化して表示する手法である．

11.11.4　LIC 法

ベクトル場の局所的な短い流線をフィルタとして用い，ホワイトノイズをベクトル場の方向にぼかした画像を生成することでベクトル場を表現する手法である．この方法は，既述した 3 つの方法の問題の多くを解決した手法で数多く利用されている．特に，融合 3 次元画像処理で重要な 3 次元ボリューム全体のベクトル可視化が可能である．3 次元に拡張した体積線積畳み込

み法を VLIC (Volume Line Integral Convolution) 法という [Interrante V, 1997].

演習問題

［11.1］融合 3 次元生体モデルのレタッチの特徴について述べよ．
［11.2］融合 3 次元生体モデルの作成におけるポリゴン削減が必要な理由とは何か．
［11.3］融合 3 次元生体モデルのスムージング処理について述べよ
［11.4］融合 3 次元生体モデルの作成におけるテクスチャマッピングの利用法について述べよ．
［11.5］融合 3 次元生体モデルの作成における透過度変更がなぜ必要となるのか述べよ．

参考文献

[Boubekeur T and Alexa M, 2009] Tamy Boubekeur, and Marc Alexa. "Mesh simplification by stochastic sampling and topological clustering." Computers & Graphics 33 (2009): 241–249.

[Catté F et al., 1992] Catté, Francine, et al. "Image selective smoothing and edge detection by nonlinear diffusion." SIAM Journal on Numerical analysis 29.1 (1992): 182–193.

[Cignoni P et al., 2009] Cignoni, Paolo, Claudio Montani, and Roberto Scopigno. "A comparison of mesh simplification algorithms." Computers & Graphics 22.1 (1998): 37–54.

[Diepstraten J et al., 2002] Diepstraten, Joachim, Daniel Weiskopf, and Thomas Ertl. "Transparency in interactive technical illustrations." Computer Graphics Forum. Vol.21. No.3. Blackwell Publishing, Inc, (2002): 317–325.

[Griffin W et al., 2012] Griffin, Wesley, et al. "Real-time GPU surface curvature estimation on deforming meshes and volumetric data sets." Visualization and Computer Graphics, IEEE Transactions on 18.10 (2012): 1603–1613.

[Meyer CR et al., 1997] Meyer, Charles R., et al. "Demonstration of accuracy and clinical versatility of mutual information for automatic multimodality image fusion using affine and thin-plate spline warped geometric deformations." Medical image analysis 1.3 (1997): 195–206.

[Interrante V, 1997] Interrante, Victoria. "Illustrating surface shape in volume data via principal direction-driven 3D line integral convolution." Proceedings of the 24th annual conference on Computer graphics and interactive techniques. ACM Press/Addison-Wesley Publishing Co., (1997): 109–116.

[Mönch T et al., 2013] Tobias Mönch, Kai Lawonn, Christoph Kubisch, Rudiger Westermann and Bernhard Preim. "Interactive Mesh Smoothing for Medical Applications." COMPUTER GRAPHICS forum. 32.8 (2013): 110–121.

[Wells III, WM et al., 1996] Wells III, William M., et al. "Multi-modal volume registration by maximization of mutual information." Medical image analysis 1.1 (1996): 35–51.

[West J et al., 1997] West, Jay, et al. "Comparison and evaluation of retrospective intermodality brain image registration techniques." Journal of Computer Assisted Tomography 21.4 (1997): 554–568.

[Sørensen TS et al., 2005] Sørensen, Thomas Sangild, and Jesper Mosegaard. "Haptic feedback for the GPU-based surgical simulator." Studies in health technology and informatics 119 (2005): 523–528.

演習問題解答例

[11.1] 融合 3 次元生体モデルのレタッチの特徴について述べよ．

　　一般に，画像のレタッチとは画像データ，特に写真を取り込んだデータを加工・修整する編集作業のことである．融合 3 次元画像の場合には，医用画像処理して作成され表示された 3D モデルを目的に合った表現になるように加工・修整していく．ここでは，対話型セグメンテーション法を用いた一連の融合 3 次元画像で作成した生体可視化モデルのレタッチが行われる．

[11.2] 融合 3 次元生体モデルの作成におけるポリゴン削減が必要な理由とは何か．

　　融合 3 次元生体モデルの場合には，MRI や CT などの医用画像データからセグメンテーションして臓器や血管などの対象物を抽出するため莫大なポリゴン量（ハイポリ）になるので，削減が必要となる．特に計算機の描画性能に依存するが実時間表示を行う場合には，生体モデルを形成しているポリゴン数を可能な限り削減してローポリ化する必要がある．

[11.3] 融合 3 次元生体モデルのスムージング処理について述べよ．

　　融合 3 次元画像処理でのスムージング処理には 2 つの場合がある．1 つめは，医用画像データから目的とする血管や臓器等の生体組織を抽出する際に，ラベル付けした画像領域の境界領域の輪郭の凹凸を平滑化する．2 つめは，セグメンテーションしてラベル付けされた画像データからポリゴンモデルを作成する際に重み付けや制約条件を付けてポリゴンで構築された形状自体を平滑化する場合である．形状自体の平滑化の他にシェーディングを用いて平滑に描画する方法も頻用される．

[11.4] 融合 3 次元生体モデルの作成におけるテクスチャマッピングの利用法について述べよ．

　　テクスチャマッピングとは，3 次元形状モデルの表面に質感を与えるためのマッピング手法の 1 つである．テクスチャには実画像データなどが用いられる．特にシーンの背景のように構造が単純なポリゴンに実画像をテクスチャマッピングするとシーンとして非常に現実感の高いものが得られる．また，肝臓や脳など比較的表面が単調な場合には実画写真をマッピングすることが行われる．通常はテクスチャとなる 2 次元画像を 3 次元形状にマッピングするが，テクスチャを 2 次元データとしてでなく，3 次元的な関数として貼り付けるソリッドテクスチャリング (solid texturing) という方法もある．

[11.5] 融合 3 次元生体モデルの作成における透過度変更がなぜ必要となるのか述べよ．

　　透過度の設定は，生体組織のリアリティを向上する上で極めて重要な要件である．特に，生体形状モデルを融合させて描画する場合には各臓器ごとに透過度

を変更することで臓器の裏側に隠れている血管や神経を確認するために上層の臓器の透過度を高めて裏側の生体組織の位置を確認できるようにする．これにより直感的な立体構造の把握を支援する．

第12章

生体モデルを用いたCGアニメーションとVirtual Reality

学習の目的
1. 生体モデルを用いたCGアニメーションの医療応用の利点について説明できること．
2. 生体モデルを用いたCGアニメーションの作成プロセスについて説明できること．
3. インバースカイネティクスとフォワードカイネティクスとは何かを理解すること．
4. ICG (Interactive Computer Graphics) の利点について説明できること．
5. アニメーションとVR (Virtual Reality) の違いとは何かを理解すること．

要旨

アニメーションには，CG技術を用いたCGアニメーションとCG技術を用いないセル画を用いたアニメーションがある．融合3次元画像処理では融合3次元生体モデルを用いたCGアニメーションを作成する．静止画でも人体構造の立体的位置関係の把握は可能であるが，顕微鏡手術のような微細構造の立体的把握が必要な場合にはアニメーションやリアルタイムレンダリング表示させた方がより理解しやすい．そのため，融合3次元画像処理において生体の立体的構造の把握や生理学的変化を時系列的に表す上でCGアニメーションは有用である．一般的なCGアニメーションの作成プロセスは，モデルの作成，モデルのセットアップ，コンテの作成，ライティングやシェーディングの設定，モデルの運動の設定，レンダリング，アニメーション動画の作成とされる．補間を利用したアニメーション手法にはキーフレーム法やモーフィング法があり，力学を利用した物体変形や移動，運動力学を利用したイン

バースキネマティクス，スケルトンや自由形状変形 (Free Form Deformation: FFD) 技術，流体力学を用いたパーティクル・シミュレーション技術，人体や臓器の動きを測定するモーションキャプチャ (motion caputure) 技術などが用いられる．このように融合 3 次元画像処理の場合には，映画のような撮影プロセスを経ることなく CG 技術を駆使してアニメーション動画を作成したり VR システムへ利用する．本章では，融合 3 次元生体モデルを用いた医療用アニメーション動画作成と VR 技術への応用について述べる．

12.1 生体モデリング

生体構造や機能や病変のモデリングは第 9 章で紹介した通りである．標準的な人体解剖の 3 次元モデルは数多く作られているが，個々の症例に対するモデルの作成が臨床現場で求められるようになっている．通常の CG で使用するモデルはプリミティブのポリゴンを分割したり結合させたりして形状を作成していくが，融合 3 次元画像処理の場合には医用画像データからセグメンテーションし大容量のポリゴンからなる形状を作成し，目的に合ったローポリゴンの形状を作成していく．血管などの管状構造の場合にはポリゴン数を削減しすぎると管状構造を保持できないので血管すべてをモデリングするのではなく，必要最小限の目的とする領域の血管をモデリングすることが望ましい．神経束の場合も同様で，ポリゴン表現ではなく円柱ポリゴンを編集してモデリングする場合もある．また，CG ソフトウェアの中では粘度から形状を作成するようなスカルプティング機能をもっているものもあり，生体のような複雑な形状モデリングには適している．医用画像データからセグメンテーションが難しい場合には，そのデータをもとにスカルプティングツールを用いてモデリングする手法が用いられる．

12.2 生体モデルのセットアップ

生体モデルに生理学的動きなど変形のアニメーションを作るためモデルに動きを付与する上でのモデルの骨格をボーン（スケルトンともいう）といい，それを設定することをセットアップという．映画など通常の CG では筋肉や

表情を動かす場合に使用される．ボーンを階層的に使用すると上下肢や体の動きだけでなく，臓器や血管の動きも表現可能となる．

一般の CG ではボーンを用いた動きや変形を表現することが多いが医学分野での応用例は未だ少ない．特に，CG のキャラクタを用いたアニメーションでは，人体モデルに骨格を対応させてキャラクタの動きを表現する．アニメーションを作るとき，すべて骨格の角度をパラメータ化し骨同士の角度を指定すると，周りの形状（皮膚）が自動的に決まるようにしておく．これをスキニング (skinning) という．このような技法は人体だけでなく臓器や組織の変形などにも応用される．

12.3 コンテの作成

生体の CG アニメーションの目的は，病変と周辺の臓器や血管との位置関係を知りたい場合や手術の際の術者が見る方向と同じ視線方向からの術野映像と背後に隠れている血管や神経の走行を知りたい，何らかの操作をして術野の臓器が変形した場合の解剖構造の変化について知りたい，血管の血流の変化を可視化したい，動脈血が支配している臓器の領域を知りたい，などが挙げられ利用目的によって表現が大きく異なる．

このため，生体のアニメーションの作成には目的に応じた専門知識とそれを用いたコンテの作成は必要不可欠である．たとえば術前検討に必要なアニメーションでは，手術の手順とその中でも特に気をつけなければならない情報（臓器や病変に隠されている損傷してはいけない正常血管や神経走行など）に関していくつかのコンテを作成し，数分間のアニメーションに編集しなければならない．このためにはいくつかのキーフレームとなるシーン（映像）を決めておき，動きについてはスケルトンを動かしカメラワークを駆使して表現する．

12.4 ライティングと透過度

生体の CG の場合のライティングは，生体モデルの作成される目的と状況に応じて光源の数と位置を設定する．特に，生体構造や機能の把握のために

は肉眼的には捉えられない深部の病変の位置や傷害してはいけない血管や神経束の走行の実時間での描画が重要となる．このため，必要に応じて各臓器の透過度を上げて深部に隠れている血管や神経，病変の位置を立体的に描出して表示することが重要である．

12.5 運動と変形

CGでは，登場するキャラクタの動きを設計することをモーションデザインという．臓器（特に心臓，肺，腸管）や血管，神経も呼吸性の運動や生理学的運動が存在するがその動きをCGで表現する上での設計手法の報告は少ない．CG上のキャラクタの運動表現に必要な四肢の動きやそれに伴う表情や筋肉の動き，髪の毛や衣服の変化に関する設計手法も提案されている．

12.5.1 臓器の運動と変形

一般的なCGの物体変形には，テクスチャマッピングのパラメータの付け替えで実現できるものや自由形状変形 (Free-Form Deformation: FFD) と呼ばれる物体を囲む格子を設定し，格子点を動かすことで物体を自然に変形させる技法がある．手術シミュレータなどの臓器変形では，有限要素法やバネ–質点系モデルによる変形近似表現が用いられている．

12.5.2 インバースキネマティクスとフォワードキネマティクス

四肢の運動を設計する方法として代表的なものにインバースキネマティクスとフォワードキネマティクスの2つがある．人間の歩行動作をCGキャラクタに付ける場合を考える．大腿骨の回転角度 θ_1，膝関節の曲げ角度 θ_2，足首の曲げ角度 θ_3 とするとインバースキネマティクスとは，歩行開始時と最も歩幅の広いときの足先の位置の2つの位置を指定するだけで，逆運動学を用いて各関節角度を自動的に計算機が求めることである．膝関節の曲げ角度は一意に決まらないために，何らかの制約条件を付加することで計算を収束させる．インバースキネマティクスの逆がフォワードキネマティクスであるが，インバースキネマティクスと同様に制約条件の設定が一意ではないために複雑な構造の運動の設計には向いていない．

12.5.3 モーションキャプチャ

モーションキャプチャとは，インバースキネマティクスとフォワードキネマティクスでは設計が困難な人間の動きを測定し，そのデータを用いてCGのキャラクタに割り当てる方法である．映画では盛んにこの手法が用いられているが，臓器などの動きについては直視することが困難であるために心臓などの動きが時系列医用画像データから再現されている．

12.5.4 筋肉の動き

通常の四肢の運動によってその筋肉の大きさが変化する．CGでは，キャラクタの運動に伴う四肢の筋肉の大きさの変化が筋肉，骨，肉体，皮膚のように階層化されてモデル化されている．つまり，キャラクタの筋肉が動くことによって骨が動き，骨の動きによって肉体を構成する格子点（自由形状変形可能な格子点）の位置が変化し，それによって肉体や皮膚の形状の変化を表現する．

12.5.5 表情の変化

キャラクタの表情は，顔面骨，表情筋群，皮下組織，表皮をそれぞれバネ‒質点系モデル（後述）で作成し，音声情報に基づいた口のモーションデータをもとに各モデルを動かすリップシンクと呼ばれる手法が用いられている．喜怒哀楽の感情に伴う表情は顔の特徴点の分布を用い，モーフィングと呼ばれる2つの別の画像の間を補間することで「化ける」効果を与える技法を用いる場合とワーピングと呼ばれる1つの画像の中である規則に沿って変形させる場合がある．

12.5.6 血流の流れ

生体の場合の流体解析は多くは血流について行われているが，その他脳脊髄液などへの応用も行われている．脳動静脈奇形などの血管病変や血流の多い腫瘍病変のような場合には，栄養動脈の決定やシャント部位の同定やクリップ後の血流動態の変化の推定などのアニメーションを血管モデルを含む融合3次元生体モデルを用いてアニメーション化する．

12.6 リアルタイムレンダリング

リアルタイムレンダリングとは，リアルタイムにレンダリングすることである．融合3次元医用画像処理の場合には，生体形状のモデリング時とモデルの観察時に有用である．生体モデル作成時，特にセグメンテーションとレジストレーション，レタッチ処理の場合に有用である．モデル作成者（モデラー）は，目的とする臓器や血管，神経などの生体モデルをリアルタイムレンダリングし，各パラメータを調節して最適なモデルを作成する．これによって，モデラーの専門的知識（外科解剖学など）に基づいた付加価値の高いモデルの作成が可能となる．

また，リアルタイムレンダリングは作成されたモデルの立体的観察や現実世界とのレジストレーションにも有用である．これは，観察者が静止画で把握が困難な生体構造（病変と栄養血管との位置関係など）を正確に把握することを可能とし，現実世界の変化に応じたモデルの位置やスケールをリアルタイムに変更して，静止画では理解が困難な奥行きや臓器と血管の位置関係などの把握を支援する．

12.7 Virtual Reality

Virtual Reality (VR) とは，人間の五官に対して疑似知覚刺激（主に視覚と聴覚と位置覚）を与えて現実世界とは異なる現実感を人間に生じさせる技術である．そのためには人間の五官に対して疑似知覚刺激を提示する工学装置，人間の動作などを観測するセンサー，人間の動作に応じて疑似知覚刺激をコントロールする管理機構が必要である．融合3次元モデルは生体の立体的可視化と疑似的触覚提示に用いられる．

12.7.1 実時間での変形

変形が可能な弾性体の表現法には，バネ–質点系モデルを用いた方法と有限要素法を用いた方法がある．

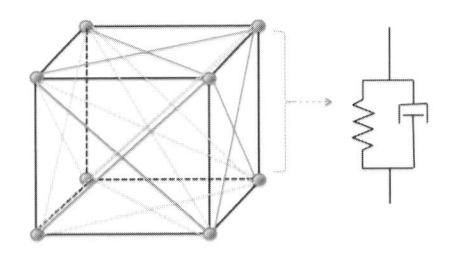

図 **12.1** バネ–質点系モデルの構成要素

1) バネ–質点系モデル

バネ–質点系モデルは，対象物体を離散的な質点の集合として構成し，質点間に作用する力をバネとダンパのネットワークを用いて表現し，質点の移動計算を一般的に差分法を用いて解くものである．バネ–質点系モデルは，変形の過渡特性や安定性に問題を残すとされるが，バネ–質点系モデルの計算 1 サイクルあたりの計算量が比較的少ないため，実時間性の高い処理が可能であるが力学的に変形が不正確であるという欠点をもつ [広田・金子, 1998]．

図 12.1 はバネ–質点系モデルの構成要素である．バネネットワーク数は 28，四角形の対角線数は 12，立方体の対角線数は 4 である．

$$F_i = mg - \sum_j \left\{ k\left(1 - \frac{L}{|r_{ij}|}\right) r_{ij} + D v_{ij} \right\} \tag{12.1}$$

m は質点の質量，g は重力加速度，L はバネの自然長，k はバネ定数，D はダンパ定数とする．r_{ij}，v_{ij} は，それぞれ質点 i とバネに接続するすべての質点 j に対する質点 i の相対的ベクトルおよび相対速度ベクトルとする．

上記より ΔT 時刻後の各質点の速度ベクトル V_i および位置ベクトル R_i は ΔT 時刻ごとの質点方程式から求められる．バネ–質点系モデルで表現される弾性体の柔らかさはバネ定数によって決定される．

2) 有限要素モデル

有限要素法は，対象物体を有限の要素の集合として構成し，その集合体に対して成立する連立方程式を解くものである．有限要素法を用いた方法には，線形の有限要素法と非線形の有限要素法がある．線形の有限要素法は変形が小さい場合には正確であるが，変形が大きい場合には不正確となる．非線形

の有限要素法は，連続体力学的変形に関して正確であるが非常に多くの計算を必要とする．

有限要素法を用いたモデルは，物理的な挙動を精度良く近似することができ，前処理や制約条件を用いれば形状変形において実時間での処理が可能である．しかし，位相変形においては前処理や制約条件の域を超えるため実時間で処理するのは困難となる [中尾 他, 2002]．菊植らは四面体ごとにではなく，辺と「辺のペア」ごとに接点力 (f) と剛性行列 (K) を計算する新しい非線形の有限要素法の高速計算法を提案している [菊植・藤本, 2007]．

12.7.2 実時間での力覚提示

力覚提示デバイスの登場とともにコンピュータ内の仮想の物体を擬似的な力覚や触覚を伴って操作する技術が開発された [Massie TH, 1993]．力覚提示デバイスを用いて物体を操作する際の感覚を提示するため物体の動力学特性などと操作内容に応じて操作者に擬似的な力を提示する計算処理を力覚レンダリングという．接触力の計算には Virtual Coupling のように物理シミュレータ内の物体（例：生体モデルの脳や血管）とデバイスがバネと質点でつながれている方法を用いたり，シミュレータ内に質量のない仮想の物体（プロキシ）を考え，デバイスとの間にバネ–質点系モデルを考えてバネの力を用いる God Object 法や Proxy 法が提案されている．菊植らは，これらを統一的に記述する方法を提案している．中尾と黒田らは，実時間力学計算手法として CT 画像から生体モデルをセグメンテーション後四面体メッシュを生成し，弾性率とノードの種類を設定し，剛体マトリックスを生成したのちコンデンセーション，固定ノードの削減後逆剛体マトリックスを生成する処理の必要なライブラリを開発し，大動脈の動脈硬化モデルとその触診シミュレータを報告している [黒田 他, 2004]．

12.7.3 生体音や環境音

生体の解析を行う場合に生体音や環境音は重要である．生体音のコンピュータモデリングに関する研究は少ないが，心音や呼吸音，血管雑音などの病態との関係は臨床診断上重要である．

12.7.4 疑似知覚刺激の統合

人が VR シミュレータから生じる現実感は，VR シミュレータが提示する知覚刺激の質と種類に比例すると生理学的知見から推測でき，単純に考えると下式と考えることができる．

$$\text{Reality} = k \cdot \prod_{i=1}^{n} Q_i \cdot \log R_i \tag{12.2}$$

ただし，疑似知覚刺激量の強度を R，疑似知覚刺激量の質を Q，疑似知覚刺激（視覚，聴覚等）の種類の数を i，定数を k とする．

演習問題

[12.1] 融合 3 次元生体モデルを用いたアニメーションの作成手順を説明せよ．
[12.2] アニメーションのセットアップとは何か説明せよ．
[12.3] インバースドキネマティクスとは何か説明せよ．
[12.4] 実時間での変形手法について説明せよ．
[12.5] 実時間での触覚提示法について説明せよ．

参考文献

[Catté F et al., 1992] Catté, Francine, et al. "Image selective smoothing and edge detection by nonlinear diffusion." SIAM Journal on Numerical analysis 29.1 (1992): 182–193.

[DIN E, 1998] DIN, E. "9241-11. Ergonomic requirements for office work with visual display terminals (VDTs)-Part 11: Guidance on usability." International Organization for Standardization (1998).

[Massie TH, 1993] Massie, Thomas Harold. Design of a three degree of freedom force-reflecting haptic interface. Diss. Massachusetts Institute of Technology, 1993.

[Mittal A et al., 2011] Mittal, Anish, et al. "Algorithmic assessment of 3D quality of experience for images and videos." Digital Signal Processing Workshop and IEEE Signal Processing Education Workshop (DSP/SPE), 2011 IEEE. IEEE, (2011): 338–343.

[Nielsen J, 1994] Nielsen, Jakob. "Usability engineering." Elsevier, 1994.

[Venkataraman M and Chatterjee M, 2011] Venkataraman, Mukundan and Mainak Chatterjee. "Inferring video QoE in real time." Network, IEEE 25.1 (2011): 4–13.

[川田, 2011] 川田亮一. 映像の主観品質評価. 電子情報通信学会「知識ベース」電子情報通信学会 (2011): 15–19.

[河合, 2000] 河合裕文 他. "弾性体のバネモデルの疎密表現による計算量削減手法." 日本 VR 学会 第 5 回大会論文集 (2000): 229–232.

[菊植・藤本, 2007] 菊植亮, 藤本英雄. "幾何学的力覚提示アルゴリズムの力学的解釈とインピーダンス型およびアドミッタンス型の実装法." 日本ロボット学会誌. 25.2 (2007): 142–151.

[黒田 他, 2010] 黒田嘉宏 他. "複数メッシュによる脳神経外科シミュレーション." 日本バーチャルリアリティ学会論文誌 8.1 (2010): 1–10.

[黒田 他, 2011] 黒田嘉宏 他. "物理的刺激に基づく疑似力覚の提示と計算に関する研究動向." 日本バーチャルリアリティ学会論文誌 16.3 (2011): 379–390.

[黒田 他, 2004] 黒田嘉宏, 中尾恵, 黒田知宏, 小山博史, 小森優, 松田哲也, 吉原博幸. "MVL：実時間医用 VR シミュレーションライブラリの開発." 日本バーチャルリアリティ学会第 9 回大会論文集 (2004): 533–536.

[高橋, 2008] 高橋玲. "2. 音声・映像サービス品質評価・推定技術及び標準化動向 (〈小特集〉次世代のサービス品質技術)." 電子情報通信学会誌 91.2 (2008): 87–91.

[中尾 他, 2002] 中尾恵, 黒田知宏, 小山博史, 小森優, 松田哲也, 坂口元一, 米田正始, 高橋隆. "適応型物理モデルを用いた手術アプローチ検討支援システム." VR 医学 1.1(2002): 49–57.

[中西, 1998] 中西泰人. 選好関数を用いた対話型進化システムの制御と評価. 人工知能学会誌 13.5 (1998): 704–711.

[広田・金子, 1998] 広田光一，金子豊久．"柔らかい仮想物体の力覚表現." 情報処理学会論文誌 39.12 (1998): 3261–3268.

演習問題解答例
[12.1] 融合 3 次元生体モデルを用いたアニメーションの作成手順を説明せよ．
　　術前検討に必要な融合 3 次元生体モデルを用いたアニメーションでは，手術の手順とその中でも特に気をつけなければならない臓器や病変に隠されている損傷してはいけない正常血管や神経走行などによるいくつかのコンテを作成し，それをもとにいくつかのキーフレームとなるシーン（映像）を融合 3 次元生体モデルをもとに作成し，動きについてはスケルトンあるいはバネ–質点系モデルを動かしカメラワークを駆使して作成する．

[12.2] アニメーションのセットアップとは何か説明せよ．
　　生体モデルに生理学的動きなど変形のアニメーションを作るためモデルに動きを付与する上でのモデルの骨格となるボーン（スケルトンともいう）などを設定することをセットアップという．映画など通常の CG では筋肉や表情を動かす場合に使用される．ボーンを階層的に使用すると上下肢や体の動きだけでなく，臓器や血管の動きも表現可能となる．

[12.3] インバースドキネマティクスとは何か説明せよ．
　　四肢の運動を設計する方法として代表的なものにインバースドキネマティクスとフォワードキネマティクスの 2 つがある．人間の歩行動作を CG キャラクタに付ける場合を考える．大腿骨の回転角度，膝関節の曲げ角度，足首の曲げ角度とするとインバースドキネマティクスとは，歩行開始時と最も歩幅の広いときの足先の位置の 2 つの位置を指定するだけで，逆運動学を用いて各関節角度を自動的に計算機が求めることである．膝関節の曲げ角度は一意に決まらないために，何らかの制約条件を付加することで計算を収束させる．

[12.4] 実時間での変形手法について説明せよ．
　　変形が可能な弾性体の表現法には，バネ–質点系モデルと有限要素法を用いた方法がある．バネ–質点系モデルは，対象物体を離散的な質点の集合として構成し，質点間に作用する力をバネとダンパのネットワークを用いて表現し，質点の移動計算を一般的に差分法を用いて解くものである．バネ–質点系モデルは，変形の過渡特性や安定性に問題を残すとされるが，バネ–質点系モデルの計算 1 サイクルあたりの計算量が比較的少ないため，実時間性の高い処理が可能であるが力学的に変形が不正確であるという欠点をもつ．有限要素法は，対象物体を有限の要素の集合として構成し，その集合体に対して成立する連立方程

式を解くものである．有限要素法を用いた方法には，線形の有限要素法と非線形の有限要素法がある．線形の有限要素法は変形が小さい場合には正確であるが，変形が大きい場合には不正確となる．非線形の有限要素法は，連続体力学的変形が正確であるが非常に多くの計算を必要とする．

[12.5] 実時間での触覚提示法について説明せよ．

　　力覚提示デバイスの登場とともにコンピュータ内の仮想の物体を擬似的な力覚や触覚を伴って操作する技術が開発され，力覚提示デバイスを用いて物体を操作する際の感覚を提示するため物体の動力学特性などと操作内容に応じて操作者に擬似的な力を提示する計算処理を力覚レンダリング法が開発された．接触力の計算には Virtual Coupling のように物理シミュレータ内の物体（例：生体モデルの脳や血管）とデバイスがバネ・ダンパでつながれている方法が用いられたり，シミュレータ内に質量のない仮想の物体（プロキシ）を考え，デバイスとの間にバネモデルを考えてバネの力を用いる God Object 法や Proxy 法がある．

第13章

融合3次元生体モデルとソフトウェアの評価

学習の目的
1. 融合3次元生体モデルの品質評価法について説明できること.
2. 平均オピニオン評定 (Mean Opinion Score: MOS) について説明できること.
3. Nielsen のユーザビリティ評価法について説明できること.
4. ISO 9241–11 の評価法について説明できること.
5. 医療機器ソフトウェアライフサイクルプロセスの概要について説明できること.

要旨
　融合3次元画像処理で作成した生体モデルの医療応用は医療イノベーション分野の1つとして重要である．その利用には，生体構造の静止画，アニメーション技術を用いた動画映像，対話的操作を可能とする ICG, 体験型シミュレータとして利用されている VR 技術がある．研究開発された技術を実用化するためには実用化に至るまでの各プロセスに応じた適切な評価が必要となる．
　医療現場では医用画像の静止画が電子カルテを用いた診療や術前検討に用いられている．しかし，静止画では表現できない医学情報も少なくないためアニメーション技術を用いた動画の利用も必要となる．そのため融合3次元画像処理でモデリングした生体モデルの利用が重要となり，生体構造の静止画，アニメーション技術を用いた動画映像，対話的操作を可能とする ICG や体験型シミュレータとして利用されている VR 技術への応用が考えられる．これらの応用には目的に応じた評価法が求められる．
　一般に，評価法には客観的評価法と主観的評価法があるが，標準規格となっているものもあれば未だ評価法が定まっていないものも少なくない．融合3

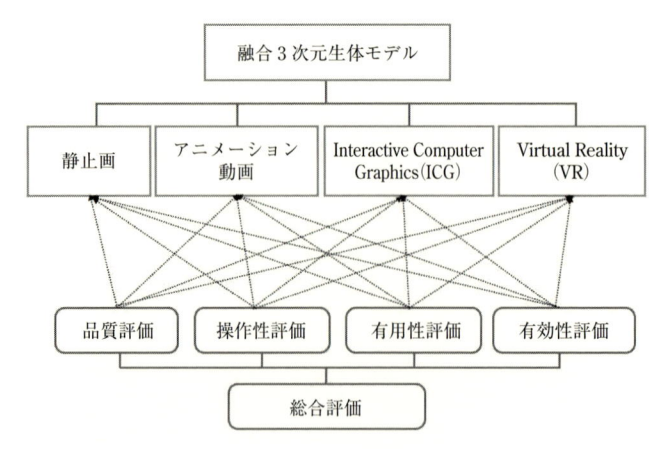

図 13.1 融合3次元生体モデルを用いたシステムの評価

次元生体モデルを用いたシステムの評価の概要を図 13.1 に示す．

本章では，融合3次元生体モデルの利用方法ごとに，品質評価，操作性評価，利用対象者による有用性評価，利用した場合としない場合の価値に差があるかどうかを検証する有効性評価の概要について述べる．

13.1 融合3次元生体モデルの品質評価

静止画の画像の品質評価には原画像と処理画像とを数値で比較する客観評価と利用対象者が見て評価する主観評価がある．客観評価は平均2乗誤差 (MSE) や Signal to Noise Ratio (SNR)，詳細分散や背景分散のように原画像と評価対象画像（たとえば可逆圧縮画像）を比較して原画像にどれだけ近いかを評価する方法である．融合3次元画像評価の場合には，このような評価法をとることは難しく，作成された画像の品質の主観評価を行う．主観評価法には対象とする画像のみで評価する場合と複数の画像を同時に比較して評価する場合（例：術中写真と作成画像との比較）がある．

単一で評価する場合には，図 13.2 のように融合3次元生体モデルを構成する要素とその表示技術項目を評価項目として「非常に良い」から「非常に悪い」まで，「良い」「普通」「悪い」を含めて5段階に分けて評価を得る評定尺度法や VAS (Visual Analogue Scale) 法などが用いられる．得られた結果は

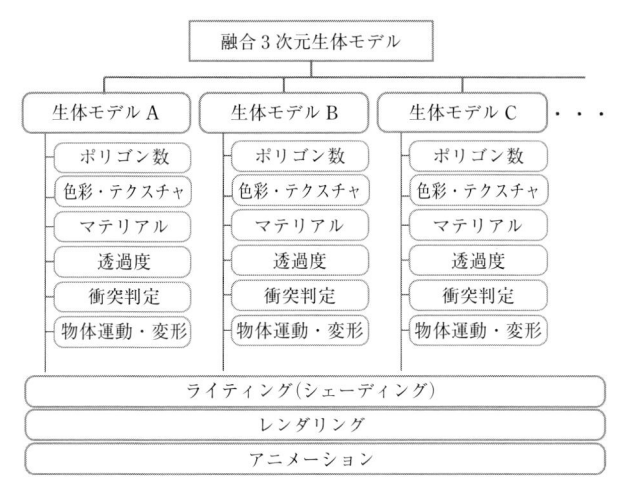

図 13.2 融合 3 次元生体モデルの客観的評価項目

平均オピニオン評定 (Mean Opinion Score: MOS) を用いる場合が多い．

$$\mathrm{MOS} = \frac{1}{n}\sum_{t=1}^{n} \alpha_t \qquad (13.1)$$

ここで n は評定者数，α_1 は評定者 i の評定値．評定者数は 15 名から 20 名以上は必要とされる．

複数の画像を比較する場合には「まったく差がない」から「非常に差がある」の間を「わずかに差がある」「差がある」「かなり差がある」などのような複数のカテゴリに分ける一対比較法も用いられる．一対比較法とは，代替案のうち 2 つだけを取り出して比較を繰り返し，代替案間の順位付けを行う方法である．代表的な方法にサーストン法 (Thurston method) とシェッフェの手法がある．評価項目が膨大になる場合には多変量解析を用いる．

13.2 ソフトウェアあるいはシステムの操作性評価

操作性を使いやすさとか使い勝手といった意味合いとすると，Nielsen がウェブユーザビリティとして提案している学習しやすさ (learnability)，効率 (efficiency)，記憶しやすさ (memorability)，エラー (errors)，満足 (satisfaction) といった品質要素から構成されるものと考えることができる [Nielsen J, 1994]．Nielsen が開発した評価法あるいは関連する項目を用いることが多い．

13.3 ソフトウェアあるいはシステムの有用性評価

有用性評価は対象利用者がある目的を達成するために有用であるかないかを判断することとすると，1998 年の ISO 9241-11 の特定の利用状況において，特定のユーザが指定された目標を達成する上での正確さ，完全性 (effectiveness)，ユーザが目標を達成する際に，正確さと完全性に費やした資源 (efficacy)，製品を使用する際の，不快感のなさ，および肯定的な態度 (satisfaction)，ユーザ，仕事，装置（ハードウェア，ソフトウェアおよび資材），並びに製品が使用される物理的および社会的環境 (context of use) の 4 つが比較的近い評価項目となる [DIN E, 1998]．

13.4 ソフトウェアあるいはシステムの有効性評価

有効性の評価は，融合 3 次元生体モデルが利活用されるソフトウェアやシステムが診療（診断・治療・予防）目的かそれ以外かで異なる（表 13.1）．2013 年 11 月に成立した改正薬事法（医薬品，医療機器等の品質，有効性および安全性の確保に関する法律：医薬品医用機器等法）における単体ソフトウェアの中では医療機器として製造販売の承認・認証の対象とされるものが規制対象となった．そのために融合 3 次元生体モデルを使用した単体アプリケーションを開発する場合にも規制対象となるかどうか留意する必要がある．

図 13.3 は，単体ソフトウェア規定整備の範囲を示したものである．医療機器の構成であるソフトウェア内で使用されるものであれば医療機器として扱われる．非医療機器のアプリケーションソフトウェアで疾患の診断・治療・予防を目的として使用することを意図して使用される場合には薬事法の運用とされる．もし，疾患の診断・治療・予防を目的として使用することを意図していない場合で，教育研究を目的とするような場合や患者への直接利益やリスクがない場合には規制の対象とならない．それ以外の場合は，個別判断になる場合やガイドラインに基づく自主規制となるとされている．

表 13.1 単体ソフトウェア規定整備の範囲および国際比較について．医療機器の国際的動向を踏まえた品質，有効性および安全性の評価に関する研究（平成 21 年度厚生労働科学研究）報告書を参考に改変．国際比較は削除

分類	定義	製品例	考え方
医療機器の構成品であるソフトウェア	【医療機器標準搭載ソフトウェア】医療機器に標準搭載されたソフトウェア．本体の医療機器と一諸に市場流通する．	CT 等の組み込みソフトウェア等．	診療目的を意図したもの
	【医療機器オプションソフトウェア】医療機器のオプション製品．本体の医療機器と別に市場流通するが，本体の構成品であるので必ず本体にインストールされる．	CT のモダリティーコンソール等．	
非医療機器のアプリケーションソフトウェア	【医療用アプリケーションソフトウェア①】ソフトウェア単独で医療上の有用性があり，診療用途を意図したソフトウェア．単独製品として流通し，かつ PC 等の汎用ハードウェアにインストールすることを意図したソフトウェア．	現在非医療機器として販売されている医療機能を持った医療用アプリケーション．	
	【医療用アプリケーションソフトウェア②】医療機器で取得した患者の生体情報や画像情報などの臨床データのさらなる処理は行わずに診療のために保管，転送，または表示等することを意図したソフトウェア．拡大・縮小・回転などを含む．単独製品として流通し，かつ PC 等の汎用ハードウェアにインストールすることを意図したソフトウェア．	現在非医療機器として販売されている生体検査システムソフトウェア．	
医療情報システムソフトウェア	【医療情報システムソフトウェア①】医療機器で取得した患者の生体情報や画像情報などの臨床データを取り扱うが，診療のために提供することを意図しない．	教育用・学習用電子カルテソフトウェア．	直接診療目的を意図していないか，または診療に役立つ機能・性能を備えていない
	【医療情報システムソフトウェア②】患者の病歴や検査日程など非臨床データを取り扱うことを目的としたソフトウェア．	電子情報システムソフトウェア，電子カルテソフトウェア．	

　医療用ソフトウェアとしての国際的な評価は IEC STANDARD 62304 医療機器ソフトウェアライフサイクルプロセスをもとに行われている [IEC62304, 2006]．関連する日本の規格には JIS Q 13485「医療機器に関する品質マネジメントシステム」と JIS T 14971「医療機器—リスクマネジメント」がある（図 13.4）．

　融合 3 次元生体モデルを診療目的で用いる場合には診断支援機器として利用する場合とナビゲーション機器の中で利用する場合に大きく分かれる．診断用のソフトウェア内で用いる場合には「コンピュータ診断支援装置におけ

286　第 13 章　融合 3 次元生体モデルとソフトウェアの評価

```
                    ┌─────────┐
                    │ スタート │
                    └────┬────┘
                         ↓
                  ┌──────────────┐   (医療機器：CTやMRI等)    ┌──────────────┐
                  │ ハードウェアの種類 ├──────────────────────→│   改正薬事法   │
                  └──────┬───────┘                           │(医薬品医療機器等法)│
          (医療機器でないコンピュータ)                          └──────────────┘
                         ↓
                  ┌──────────────┐   (医療機器：PCを使用した脳波計等) ┌──────────────┐
                  │ 医療機器として使用├──────────────────────→│   改正薬事法   │
                  └──────┬───────┘                           │(医薬品医療機器等法)│
          (法令規制対象外のソフトウェア)                        └──────────────┘
                         ↓
                  ┌──────────────┐   (必要：健康リスクへの影響等) ┌──────────────┐
                  │ リスクへの考慮  ├──────────────────────→│ 業界自主ガイドライン│
                  │(負傷,健康障害の可能性)│                     └──────────────┘
                  └──────┬───────┘
          (不必要：研究・教育等)
                         ↓
                  ┌──────────────┐
                  │   規制なし    │
                  └──────────────┘
```

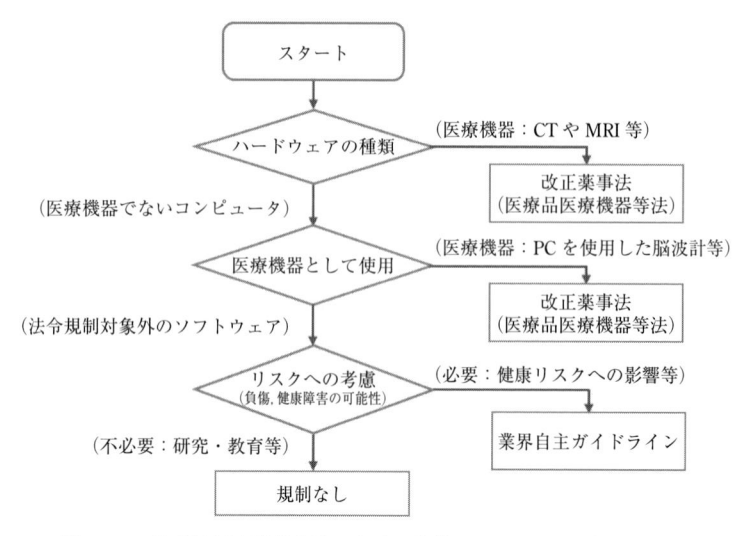

図 13.3　医薬品医療機器等法における単体ソフトウェアの規制の概要

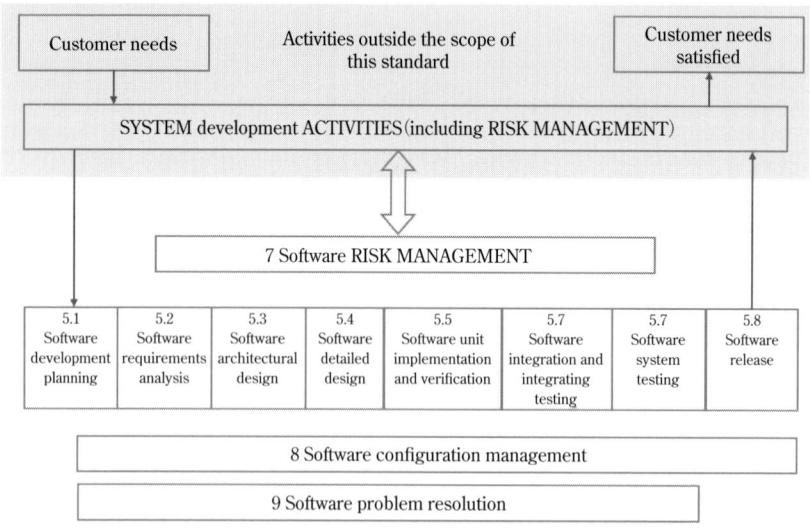

図 13.4　IEC STANDARD 62304「医療機器ソフトウェアライフサイクルプロセス」の概要

るソフトウェア設計・開発管理　開発ガイドライン 2012（経済産業省）」がある．ナビゲーション医療分野（手術ロボット）のシステムで利用する場合には「ナビゲーション医療分野（手術ロボット）開発 WG 報告書（経済産業省）」がある．ただどちらもリスクマネジメントは ISO 14971，品質マネジメントは ISO 13485，ソフトウェア・エンジニアリングは IEC STANDARD 62304 を適用することでソフトウェアの安全性を担保している（図 13.4）．

　規制対象となる場合には，臨床における単体での有効性を客観的に証明することは困難である場合が少なくない．そのために現状の方法と比較して有効性指標が高いかどうかを統計学的に証明する手法がとられる．通常診断精度の向上や手術の合併症や併発症の発生率など客観的指標（エンドポイント）を用いて既存手法を用いた場合の 2 群に分けて評定者をランダムに振り，両者の差が統計学的に有意かどうかを検定する．このような有効性評価方法論を臨床試験方法論という．施設内の倫理委員会の承認を要する．

　一方，融合 3 次元生体モデルを教育やトレーニングシステムの中で利用する場合がある．トレーニングシステムの開発に関するガイドラインは平成 24 年に経済産業省から「ナビゲーション医療分野　トレーニングシステム開発ガイドライン 2012」が出されている．一般的なトレーニングに関するガイドライン ISO 10015:1999 は，品質マネジメントシステムに関する ISO 9000 (JIS Q 9000) シリーズおよび ISO 10000 (JIS Q 10000) シリーズに含まれているが，ニーズ分析・設計・実施・効果の評価プロセスという抽象的な記載となっているために前述のガイドラインが作成されている．ただ，当該ガイドラインの中でも記載されているが「トレーニング」は，教育・工学・医学など多数の領域にまたがった研究途上の分野であり諸外国にも類似のガイドラインや規定類は見当たらない．

　ISO 10015:1999 で示されているようにトレーニングシステムの開発上の評価項目は，1) 必要なトレーニング内容の定義，2) トレーニングの設計，3) トレーニングの実施，4) 効果からなる．これらをもとにした融合 3 次元生体モデルを利用して開発されたトレーニングシステムの承認はガイドラインの中では国ではなく関連学会が行うこととなっており薬事承認はいらない．ただし．手術ロボットのような新規医療機器の薬事承認条件にトレーニングシステムが含まれる場合もあるので，新規医療機器のトレーニングシステムを

開発し，新医療機器と合わせて販売する場合には薬事承認が必要となる．

演習問題

[13.1] 融合 3 次元生体モデルが応用されるアプリケーションの種類とその利用法について述べよ．
[13.2] 融合 3 次元生体モデルの品質評価法について説明せよ．
[13.3] 融合 3 次元生体モデルを用いたソフトウェアのウェブユーザビリティ評価法について説明せよ．
[13.4] 融合 3 次元生体モデルを用いたトレーニングシステムの開発における評価項目について説明せよ．
[13.5] 融合 3 次元生体モデルを用いた医療情報システムソフトウェアにはどのようなものがあるか説明せよ．

参考文献

[Catté F, 1992] Catté, Francine, et al. "Image selective smoothing and edge detection by nonlinear diffusion." SIAM Journal on Numerical analysis 29.1 (1992): 182–193.

[DIN E, 1998] DIN, E. "9241-11. Ergonomic requirements for office work with visual display terminals (VDTs)-Part 11: Guidance on usability." International Organization for Standardization (1998).

[IEC62304, 2006] Medical device software -Software life cycle processes, INTERNATIONAL IEC STANDARD 62304, First edition 2006–05.

[Mittal A et al., 2011] Mittal, Anish, et al. "Algorithmic assessment of 3D quality of experience for images and videos." Digital Signal Processing Workshop and IEEE Signal Processing Education Workshop (DSP/SPE), 2011 IEEE. IEEE, 2011.

[Nielsen J, 1994] Nielsen, Jakob. Usability engineering. Elsevier, 1994.

[Venkataraman M et al., 2011] Venkataraman, Mukundan, and Mainak Chatterjee. "Inferring video QoE in real time." Network, IEEE 25.1 (2011): 4–13.

[高橋, 2008] 高橋玲．2. 音声・映像サービス品質評価・推定技術及び標準化動向〈小特集〉次世代のサービス品質技術）．電子情報通信学会誌 91.2 (2008): 87–91.

[川田, 2011] 川田亮一．映像の主観品質評価．電子情報通信学会「知識ベース」© 電子情報通信学会 (2011): 15–19.

[中西, 1998] 中西泰人．"選好関数を用いた対話型進化システムの制御と評価."人工知能学会誌 13.5 (1998): 704–711.

[厚生労働省 資料, 2011] 単体ソフトウェア規定整備の範囲及び国際比較について　第 8 回厚生科学審議会医薬品等制度改正検討部会資料 (2011/11/16).

[経済産業省 資料, 2013] 経済産業省における医療機器産業政策について　平成 25 年 9 月 6 日　経済産業省商務情報政策局　医療・福祉機器産業室（資料）．

[経済産業省 GLcad, 2012] コンピュータ診断支援装置におけるソフトウェア設計・開発管理開発ガイドライン 2012.

[経済産業省 GLnavi, 2010] ナビゲーション医療分野　位置決め技術　ナビゲーション医療機器の位置的性能の品質担保に関する開発ガイドライン 2010.

[経済産業省 RP, 2012] ナビゲーション医療分野（手術ロボット）開発 WG 報告書　平成 24 年度戦略的技術開発委託費　医療機器等の開発・実用化促進のためのガイドライン策定事業（医療機器に関する開発ガイドライン作成のための支援事業）．

[経済産業省 GLtr, 2012] ナビゲーション医療分野　トレーニングシステム開発ガイドライン 2012　平成 24 年 8 月　経済産業省．

演習問題解答例

[13.1] 融合 3 次元生体モデルが応用されるアプリケーションの種類とその利用法について述べよ．

　融合 3 次元画像処理で作成した生体モデルの利用には，生体構造の静止画，アニメーション技術を用いた動画映像，対話的操作を可能とする Interactive Computer Graphics，体験型シミュレータとして利用されている VR 技術がある．静止画は今まで術前検討に用いられてきたが現状では徐々にアニメーション技術を用いた動画や ICG が利用され始めている．VR 技術では鏡視下手術の基本手技の訓練システムの中の臓器や血管モデルとして利用されている．

[13.2] 融合 3 次元生体モデルの品質評価法について説明せよ．

　融合 3 次元画像評価の場合には，このような評価ではなく作成された画像の品質の主観評価が行われる．単一で評価する場合には，融合 3 次元生体モデルを構成する要素とその表示技術項目を評価項目として「非常に良い」から「非常に悪い」まで，「良い」「普通」「悪い」を含めて 5 段階に分けて評価を得る評定尺度法や Visual Analogue Scale (VAS) 法などを用いる．得られた結果は平均オピニオン評定 (Mean Opinion Score: MOS) によって算出する．複数の画像を比較する場合には「まったく差がない」から「非常に差がある」の間を「わずかに差がある」「差がある」「かなり差がある」などのような複数のカテゴリに分ける一対比較法を用いる．評価項目が膨大になる場合には多変量解析を用いる．

[13.3] 融合 3 次元生体モデルを用いたソフトウェアのウェブユーザビリティ評価法について説明せよ．

　Nielsen がウェブユーザビリティとして提案している学習しやすさ (learnability)，効率 (efficiency)，記憶しやすさ (memorability)，エラー (errors)，満足 (satisfaction) といった品質要素から構成された評価方法．

[13.4] 融合 3 次元生体モデルを用いたトレーニングシステムの開発における評価項目について説明せよ．

　ISO 10015:1999 で示されているようにトレーニングシステムの開発は，1) 必要なトレーニング内容の定義，2) トレーニングの設計，3) トレーニングの実施，4) 効果の評価からなる．これらをもとにした融合 3 次元生体モデルを利用したトレーニングシステムの承認は国ではなく当該学会が行うこととなっており薬事承認はいらない．ただし，手術ロボットのような新規医療機器の薬事承認条件にトレーニングシステムが含まれる場合もあるので，新規医療機器のトレーニングシステムを開発し，新医療機器とあわせて販売する場合には薬事承認が必要となる．

[13.5] 融合 3 次元生体モデルを用いた医療情報システムソフトウェアにはどのようなものがあるか説明せよ.

　医療機器で取得した患者の生体情報や画像情報などの臨床データを取り扱うが, 診療のために提供することを意図しない教育用・学習用電子カルテソフトウェアと患者の病歴や検査日程など非臨床データを取り扱うことを目的とした電子情報システムソフトウェア, 電子カルテソフトウェアがある. 直接診療目的を意図していないか, または診療に役立つ機能・性能を備えていない場合には医薬品医療機器の規制対象とはならない.

索引

[あ行]

アイソトロピックボクセル　247
アーチファクト　40, 93
アナログ画像　3
アニメーション　55, 253, 269
アフィン変換　107, 116, 132, 232, 233
アンチエイリアシング　79
閾値　151, 189
　——陰影法　190
　——法　150
意思決定支援　62
位相データ　21
位相変形　276
イメージベースドライティング (image based lighting)　228
医用画像検査　15
医療イノベーション　281
陰影付け　227
陰的表現　159
インバースキネマティクス　56, 272
インフォームドチョイス　62
陰面消去　227, 239
ウィンドウ幅　41
ウェーブレットシュリンケージ (Wavelet Shrinkage) フィルタ　102
エイリアシング　78
エイリアス　78
エッジ　176
　——細線化　180
　——連結　181
エネルギー最小化原理　165
エネルギー最小化法　258
エネルギー最小化問題　154, 155, 160
演算（オペレータ）　82
円柱形　195
オーバーラップ問題　125
オプティカルフローモデル　136

[か行]

解像度　76
解像力　97
階調　76
　——性　94
　——変換 (gamma conversion)　99
回転　234
　——行列　116
ガイドライン　284, 287
外部エネルギー　183
解剖学的知識　173
画角　230
核医学検査装置　27
拡散強調画像　19, 23, 49
拡散反射光　242
拡張　194
拡張現実法　63
可視化　10
仮想人体モデル　66
仮想内視鏡　59
画像
　——解析　89
　——改善　86
　——強調　44, 86
　——再生　87
　——診断　59
　——認識　86
　——変換　122
　——変換行列　124
画素値傾斜　115
画素分布　151
カラー画像　231
環境光 (ambient light)　241
関心領域 (region of interest: ROI)　39
間接法　196
ガンマ特性　95
機械学習　89, 122, 164, 216

幾何学変形モデル法　193
木構造　216
基底関数　192
輝度値　121
機能画像　15
　　——撮影法　25
機能局在　67
キーフレーム　56, 271
基本曲線展開方程式　188
客観的評価法　281
教育訓練用シミュレータ　66
境界線　158
境界追跡　218
境界表現　210
教師あり　163
教師なし　164
共通情報　114
鏡面反射光　242
局所処理　82
局所連結処理　83
近赤外分光法 (NIRS)　26
近傍領域　81
空間分解能　43
空間補間　104
空間マッピング　120
屈折反射　243
クラス間分散　152
グラフカット　161, 163
クリッピング　236, 257
クリップ面　237
クロッピング　46
グローバル知識　174
訓練モデル　198
計算形態学手法　171
計測画像　155
形態学的手法　167
頸椎　52
系統的雑音　96
血管撮影装置　22
血管中心　196
結合情報量　124
決定　87
格子点モデル　215

高次脳機能　67
格子法　220
剛性エネルギー　135
光線追跡法　246
剛体変換　115
勾配依存性拡散　176
コンテ　271
コントラスト　32, 42
　　——解像度　80
　　——比 C_R　94
　　——変換 (contrast conversion)　99
コンピュータ外科支援技術　3
コンピュータ診断支援装置　285
コンピュータビジョン　136

[さ行]

最近傍　83
最小カット　160, 162
再生医療　68
最大値投影法　18
最大フローアルゴリズム　162
最適化問題　154
最適量子化　75
サイノグラム　40
細分割　213
サーストン法 (Thurstone method)　283
雑音　→　ノイズ
撮像範囲　254
座標変換 (projection transformation)　230, 232
サーフェス　131
　　——モデル　209, 219
　　——レンダリング　182, 246
　　——レンダリング法　256
残差 (residue)　141
参照データ　113
残余ネットワーク　162
シェーディング　10, 241, 243, 246, 261
弛緩法　165
時空間解析　28
時系列データ　65
自己交差　157
事前知識　174

シミュレーション　222
射影変換 (projection transform)　235
尺度空間手法　192
尺度空間ファジー連結法　192
自由形状変形 (Free-Form Deformation: FFD)　272
自由度 (DOF)　133
主観的評価法　281
手術計画　61
手術検討　9
手術顕微鏡　64
手術支援装置　63
手術ナビゲーションシステム　63
手術ロボット　287
照明モデル　243
触覚モデル　221
神経線維　49
信号対雑音比（signal-to-noise ratio：SN 比）　97
侵食　194
シンプレックス法　126
心理実験　222
数学的形態論　198
数理形態学 (mathematical morphology)　171
　──法　194
頭蓋骨ストリッピング　187
頭蓋骨モデル　48
スカルプティングツール　270
スカルプトモデル　38
スキニング (skinning)　271
スケーリング（拡大・縮小）と反転　233
スケルトン　188, 195, 270
　──法　56, 196–198
スプラインモデル法　192
スムージング　48, 259
　──フィルタ　101
スムースシェーディング　244
スリップリング　17
正規化相関　123, 129
　──情報量　125
整合性計算　117
正則化項（ライナ弾力モデル）　137

生体形状モデル　44
生体設計技術　68
生体モデリング　270
脊椎疾患　51
セグメンテーション　5, 41, 93, 149, 163, 165, 188
絶対残差和 (SAD)　122
セル画　269
鮮鋭度　97
線形弾性体モデル　133
線形変換　107
せん断　234
相互情報量　123, 124, 254
　──法　44
走査　77
　──変換　238
相対位置姿勢　128
組織コントラスト　21
組織分解能　46, 98
ソリッドモデル　209

[た行]

大域的最小化　184
大局（的）処理　82
代数表現　212
ダイナミックレンジ　95
タイリング　217
対話型インターフェース　40
対話型セグメンテーション法　45, 172
対話的グラフカット法　160
多角形図形　238
多次元脳地図　67
多断面変換　18
多面体　208
　──メッシュ　214
弾性体　222
弾性変形モデル　221
逐次加速緩和法 (SOR)　136
逐次型処理　85
チャンネル　231
中間調　94
超音波検査装置　28
超解像処理　107

超電導量子干渉素子 (SQUID)　25
治療支援システム　29
椎骨動脈　52
追跡型処理　85
ディジタルカメラモデル　37
デカルト座標系　230
テクスチャ　174
テクスチャマッピング　245, 246, 262
デモザイク (de-mosaic)　31
点演算　81
テンソル解析　23
投影変換　235
透過度　262
透視投影 (perspective projection)　229
動的輪郭モデル　156
頭皮モデル　49
等方性ボクセル　107
特徴空間　164
特徴抽出　87
特徴ベクトル (feature vector)　164
トポロジー　139
トラクトグラフィー (tractography)　23, 49, 119
——モデル　255
ドローネ三角法　182

[な行]

ナイキスト間隔 (Nyquist interval)　74
内部エネルギー　156, 157, 183
ナビゲーション　287
——機器　285
ニューラルネットワーク　175
ノイズ　93, 96
——除去　98
脳機能イメージング　23
脳血管　46
脳静脈系モデル　48
脳神経外科手術　63
濃淡ヒストグラム　41, 93
濃淡変換　99
濃淡レベル　75
脳動静脈奇形　61
ノンフォトリアリスティック・レンダリング (non-Photorealistic rendering)　228

[は行]

バイオプリンター　59, 68
ハイパースタック　175
ハイポリモデル　38
バイラテラルフィルタ　101
パウエル法　126
パターンマッチング　37, 89
八分木構造　216
バーチャルコロノスコピー　6
バネ–質点系モデル　275
パラメータ化　215
パラメトリック形態学的 Snakes 法・表面法　186
パラメトリック表現　212, 213
パラメトリックモデル　198
反復型処理　85
反復法　165
ピクセル　5, 74
——度数　41
非剛体　132
——変換　116
——レジストレーション　137
ビジュアル情報処理　37
ヒステリシス閾値　180, 181
ヒストグラム　42, 151
歪み　45
——補正法　107
非線形最適化問題　168
非線形変換　116
微分同相写像　140
ビューボリューム　236, 237
評価関数　158, 183
標準規格　43, 281
標本化　73
——間隔　76
——定理　79
ピラミッド表現　217
頻度分布　151
ファジーメンバーシップ関数　170
フィルタ　101
——処理　4

フォトリアリスティック・レンダリング (photorealistic rendering)　228
フォローネットワーク　160
フォワードキネマティクス　56, 273
符号化　73, 79
符号付距離変換 (SDT)　193
浮動データ　113
プリミティブ　53
分類（クラスタリング）　45, 149
平滑化　253
　——処理　214
平均オピニオン評定 (mean opinion score: MOS)　283
平均情報量　123
平行移動　233
平行投影 (parallel projection)　229
ベイズ法　167
並列処理　85
ベクトルデータ　65
ベジェ曲面　117
ヘリカルスキャン　17
変化率　177
変換行列　116
変換係数行列　235
変換テーブル　100
変形エネルギー　135
偏導関数　180
偏微分方程式　159
放射基底関数　137
法線　239
　——ベクトル　160
補間　103
　——関数　104
ボクセル　5, 74
　——データ　6
　——モデル　207, 215
ホメオスタシス　208
ポリゴン曲面　213, 214
ポリゴン削減　256
ポリゴンモデル　53, 207, 218
ボリュームデータ　80, 119
ボリュームレンダリング　219, 246, 257
　——法　256

ホワイトバランス　31, 32

[ま行]

前処理　87
マーチングキューブ　54
　——アルゴリズム　217, 218
マッピング関数　245
マハラノビス距離　199
マルコフランダムフィールド (Markov Random Field: MRF)　186
マルチスライス CT　17
明度変換　3
メッシュ構造　257
目的関数　185
モーションキャプチャ　273
モーションデザイン　272
モデラー　274
モデリング　6, 53, 207
モード法　166
モノクローム画像　231
モーフィング　273
モーメント・スプラインモデル法　191
モーメントモデル　191

[や行]

薬事承認　288
薬事法　284
矢印表示手法　263
有限体積法　27
有限要素法　221, 275, 276
有限要素モデル　66, 134, 275
融合 3 次元画像処理技術　1
融合 3 次元ディジタル医用画像　2
融合表示　262
有用性評価法　284

[ら・わ行]

ライティング　261, 262
ラスタ化　78
ラッパアルゴリズム　219
ランダム雑音　96
ランドマーク　129
リアルタイムレンダリング　53, 274

力覚インターフェース　66
力覚提示デバイス　276
リスクマネジメント　285
理想画像　155
リップシンク　273
リボンモデリング法　185
粒子追跡法　264
粒子法　220
流線法　264
流体　263
　——レジストレーション　135
領域拡張 (Region growing)　51, 172
領域分割　86
　——法 (Region division method)　153
量子化　73
　——誤差　75
輪郭　176
　——線　132
　——線抽出　182
　——モデル　157
類似度　121, 129
レイ・キャスティング (ray-casting)　247
レジストレーション　9, 43, 113, 119, 121, 254
　——誤差評価　140
　——法　255
レタッチ　10, 54, 253
レベルセット　187
連結図形　84
連結性　81
レンダリング　227
　——法　255
ローパスフィルタ　101
ローポリモデル　38

ワイヤフレームモデル　208

[欧文]

ACR (American College of Radiology)　29
　——-NEMA 規格　30
Axial（軸状面）　39

BOLD (Blood Oxygenation Level Dependent) 効果　25
BSP (Binary Space Partitioning) 法　240
B-スプライン　138, 139
　——関数　117

Canny フィルタ　177, 179
CG アニメーション　55, 269
CG 技術　1
CISS (Constructive Interference in Steady State)　20
Coronal（冠状面）　39
CSG　212
CT　8
　——Angiography　22
　——値　5, 150

Deriche オペレータ　179
Deriche フィルタ　179
Dice 係数　140
DICOM 規格　29
DICOM 形式　15
digital subtraction　22
direct intensity-based method　120
dTV　50

Edge-directed 補間法 (New Edge-Directed Interpolation: NEDI)　106
EM-MF (Expectation Minimisation-Mean Field) 法　169
EM アルゴリズム　190
Euler 角　116
Euler 操作　210

FA 値　51
FCM (Fuzzy C Mean) アルゴリズム　170
FLAIR　19
fMRI　25
Fourier 変換　149
FRE (fiducial registration error)　141
Funk-Radon 変換（別名球面 Radon 変換）　24

Gaussian 関数　104, 158
Gaussian フィルタ　102, 158, 177
Gaussian 分布　96, 179, 194
GDD 演算子　176
GPU　7, 258

Head and Hat アルゴリズム　130, 131
Hessian 行列　149, 154
HL7 規格　30

ICG　8, 253, 281
Inverse Consistency　138
ISO 9241-11　284
Iterative Closest Point (ICP) 法　130

Jaccard 係数　140
JIS Q 13485 医療機器　285
JPEG　77

KEF (Kill Edge Face)　211
KEV (Kill Edge Vertex)　210
k-mean 法　152

Lambert　242
―― 's cosine law　242
Lame 定数　133
Lanczos フィルタ　48, 104
Lanczos-n 補間　104
Laplace 変換　259
Level Set　159
LIC 法　264
LMIP　189
LOD (level of detail)　258

Marching cubes 法　150
Marr-Hildreth (MH) edge detector　167
Marr-Hildreth (MH) operator　171
MDCT　247
MEF (Make Edge Face)　210
MEG　7, 26
MEV (Make Edge Vertex)　210
Minkowski 演算　171
MIP　18, 188

MPEG　77
MRI　8, 21

Navier linear elastic partial differential equation　134
Non-Invasive Virtual Radiology　60
normalised variational distance　169

Objective Structured Assessment of Technical Skills (OSATS)　65
OpenGL　232
――-Based Mesh Smoothing　259
OpenRAW　32

Papez の回路　50
Payne-Toga アルゴリズム　220
PDF (partial differential equation)　134
PET (Positron Emission Tomogrphy)　7, 27
――-CT　27
Phong シェーディングモデル　247
Photoconsistent　120
PIU (Partioned Intensity Uniformity) 法　127
P タイル法　166

Q-空間拡散性画像診断法　24

Radon　16
RAW データ　31
Region growing 法　152
RGB コーディング　80
RIU (Radio Image Uniformity) 法　126

Sagittal（矢状面）　39
seed 点　153
Sensitivity Analysis 法　260
shift-invariant feature transform (SIFT)　130
Snakes 法　156, 158
SOM　175
Spanning Tree Algorithm (STA)　168
Surface Shaded Display (SSD)　190

300　索引

T1 強調画像　19, 60
T2 強調画像　19, 60
Talairach, J.　166
thin slice　64
TOF-MRA　42
Topological Constraint Algorithm (TCA)　168
TRE (target registration error)　141
true FISP (true fast inflow with steady-state precession)　20

Uta 近似　241

VAS (Visual Analogue Scale) 法　282
vertex shader　261
Virtual Reality (VR)　274, 281
——シミュレータ　277
Visual Feedback　260
VLIC (Volume Line Integral Convolution) 法　265

Weingarten 行列　196

X 線　16

——吸収係数　16
——減弱係数　128
——写真　3

Z ソート法　240
Z バッファ (Z-buffer) 法　239, 240

2D-2D　118
2D-3D　118, 119
2D-3D レジストレーション　128, 131
2 次元 Gaussian 関数　177
2 次元ディジタル医用画像処理　2
2 値化画像処理　4
3D-3D　118
3D-FASE (3D fast asymmetric spin echo)　20
3 次元医用画像処理技術　1
3 次元計算機モデル　9
3 次元生体モデル　262
3 次元ディジタル医用画像処理　2
3 次元テンソル　138
3 次元パラメトリック表面形状　187
3 次元パラメトリック変形モデル　183, 185
4DCT　18

執筆者紹介

小山博史（おやま・ひろし）
東京大学大学院医学系研究科公共健康医学専攻臨床情報工学教授，博士（医学）

金　太一（きん・たいち）
東京大学医学部附属病院脳神経外科学助教，博士（医学）

中島義和（なかじま・よしかず）
東京大学大学院工学系研究科バイオエンジニアリング専攻准教授，博士（工学）

斎藤　季（さいとう・とき）
東京大学大学院医学系研究科公共健康医学専攻臨床情報工学助教，博士（工学）

齊藤延人（さいとう・のぶひと）
東京大学大学院医学系研究科脳神経医学専攻脳神経外科学教授，博士（医学）

バイオメディカル融合 3 次元画像処理

2015 年 3 月 26 日　初　版

[検印廃止]

著　者　　小山博史・金　太一・中島義和
　　　　　斎藤　季・齊藤延人

発行所　　一般財団法人　東京大学出版会
　　　　　代表者　　古田元夫
　　　　　〒 153-0041 東京都目黒区駒場 4-5-29
　　　　　電話 03-6407-1069　　Fax 03-6407-1991
　　　　　振替 00160-6-59964

印刷所　　三美印刷株式会社
製本所　　牧製本印刷株式会社

Ⓒ2015 Hiroshi Oyama *et al.*
ISBN978-4-13-062411-4　　Printed in Japan

〈JCOPY〈(社)出版者著作権管理機構　委託出版物〉
本書の無断複写は著作権法上での例外を除き禁じられています．複写される場合は，そのつど事前に，(社)出版者著作権管理機構（電話 03-3513-6969，FAX 03-3513-6979, e-mail: info@jcopy.or.jp）の許諾を得てください．

新編 画像解析ハンドブック
　　　　　　　　　　　高木幹雄・下田陽久 監修　菊判/2032 頁/36,000 円

ディジタルカラー画像の解析・評価
　　　　　　　　　　　　　　　三宅洋一　A5 判/208 頁/3,800 円

分光画像処理入門 [CD-ROM 付]
　　　　　　　　　　　　三宅洋一 編　A5 判/216 頁/3,600 円

3 次元デジタルアーカイブ
　　　　　　　　　　池内克史・大石岳史 編著　A5 判/288 頁/4,800 円

スペクトル法による数値計算入門
　　　　　　　　　　　　　　　石岡圭一　A5 判/242 頁/3,800 円

新老年学 第 3 版
　　　大内尉義・秋山弘子 編集代表/折茂 肇 編集顧問　B5 判/2182 頁/40,000 円

　　　　　ここに表示された価格は本体価格です．ご購入の
　　　　　際には消費税が加算されますのでご了承下さい．